오장육부 살리는 기적의 힐링경락마사지

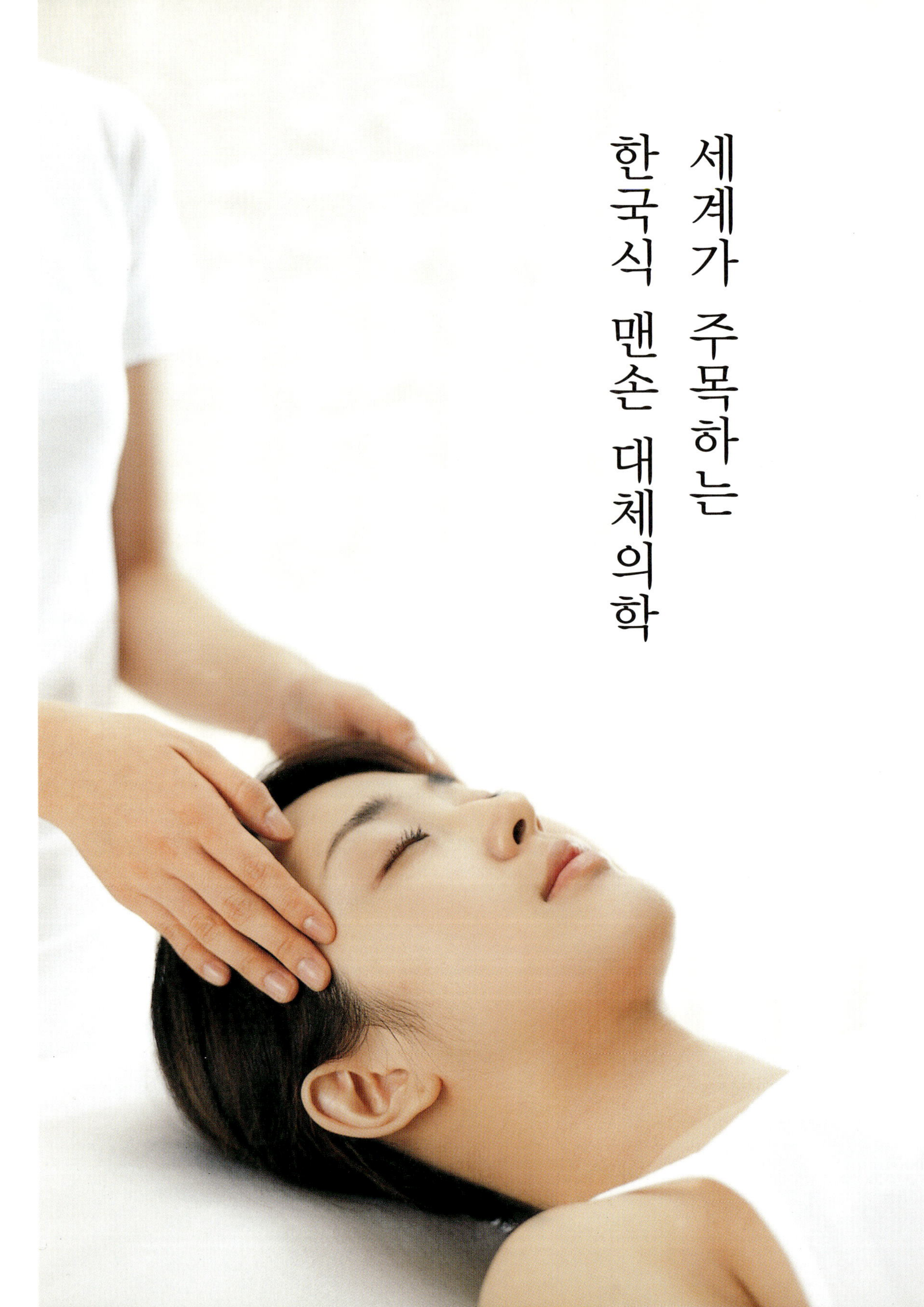
세계가 주목하는
한국식 맨손 대체의학

　　현대의학의 눈부신 발전에도 불구하고 암, 당뇨병, 고혈압, 중풍, 치매, 아토피성 피부염 등 각종 성인병과 난치병 환자는 급증하고 있는 추세다. 현대인들을 괴롭히는 이러한 질병들은 대부분 마음으로부터 오는 심인성 질환이다. 심인성 질환은 마음을 치료하지 않고는 치료가 어렵다. 치료가 된다고 하더라고 재발하기 십상이다. 질병의 근본 원인이 영적, 정신적인 부분에 있기 때문에 이러한 정신적인 요소를 소홀히 한 현대의학은 한계가 있다. 따라서 수술이나 약물에만 의존하는 현대의술이 아닌 자연 치료법에 대한 관심은 날로 커지고 있다.

　　서양에서 인기를 얻고 있는 대체의학이 그 한 예이며, 요가, 명상, 기공, 침, 식이요법, 마사지 요법 등이 여기에 속한다. 이 가운데서도 마사지 요법은 인류의 역사와 함께 자연발생적으로 생겨난 치료법이라 해도 과언이 아닐 만큼 오래되고 효과적인 치료법이다. 인도의 아유르베다 마사지, 태국의 전통 타이 마사지, 일본의 신츄 지압, 중국의 추나 요법이나 발 마사지 등은 각 나라를 대표할 만한 마사지 요법으로 전 국민의 건강수단으로 이용되고 있다. 각국의 전통 마사지 요법은 관광사업과도 결부되어 발전되고 있는 실정이다. 우리나라에도 오랜 옛날부터 민중 속에서 자리 잡아 대대로 전해 내려온 약손요법, 경락마사지 등 우수한 마사지법이 있다.

　　쾌장경락마사지는 민족 고유의 약손요법과 동양의학의 핵심인 경락원리, 오장육부 치유법인 장부 조절법, 기공 치료 등을 종합하여 체계적으로 발전시킨 맨손자연치유법이다. 〈경락동의보감〉에 소개된 내용들은 20년 이상의 연구와 수많은 난치병 환자들을 치료했던 임상경험을 통해 완성된 맨손요법의 결정판이라고 할 수 있다. 이러한 쾌락경락마사지가 좀 더 널리 보급돼 난치병으로 고통 받는 환자들은 물론이고 국민 건강증진에 도움이 됐으면 하는 바람이다.

　　이 책을 펴내기까지는 우리나라 약손요법 창시자인 이동현 선생, 저명한 동양 맨손요법 전문가 피영준 박사, 초능기공협회 김동윤 성덕선사의 지도가 있었다. 여러 은사님들의 가르침에 진심으로 감사드린다. 아울러 현재 약손월드협회에서 힐러로 활동하고 있는 여러 분들의 도움 또한 빼놓을 수 없다. 이분들께도 고마움을 전한다.

고정환, 이인순

Contents

3 경락마사지 준비

4 실전! 신체부위별 경락마사지

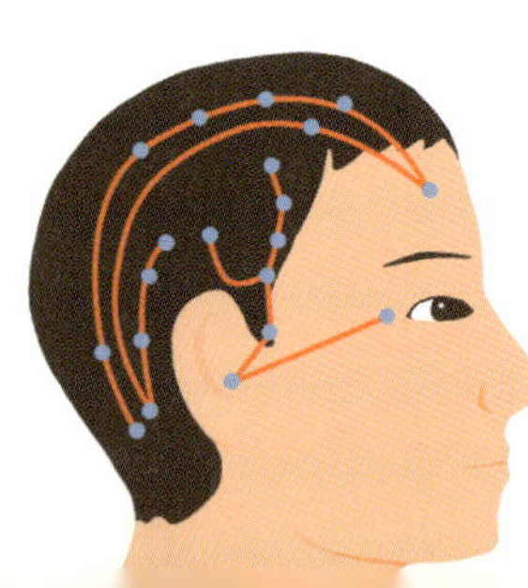

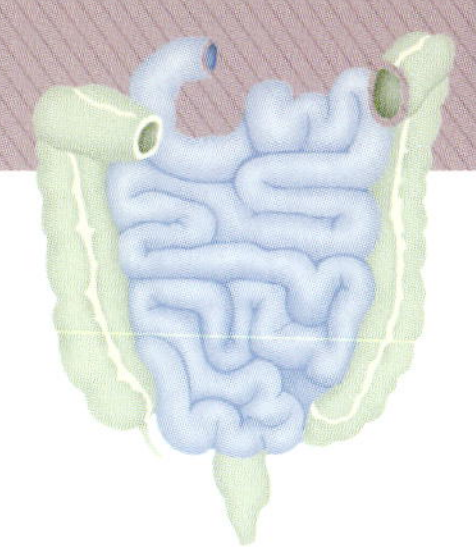

5 쾌뇌장 힐링요법

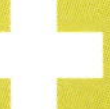 **Plus Info**

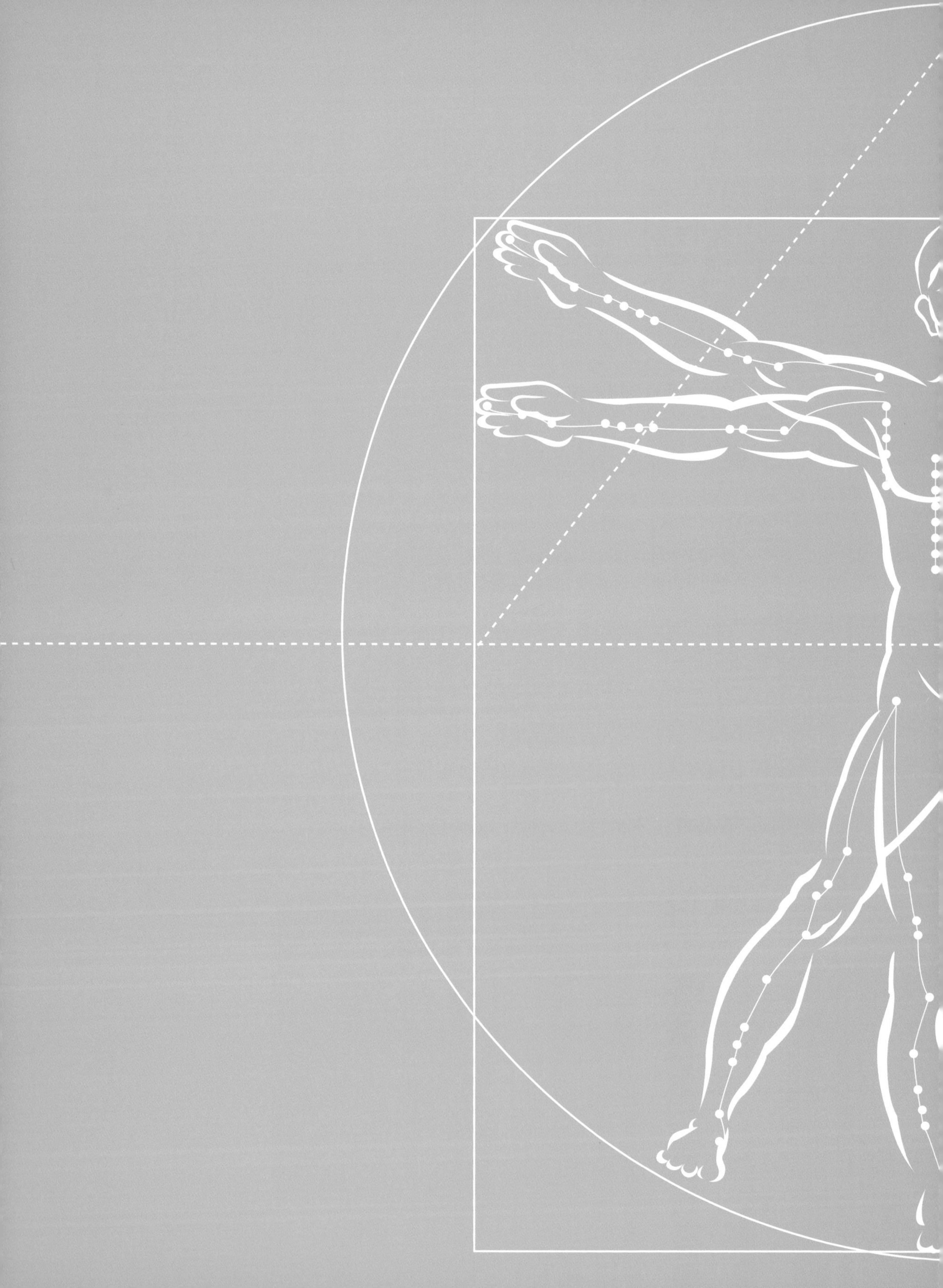

part 4

쾌장경락 개요

쾌장경락마사지는 한국식 맨손 대체의학의 완성이라고 할 수 있는 획기적인 '치유마사지' 다. 피부와 근육 위주이던 기존 경락마사지의 한계를 극복해 손과 발을 모두 이용하여 직접 오장육부를 만져 치료하며, 전신경락의 깊은 곳까지 뚫어주어 자연치유력을 갖게 하는 놀라운 효과가 있다. 이번 장에서는 쾌장경락마사지의 원리, 효과, 질병진단법 등에 대해 알아본다.

쾌장경락마사지란?

● 약손약발을 이용한 자연치유 마사지

쾌장경락마사지는 오장육부와 전신의 경락을 쾌통시켜 자연치유력을 극대화하는 새로운 개념의 마사지다. 또한 경락마사지, 기 치유, 맨손치유 등의 한계를 극복함으로써 손과 발을 이용한 마사지로는 최고의 효과를 자랑한다. 이 외에도 장부마사지, 경락마사지, 기공 치유, 기공 수련, 명상, 차크라 힐링, 에너지 치유 등을 종합한 순수 한국식 마사지요법이라는 점에서도 의의가 있다.

최근 거세게 불고 있는 웰빙 열풍의 영향으로 마사지에 대한 관심도 전에 없이 늘고 있다. 수술이나 화학약물을 일절 사용하지 않는 마사지는 부작용 없는 자연치유법의 하나로 대체의학에서도 매우 중요한 분야로 성장하고 있다. 우리나라에는 스웨덴식 오일마사지가 들어온 이래 스포츠마사지, 타이 마사지, 지압, 추나요법 등이 성행하고 있다.

● 한국식 맨손 대체의학의 완성

현대의학을 보완할 대체의학이 성행하고 있으나 대부분 부분요법으로 난치성 질환치유에는 미흡한 실정이다.

쾌장경락마사지는 전체적인 요법으로 오장육부를 중심으로 경락, 신경, 동맥, 근막, 골격 두개골을 마사지하여 정상화시킴으로써 자연치유력을 증대, 면역능력을 향상시켜 난치성 질환 자연치유에 효과적이다. 뿐만 아니라 미용, 일상적인 피로, 난치병 예방, 장수에도 뛰어난 효과가 있어 한국식 맨손 대체의학의 완성이라고 할 수 있다. 우리나라 고유의 약손과 약발 마사지가 이제는 인류의 건강을 지키고 예방하는데 크게 기여할 것으로 본다.

발의 족심혈을 이용한 쾌장경락마사지의 효과

〰️ **맨손에 비해 3배의 힘을 낼 수 있다** 일반 맨손마사지 시술자의 엄지손가락
에서는 10kg의 힘이 나온다. 반면에 엄지발가락에서는 30kg의 이상의 힘
이 나오므로 인체의 깊숙한 곳까지 마사지할 수 있어 인체의 깊은 곳에 있
는 동맥, 신경, 근막 등을 효과적으로 뚫어주어 자연치유력을 극대화시킬
수 있다.

〰️ **시술자가 힘들지 않다** 약손요법은 하루에 3~4명 정도를 시술하면 시술자
가 힘이 들어 더 이상 마사지를 할 수가 없다. 하지만 쾌장경락마사지는
10명 이상을 시술해도 시술자가 전혀 힘들지 않다.

〰️ **시술자가 건강해진다** 일반적인 마사지를 오래 하면 시술자가 직업병으로
고생하는 경우가 많다. 하지만 쾌장경락마사지는 하면 할수록 하체가 강
화되어 오히려 시술자의 건강에 도움이 된다.

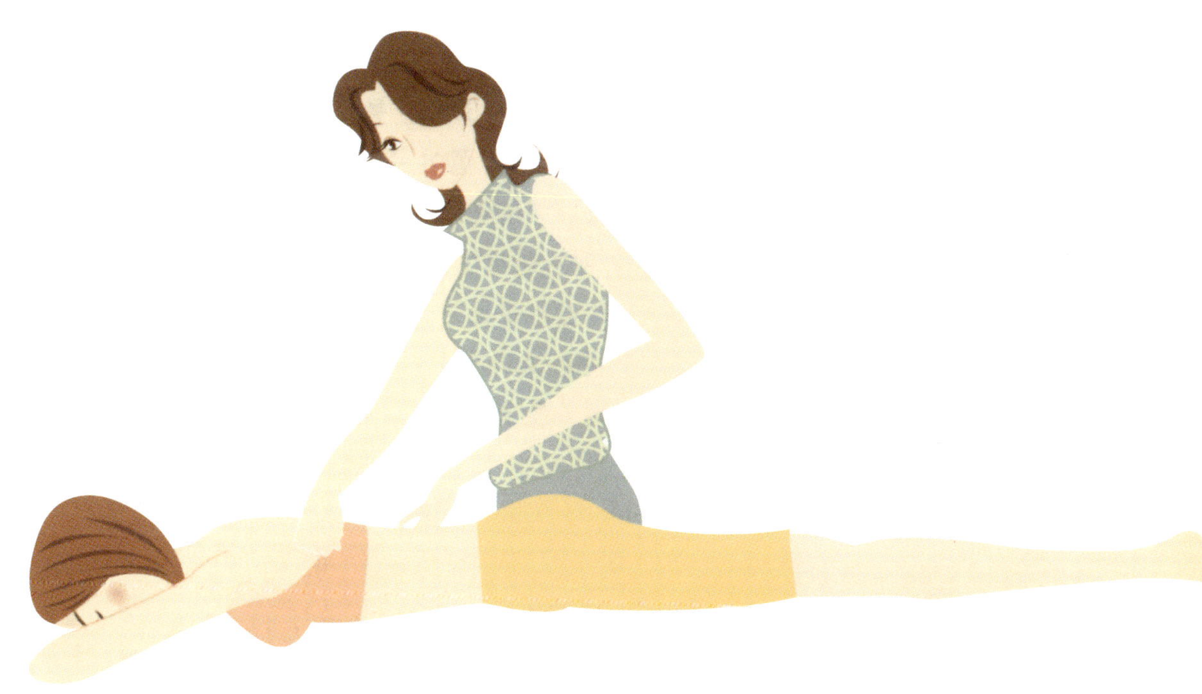

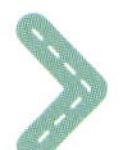# 쾌장경락마사지의 원리

● 오장육부를 직접 터치, 막힌 혈을 풀어준다

　쾌장경락마사지는 인체의 중심인 오장육부를 직접 마사지하여 오장육부의
기능을 정상화시킨다. 지금까지 우리나라에서 행해지는 마사지의 대부분은
근육과 피부를 대상으로 하였으며, 오장육부는 약물이나 기공 수련을 통해 강
화하고 단련시켜 왔다. 또한 일부 마사지에서는 오장육부 만지는 것을 금하는
경우도 있다. 쾌장경락마사지는 오장육부를 직접 자극하여 막힌 혈도를 풀어
주고 독소와 사기를 제거하기 때문에 치유 효과가 빠르게 나타난다.

● 경락을 실질적으로 뚫어 준다

　동양의학의 핵심인 경락은 기가 흐르는 통로를 말한다. 모든 병은 경락이
막혀서 생기며 막힌 경락을 어떻게 뚫어 주느냐가 질병 치유의 관건이었다.
오일을 이용한 경락마사지는 피부와 근육 위주의 마사지로 실질적으로 흐르
고 있는 경락줄기를 뚫는 데는 한계가 있었다. 그러나 쾌장경락마사지는 발의
족심혈을 이용하여 경락의 깊은 곳을 가장 빠르고 시원하게 뚫어 줌으로써 경
락이 막힘없이 흐르게 해 주는 효과가 있다. 경락이 뚫리면 신경과 근막, 근육,
인대 등이 뚫리므로 최고의 치유 효과를 얻을 수 있다.

● 기공 수련과 기 치유 원리를 적용한다

　'명의는 명기' 라는 말이 있듯이 똑같은 약이라도 제조자의 기공능력에 따
라 치유 효과는 천차만별로 달라진다. 쾌장경락마사지를 하기 위해서는 시술
자가 반드시 기공 수련의 원리에 정통해야 한다. 마사지를 할 때 이를 적용함

으로써 마사지를 하는 사람과 받는 사람 모두 건강을 회복할 수 있게 된다.

쾌장경락마사지를 할 때는 우선 피시술자가 몸을 이완할 수 있는 분위기를 조성해야 한다. 그 다음 자세를 바르게 하여 마사지를 하는 곳에 모든 의식을 집중해야 한다. 호흡은 동작과 일치해야 하고 피부호흡이 되어야 한다.

● 의념력을 이용, 강력한 치유 효과를 발휘한다

생각, 정신, 마음을 하나로 모으는 의념(意念)은 일정한 전제와 조건 하에서 강력한 에너지로 변모된다. '엄마 손은 약손'이라는 말이 틀리지 않은 것은 엄마의 깊은 모성애가 곧 치유에너지를 방출하기 때문이다. 이것이 바로 의념력이다. 똑같은 조건에서 사랑한다는 마음을 보낸 나무가 그렇지 않은 나무보다 훨씬 잘 자란다는 실험결과가 있듯이 치유에도 강력한 효과를 발휘한다. 예를 들면 종양 부위를 마사지할 경우 '나의 손에서 나오는 강력한 치유 에너지로 종양이 녹아 없어진다'고 의념하면서 마사지한다.

● 피시술자의 기공수련으로 효과를 극대화한다

피시술자가 기공 수련을 하면 치유 효과가 높아진다. 훌륭한 시술자는 기공 수련법을 피시술자에게 교육시켜 근력과 내기(內氣)를 함께 강화해야 한다. 기공 수련은 내기를 충족하게 하고 원기를 보충하여 체질을 변화시키고 암 등 각종 난치병의 예방과 치유에도 크게 도움이 된다. 시술자는 물론 피시술자도 이 책에 소개된 기공 수련법을 잘 익혀 활용하면 건강증진에 큰 도움을 얻을 수 있다.

● 몸(육체)과 마음(영혼)을 동시에 치유한다

몸의 병은 대부분 마음의 병에서 비롯된다. 마음이 평온하고 안정돼 있으면 몸도 건강하다. 기공 수련은 영혼과 마음의 병을 치유하고 의식의 질적인 변화를 가져와 진정한 웰빙(well-being)을 이룰 수 있게 한다. 쾌장경락은 기공방식과 기 치유 원리를 적용해 영혼과 마음의 병을 치유할 수 있도록 도와준다.

● 인체의 자연치유 능력을 회복시킨다

현대의학은 생명현상의 가장 근본이 되는 자연치유 능력에 접근하지 못하고 부분적인 병리학, 해부학에 몰두해온 까닭에 보이는 몸과 보이지 않는 정신과의 연관관계를 무시하고 있다.

인체는 놀라울 정도의 자연치유력을 가지고 있다. 전신의 장부와 경락, 신경을 뚫어 주면 인체의 자연치유력이 회복되어 자신의 질병을 스스로 치유하고 회복하게 된다. 끊어진 세포 전자망을 연결하여 비정상세포를 정상세포로 환원시켜 준다. 자연치유를 방해하는 요소는 몸속에 쌓인 노폐물과 독소다. 따라서 노폐물과 독소를 주기적으로 제거해 주면 한층 건강하게 살 수 있다.

● 병의 근원을 제거한다

쾌장경락마사지를 할 때는 병의 근원을 발견하고 그것을 제거해야 병이 치료가 된다. 저수지에 있는 물이 논으로 흘러들어 가기 위해서는 장애물인 돌을 치워야 하는 것과 같은 이치다. 예를 들어 눈의 열은 간의 열을 다스려야 근본적으로 치료가 된다. 쾌장경락마사지는 오장육부와 전신경락을 가장 효과적으로 뚫어 줌으로써 병의 근원을 제거할 수 있게 한다.

쾌장경락마사지의 효과

● 통증을 근본적으로 제거해 준다

경락이 막혀 신체에 이상이 오면 각종 통증이 발생한다. '통즉불통 불통즉통 (通則不痛 不通則痛)' 즉 '통하면 아프지 않고 통하지 않으면 아프다'는 말이 있듯이 경락이 막히면 각종 통증을 일으키게 된다. 통하지 않기 때문에 해당 신경이 무언의 신호와 치유에너지를 보내는 것이다. 통증을 제거하기 위해 진통제나 약물을 이용하면 자연치유에 오히려 방해가 되는 경우가 많다.

통증의 본질은 신경에서 발생하는 전기에너지다. 신체의 신경을 강하게 자극하면 몇 만 볼트의 전기를 느낄 수 있는데, 전기에너지야말로 가장 강한 치유에너지라고 볼 수 있다. 옛말에 '아파야 낫는다'는 말이 있다. 그러고 보면 통증이 치료에 도움이 된다는 것을 옛사람들은 이미 알고 있었던 것이다.

하지만 통증에도 치유에 도움이 되는 통증이 있고 평생 괴롭히는 불쾌한 통증이 있다. 불쾌한 통증은 일반적인 요법으로는 좀처럼 치유가 되지 않는다. 가령, 비가 올라치면 항상 어딘가 쑤시고 아프다면 이는 불쾌한 통증이다. 이러한 통증은 병이 깊숙한 곳에 있기 때문에 치료가 쉽지 않다. 그러나 쾌장경락마사지를 받게 되면 막힌 경락을 깊은 곳까지 실질적으로 뚫어 주어 병의 근본 원인을 제거함으로써 통증을 근원적으로 해결해 준다. 시술자에게서 나오는 강력한 전기에너지 또한 통증을 제거하는 데 뛰어난 효과를 발휘한다.

● 난치병 치유에 탁월한 효과가 있다

쾌장경락마사지는 20여 년의 임상과성을 통해 그 효과가 검증된 미시지법으로 현대의학으로는 쉽게 낫지 않는 여러 질환들을 치료해 수많은 환자들에게 도움을 주었다. 특히 고혈압, 중풍, 당뇨병 등 각종 성인병뿐만 아니라 만성 신부전, 통풍, 허리병, 비만 외에도 아토피성 피부염 같은 각종 피부질환과 산후풍 등 여성 질환에도 큰 효과가 있다. 쾌장경락마사지는 현대의학에서 다루지 못하는 난치병을 치료할 뿐만 아니라 그 예방에도 큰 역할을 한다. 쾌장경락마사지는 경락이나 장부 등 막힌 혈도를 뚫어 줄 뿐만 아니라 뚫린 통로에 양질의 에너지를 공급해 준다.

기공 수련과 치유만으로도 현대의학이 치료하지 못하는 암이 치료된 사례는 수없이 많다. 기공 수련과 치유가 암을 치료하는 데 도움이 된다는 것은 이제 상식에 가깝다. 그러나 국내에서는 아직도 기공에 대한 인식이 부족하여 암 치료에 활용하는 경우가 많지 않다. 중국의 대표적인 항암 기공사 곽림 여사는 기공 수련만으로 수많은 말기 암 환자를 쾌유시켜 세상을 놀라게 한 적이 있다. 1985년 청화대학의 임상실험에 의하면 기공 수련을 통해 시한부 말기 암 환자 23명 가운데 20명을 완치시켰으며 나머지 3명도 5년 이상 생명을 연장시키는 성과를 이루었다.

● 성형 없이 아름다워질 수 있다

아름다워지고 싶은 욕구는 끝이 없어 성형수술이 붐을 이루고 있다. 수술 결과에 만족하는 경우도 있겠지만 부작용도 심각한 실정이다. 얼굴이나 몸에 칼을 대 인위적으로 변형시키는 것은 자연치유법의 측면에서 보면 결코 바람직하지 않다. 진정한 아름다움은 드러나는 겉모습만 바꾸고 치장한다고 해서 얻어지는 것이 아니기 때문이다. 인체 내부가 건강하면 밖으로 드러나는 모습 역시 절로 아름다워진다. 반면, 건강이 좋지 않으면 아무리 성형을 하고 좋은 화장품을 사용해도 아름다워 보이지 않는다.

쾌장경락마사지는 성형이나 값비싼 화장품 없이도 외모를 아름답게 가꿔 준다. 우선 기립근과 각종 인대로 단단한 척추를 풀어 줌으로써 신체의 균형을 찾아 주고 복부와 등을 효과적으로 풀어 줌으로써 틀어지거나 좌우가 불균형한 얼굴 윤곽을 바로잡아 준다. 이 외에도 쾌장경락마사지는 족심혈을 이용해 장기를 실질적으로 풀어 줘 여드름, 기미, 주근깨 등 여러 가지 피부 문제를 근본적으로 개선해 준다. 그 결과 피부가 맑고 환해지며 혈색도 좋아진다.

● 왜곡된 체형을 바로잡는다

현대인들은 하루 종일 의자에 앉아 있거나 컴퓨터 모니터를 들여다보면서 일하는 경우가 많다. 이 때문인지 골반이 틀어지고 척추가 비뚤어지는 등 체형 자체가 균형을 잃고 왜곡된 사람들이 많다. 체형이 바르지 않으면 우선 외관상 보기에 좋지 않을 뿐 아니라 그 영향으로 여러 가지 통증이나 질환에 시달리게 된다.

쾌장경락마사지는 발의 족심혈을 이용해 왜곡된 체형을 확실하게 바로잡는 효과가 있다. 이 효과는 손으로 하는 카이로프랙틱 등 체형교정술의 효과를 능가할 정도다. 난치병 환자들을 살펴보면 대부분 척추의 일정한 부위가 구부러져 있거나 변형돼 있다.

척추가 구부러지면 신경을 압박하여 해당 장기나 인체 부위에 신경이 흐르지 않게 되어 질병에 걸리게 된다. 난치병을 예방하려면 굽거나 휘어진 척추를 바로 펴는 것이 급선무다. 체형을 바로잡지 않고는 아무리 좋은 약을 써도 치유가 되지 않는 것은 당연하다. 쾌장경락마사지는 족심혈을 이용해 척추의 깊은 곳까지 풀어 주어 체형을 바로잡는 데 뛰어난 효과를 발휘한다.

● 비만을 근본적으로 해결한다

비만은 어떤 원인에 의해 생리적 균형이 깨져서 몸 안에 비정상적인 세포가 생성되거나 비정상적으로 세포를 부풀리는 조건이 형성되어 발생한다. 주요 원인으로는 체질에 어긋나는 식생활을 지속한 경우, 정신적 스트레스, 잦은 외식 및 가공식품 섭취, 운동부족, 약물, 화학물질 등이다.

우리나라 비만율은 2005년 통계에 따르면 전체 성인의 30%에 이를 정도로 심각한 수준이라고 한다. 비만을 해결하지 않고 건강을 유지히기는 매우 어렵다. 특히 현대인들의 비만은 각종 스트레스로 신진대사가 저하돼 생기는 질병성 비만이 대부분이다.

쾌장경락마사지를 받으면 체중을 한 달 평균 5kg은 무리 없이 감량할 수 있을 뿐만 아니라 신체 이상으로 인한 질병성 비만을 해소하는 데 탁월한 효과가 있다. 특히 척추가 S자형이 아니라 일자형을 이룸으로써 생기는 복부 비만의 경우, 복부의 깊은 곳까지 풀어 주어 지방과 독소를 분해해 제거함으로써 비만을 해소한다.

복부 비만은 중풍, 뇌졸중, 심장질환, 당뇨, 고혈압, 만성소화불량, 변비, 설사, 두통, 요통, 만성피로, 지방간, 만성간염, 기미, 여드름, 암, 알레르기성 질환 등 만병의 원인이라 해도 과언이 아니다. 이 같은 질병은 모두 내장지방으로 인한 장내 유해독소가 원인이 되어 생기는 것으로 복부비만을 해결하지 않고는 근본적인 치유가 불가능하다. 쾌장경락마사지는 체질을 근본적으로 개선시켜 쉽게 해소되지 않는 질병성 비만에서 벗어날 수 있게 해 준다.

● 운동 효과를 극대화한다

현대인의 건강을 해치는 중요한 요소 중 하나가 운동 부족이다. 운동 부족은 에너지를 정체시키고, 각 관절을 굳게 만든다. 그런가 하면 잘못된 운동으로 인해 근육이 긴장된 곳이 많아 기혈소통에 장애를 일으키기도 한다.

최근 우리나라 사람들이 주로 하는 운동은 조깅이나 등산, 헬스 등 서구적인 스타일이 대부분이다. 중국이나 인도 등 동양인들은 조깅하는 사람은 거의 없다. 대부분 태극권이나 명상 등으로 기혈을 소통시켜 주고 몸을 이완시켜 주는 운동을 즐기고 생활화하고 있다. 한국인들이 좋아하는 조깅이나 등산은 심폐기능은 좋게 하나 관절에 무리를 주는 등 부작용이 많다. 특히 관절이 약하거나 노화된 사람이 헬스를 하게 되면 십중팔구 관절통증에 시달리게 된다. 운동을 주기적으로 하는 사람임에도 불구하고 관절경락이 굳거나 어깨 통증 등을 호소하는 이유는 바로 이 때문이다. 따라서 주기적으로 쾌장경락마사지를 받아야 할 필요가 있다.

쾌장경락마사지는 전신세포까지 막힌 경락을 뚫어 줌으로써 운동 부족으로 생기는 여러 가지 문제들을 해소시켜 주고, 잘못된 운동으로 인해 막힌 경락을 뚫어 치료하는 데 효과가 있다. 마사지를 받으면 뇌파는 100HZ, 근육은 30HZ, 심장은 3000HZ까지 올라간다. 보통사람의 뇌파는 30HZ 미만이다. 쾌장경락마사지는 운동효과를 극대화할 뿐만 아니라 인체의 에너지장을 높여 준다.

● 내장 기능을 정상화시킨다

현대인들에게 흔한 질병들을 보면, 경락과 신경이 막혀서 내장이 그 기능을 제대로 발휘하지 못해 생긴 경우가 많다. 또한 내장하수 등 장부가 제자리를 이탈한 것도 병의 원인이 된다. 내장이 아래로 처지면 해당 장기뿐만 아니라 요추에 영향을 미쳐 병이 생기게 된다. 척추 질환을 가진 사람 대부분이 내장에 이상이 있는 경우가 많다. 쾌장경락마사지는 내장하수 등을 근본적으로 해소하여 정상화시키고 경락 및 신경이 잘 통하게 하여 장부의 건강을 효과적으로 지켜 준다.

● 스트레스를 이겨낼 수 있다

만성적이고 고질화된 스트레스는 인체의 경락 곳곳에 유해독소를 쌓아 어깨나 목 등의 통증, 복부비만, 심장질환 등 각종 성인병을 일으키는 원인이 된다. 스트레스를 해소하는 여러 가지 방법들이 있지만 인체의 경락 줄기 속에 쌓여 있는 스트레스 독소를 배출하지 못하면 그 효과는 일회적인 것에 그치고 만다. 쾌장경락마사지는 인체의 경줄기, 장기, 신경과 동맥줄기 등을 직접 만지면서 뚫어 주기 때문에 스트레스로 인한 유해독소를 근원적으로 제거한다. 또한 체력을 강화하고 체질을 개선해 웬만한 스트레스는 거뜬히 이겨낼 수 있게 해 준다.

● 면역체계 강화로 질병을 예방한다

사후약방문이라는 말처럼 병에 걸린 후에는 아무리 좋은 약을 써도 치료하기가 쉽지 않다. 그래서 최고의 명의는 병을 예방할 수 있도록 도와주는 의사라고 했다. 병은 예상되는 징후가 나타났을 때 곧바로 치료하는 것이 중요하다. 나아가 인체의 내기(內氣)를 향상하여 면역력을 높임으로써 어떤 질병도 물리칠 수 있는 체력을 갖추는 것이야말로 가장 기본적이고 효과적인 건강법이다.

이런 측면에서 쾌장경락마사지는 가장 효과적인 질병 예방법이다. 쾌장경락마사지는 막힌 경락을 뚫어 줌으로써 사전에 병기와 사기를 제거하여 통증을 근원적으로 제거하여 질병을 예방한다. 또한 면역체계를 자극함으로써 질병에 대한 저항력을 강화한다. 이렇게 함으로써 더 건강하게 오래 살 수 있다.

진시황은 불로장생을 꿈꾸며 불로초를 찾으러 우리나라에까지 사람을 보냈지만 꿈을 이루지 못했다. 그러나 기공은 그러한 목표를 달성하였다. 중국의 기록을 보면 안기생은 3000세, 황제의 선생인 광성자는 1200세, 팽조류망은 760세, 장과노도 1200세, 노자는 700세를 살았다는 기록이 있다. 흥미로운 것은 이들이 모두 기공 수련자였다는 사실이다.

이들 외에도 기공 수련자들 대부분이 평균 100세를 훨씬 넘긴 것으로 보고된 바 있다. 이런 사실은 기공 수련이 장수에 큰 도움이 된다는 것을 잘 보여준다. 기공 수련과 궤를 같이하는 쾌장경락마사지 또한 널리 보급되면 평균수명 연장에 한 몫을 단단히 할 것이다.

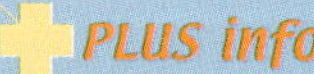

PLUS info

음양관계는 부부관계?

음양관계를 부부관계라고도 한다. 손의 '음'쪽에 흐르는 폐경, 심포경, 심경은 손의 '양'쪽으로 흐르는 대장경, 삼초경, 소장경과 음양관계로 짝을 이룬다. 폐와 대장, 심포경과 삼초경, 심경과 소장경이 부부관계로 음양관계를 이루고 있다. 따라서 폐에 이상이 있으면 음양관계에 있는 대장을 동시에 다스려 주어야 완벽한 치유가 된다. 다리에는 비장과 위장, 간경과 담경, 신경과 방광경이 음양관계를 이루고 있다.

쾌장경락마사지에서 보는 질병

의료 기술은 나날이 발전하고 있는데도 암 등 각종 난치성 질환의 발병률은 계속 증가하고 있다. 난치성 질병에 걸린 환자들은 대개 처음에는 국내 병원에서 치료를 받다가 잘 되지 않으면 좀더 나은 치료 시스템이나 의료 기기 등을 갖춘 곳을 찾아 해외 원정 치료치료를 떠나기도 한다. 하지만 여기저기 좋다는 곳은 다 다녀 보지만 특별한 치유법을 발견하기란 쉽지 않다. 이렇게 하다 보면 병세가 깊어지고 결국은 현대의학을 포기하게 되어 마지막으로 찾는 곳이 대체의학이다.

● 마음이 상하면 질병이 생긴다

의료기술이 아무리 발달하고 첨단화해도 인체에 대한 근본적인 이해 없이는 난치병 치유가 불가능하다. 질병에 대한 원인과 치료에 대해서 옛 선인들은 '질병은 마음으로부터 발생하며 마음을 다스리면 못 고칠 병이 없다'고 하였다. 마음을 치료하지 못하면 반쪽 치료밖에 되지 않으며, 치료가 되었다고 하더라도 마음을 바꾸지 않으면 병은 다시 찾아온다. 마음이 가는 곳에 기가 가서 움직인다고 볼 수 있다. 마음은 일정한 전제와 조건 하에서는 강력한 에너지가 나오는 물질로 나타난다.

질병의 원인에는 내부적인 원인과 외부적인 원인이 있다. 외부적인 요인은 '풍한서습의 조화'로 기상적인 요인이다. 내부적인 원인은 '희노비사우공경'으로 이는 '너무 즐거우면 심장이 상하고 분노하면 간이 상하며 생각이 많으면 비장이 상하고 공포심을 느끼면 신장이 상한다'는 깃인데, 마음의 에너지가 장기를 손상시키는 요인이 됨을 말한다.

● 마음 가는 곳에 기(氣)가 가고, 기는 경락을 따라 흐른다

　현대인들은 대부분 삶의 경쟁으로 인한 스트레스로 칠정(화냄, 기쁨, 근심, 걱정, 슬픔, 두려움, 놀람 등의 감정)이 손상받기 쉬우며 이 때문에 각종 심인성 질환으로 고통받게 된다. 따라서 질병을 치료하려면 마음을 치료해야 근본 치료가 된다. 마음이 가는 곳에 기가 가고 기는 인체에서 경락을 따라 흐르며 혈액순환에 영향을 미친다. 단순히 심장의 펌프작용에 의해 2만4,000km 정도 되는 모세혈관에 혈액을 돌리는 것이 아니라 기의 작용에 의해 모세혈관에 전자장이 형성되어 혈액순환을 도와주기 때문에 가능한 것이다.

　기의 작용 없이 심장의 펌프질만으로는 혈액순환이 되지 않는다. 아마도 대형 모터펌프를 몇 대 달아야 전신에 혈액을 순환시킬 수 있을 것이다. 이처럼 기의 역할은 중요하다. 또한 마음은 신경의 흐름을 타고 육체를 작동시키는 역할을 한다. 신경은 마음에 민감하다. 마음을 많이 쓰는 사람은 신경이 굳게 된다. 경락과 신경망은 혈액에 영향을 미치고 혈액이 흐르는 곳에 림프가 순환되고 림프는 근육을 인도하고 힘줄과 뼈에 영향을 미친다.

　따라서 질병의 원인은 영과 정신적인 영역에 있으며 이를 치료하는 일은 현대의학이 극복해야 할 과제이다. 쾌장경락마사지는 육체적인 영역뿐만 아니라 정신적이고 영적인 영역까지 근본적으로 치유할 수 있는 조건을 만들어줌으로써 인체의 자연치유력이 회복되어 저절로 치유가 되는 길을 제시하고 있다.

질병을 일으키는 주요 요인

● 부정적인 에너지

　질병은 사람의 의식차원과 밀접한 관련이 있다. 낮은 차원의 의식인 수치심, 죄의식, 무기력, 슬픔, 두려움, 욕망, 분노, 자존심 및 자만심 등은 사람을 약하게 만드는 부정적 에너지로 경락을 따라 전신의 세포에 영향을 미쳐 에너지장을 약하게 하여 질병에 쉽게 걸리게 한다. 이러한 부정적인 에너지는 복부에 결절과 엉킴을 일으키는 요인이 되기도 한다.

이에 반해 용기, 중용, 자발성, 포용, 이성, 사랑, 기쁨, 평화, 깨달음 등의 긍정적인 감정은 고에너지장으로 충만하게 하여 질병에 대한 저항력을 강하게 할 뿐만 아니라 스스로 치유되게 하는 강력한 작용을 하게 된다.

인간의 의식 진화는 부정적인 에너지를 몰아내고 사람에게 힘을 주는 긍정적인 에너지로 바꾸는 데 있다. 수련자들이 질병이 적고 무병장수하는 것은 부정적인 에너지를 몰아내고 의식 수준을 높여 긍정적인 에너지로 고양되었기 때문이다. 긍정적인 에너지를 보유한 사람의 몸에서는 향기가 나고 빛이 나게 된다.

● 스트레스로 인한 독소

각종 산업공해와 인스턴트 위주의 식생활, 오염된 공기와 생활환경 등 현대인들의 삶은 건강을 위협하는 여러 가지 위해요소와 각종 독소에 노출되어 있다. 하지만 이러한 외부적인 독소보다 더 심각한 것은 스트레스로 인해 체내에 쌓이는 독소다. 각종 스트레스로 인해 방출되는 독소는 인체의 열성 장기에 쌓이게 되어 종양이나 결석 등으로 나타나게 된다.

화가 났을 때 인간의 몸에 생성되는 독소는 생쥐 30마리 정도를 죽일 수 있는 양이라는 실험결과도 있다. 화가 났을 때 하얀 눈 속에 입김을 불면 눈의 색깔이 노란색으로 변한다. 이 눈을 녹여 생쥐에게 먹인 결과 생쥐가 죽었다는 것이다. 그만큼 스트레스가 건강에 치명적이라는 말이다.

경쟁 사회 속에서 하루하루를 쫓기듯 살아가는 현대인들에게 스트레스는 어쩌면 필연적인 것인지도 모른다. 하지만 스트레스도 결국 인간의 마음에서 나오는 것이므로 마음을 어떻게 잘 다스리느냐가 중요하다. 쾌장경락마사지는 스트레스로 인한 독소를 제거하고 저항력이 강한 체질로 바꿔 준다.

● 부적절한 호흡

복부 횡격막 아래 있는 장기는 호흡 시 횡격믹의 신축작용에 의해 움지이도록 되어 있다. 특히 신장은 횡격막의 움직임과 밀접한 관련이 있다. 호흡이 얕아지면 횡격막이 굳게 되고 신장뿐만 아니라 대장, 소장, 위장 등 복강 내 장기가 운동할 수 없게 된다. 따라서 에너지가 정체되어 질병에 걸리게 되는 것이다. 단전호흡이 건강에 좋고 질병을 치료하는 데 유익한 것은 단전호흡을 통해 횡격막을 활발하게 움직여 오장육부를 운동시켜 주기 때문이기도 하다.

특히 호흡이 얕아지면 인체에 필요한 충분한 산소를 공급할 수 없게 되고 세포가 제 기능을 발휘할 수가 없어 암을 초래하는 미성숙세포로 전환되는 경우가 많다. 그러므로 부적절한 호흡을 개선하고 횡격막과 복부를 풀어 산소가 신체에 골고루 충분히 공급되도록 해야 한다.

● 긴장된 생활의 반복

정신적 요인, 환경적 요인, 기상적인 요인 등 내외 요인에 의하여 근육이 긴장되면 경락이 막혀 에너지가 세포에 공급되지 않아 질병을 일으키게 된다. 에너지의 흐름이 차단된 곳은 체온이 떨어지거나 서늘하게 느껴짐으로써 에너지의 정체를 감지할 수 있다. 이와 같이 인체의 에너지가 흐르는 통로를 '경락'이라고 한다. 인체의 경락에는 크게 12경락과 기경8맥(독맥, 임맥, 충맥, 대맥, 음유맥, 양유맥, 음교맥, 양교맥)이 있으나 전신경락은 말단 세포까지 경락이 연결되어 기가 흐르지 않는 곳이 없다. 경락이 끊어진 곳은 반드시 세포가 병이 들게 되거나 불완전세포나 미성숙세포로 변하게 된다. 긴장된 생활을 반복하면 등줄기에 흐르는 교감신경이 굳어져 전신으로 가는 경락과 신경망을 막아 에너지 흐름이 정체되거나 단절됨으로써 병이 생긴다.

쾌장경락마사지는 척추 주변에 흐르는 교감신경을 효과적으로 풀어줄 수 있다. 교감신경이 풀리면 긴장이 해소되고 막혔던 경락이 자연히 소통되어 에너지 흐름이 정상화됨으로써 자연치유가 된다.

● 면역체계 약화로 인한 저항력 상실

건강한 사람과 허약한 사람은 에너지장이 다르다. 병자의 몸에서 나오는 에너지는 약하고 회색이나 흑색을 띤다. 건강한 사람과 수행 중인 사람에게서 나오는 에너지는 흰색, 파란색, 노란색 등 강한 색상을 띠며 에너지가 강하고 멀리 가는 것이 특징이다.

대체로 면역계통이 살아 있으면 에너지장이 높게 나타난다. 우리 몸을 지키는 '병사' 라 할 수 있는 백혈구가 활발히 움직이기 때문이다. 하지만 면역세포를 생산하는 흉선이나 비장 등의 기능이 약화되면 면역력이 떨어지고 저항력이 상실돼 병에 걸리게 된다. 아무리 질병에 취약한 환경 속에 있다고 하더라도 면역계통이 활성화되고 저항력이 강하면 병에 걸리지 않는다.

인체의 중요한 방어력인 면역력은 심리적인 요소와 밀접한 관련이 있다고 한다. 강한 스트레스나 상실감은 면역계통을 약화시켜 저항력을 감소시키는데, 암 등 난치병 환자들의 심리에는 대부분 이러한 요소가 깔려 있다. 면역계통을 회복하기 위해서는 우울한 생각이나 걱정, 두려움 등 일체의 잡념을 다 버리고 평온한 상태를 유지하는 것이 중요하다.

쾌장경락마사지의 질병 진단법

한방의 전통적인 진단법으로 4진법이 있다. 얼굴이나 피부색으로 진단하는 '망진법', 환자의 말소리와 호흡, 기침소리를 듣고 진단하는 '문진법', 문진표를 가지고 환자에게 물어서 진단하는 '문진법', 환자의 맥을 진단하는 '맥진법'이 그것이다. 대체요법사들은 현실적으로 진단처방을 할 수는 없다. 의사를 제외하고 질병을 진단하는 것은 현행 의료법상 금지되어 있기 때문이다. 그러므로 정확한 진단은 의사에게 맡겨야 할 것이다.

● 정기적인 마사지를 통해 암을 조기발견할 수 있다

사실 쾌장경락마사지에서는 진단 자체가 그렇게 중요하지는 않다. 전염성 질병을 제외하고는 어떤 질병이든지 막힌 혈도를 뚫어 주어 자연치유력을 극대화하는 보조적인 치료법을 쓰기 때문이다. 기공학적인 측면에서 볼 때 모든 질병은 에너지가 정체되거나 막혀서 발생하므로, 막힌 곳을 찾아 잘 풀어 주어 에너지를 잘 소통시키는 것이 중요하다. 그러므로 환자를 진단할 때도 에너지 흐름 상태를 파악하고 이를 말해주는 차원에서 활용해야 할 것이다.

쾌장경락마사지는 오장육부와 경락을 직접 만지므로 환자의 상태를 더 정확하게 진단할 수 있는 이점이 있다. 인간의 촉감은 민감하며 현대 의료기기를 능가하는 경우도 있다. 실제로 마사지 도중 내장 속의 결절이나 종양을 발견, 병원 진단을 권유해 암 등 심각한 질병을 조기발견하는 경우도 많다. 따라서 마사지를 주기적으로 받을 경우 암을 조기에 발견하여 치료할 수 있다.

오장육부와 경락을 이용한 진단법과 약손 진단법 등 쉽고 정확한 진단법을 소개한다.

장부 진단법

장부를 직접 만져서 진단하는 방법은 진단 결과가 비교적 정확하고 혈자리만 익히면 누구나 쉽게 진단할 수 있는 장점이 있다. 장부 진단법에는 인체의 전면에서 해당 장기의 모혈을 이용해서 진단하는 '복진법'과 등 뒤에 있는 배수혈을 이용해 진단하는 방법이 있다. 해당 경혈을 지그시 눌러 보아 압통점이 있거나 결절, 부기, 꼬임, 적취(결절) 등이 발견되면 해당 장기에 이상이 있는 것으로 판단된다. 정확하게 진단하기 위해서는 복부에 있는 장기의 모혈(흉복부 주위에 장부의 기(氣)가 모여드는 혈)과 등 뒤의 배수혈(등의 척추를 기준으로 그 좌우에 모여드는 기혈), 경락줄기 등을 종합하여 진단하는 것이 가장 정확하다.

장부를 만지면 통증이 없어야 하고 적절한 탄력을 유지하고 뭉친 곳이 없어야 건강하다. 쾌장경락마사지를 할 때는 손이나 발의 족심혈을 이용해 진단과 치유가 동시에 이루어진다. 심한 통증이 있거나 뭉친 부위가 발견되면 이를 기록해 두고 상태의 변화를 살피는 것이 중요하다. 일상적인 통증이나 뭉침은 한두 번에 쉽게 없어지지만 돌같이 단단한 적취(결절)는 쉽게 해소되지 않으므로 꾸준히 인내심을 가지고 풀어 주어야 한다.

● 인체 전면부 장부 진단(모혈 진단)

인체 전면부 장부 진단은 해당 장기의 모혈을 중심으로 장기를 만지면서 진단하는 방법이다. 모혈은 장부에 이상이 있을 때 가장 먼저 반응이 나타나는 곳이다. 모혈은 대부분 신체 전면의 중앙에 흐르는 임맥혈에 있다.

모혈을 이용한 진단법은 전통적인 방법으로 일반인들은 진단하기가 어려운 점이 있다. 따라서 해부학적인 관점에서 발전된 장부 위치를 함께 참고하여 진단하면 거의 정확한 진단이 나오게 된다. 해당 장기에 질병이 있을 경우 모혈과 경락에 이상 징후가 나타나게 되며 장기와 가장 근접한 피부나 근육에도 반드시 이상이 나타나게 된다.

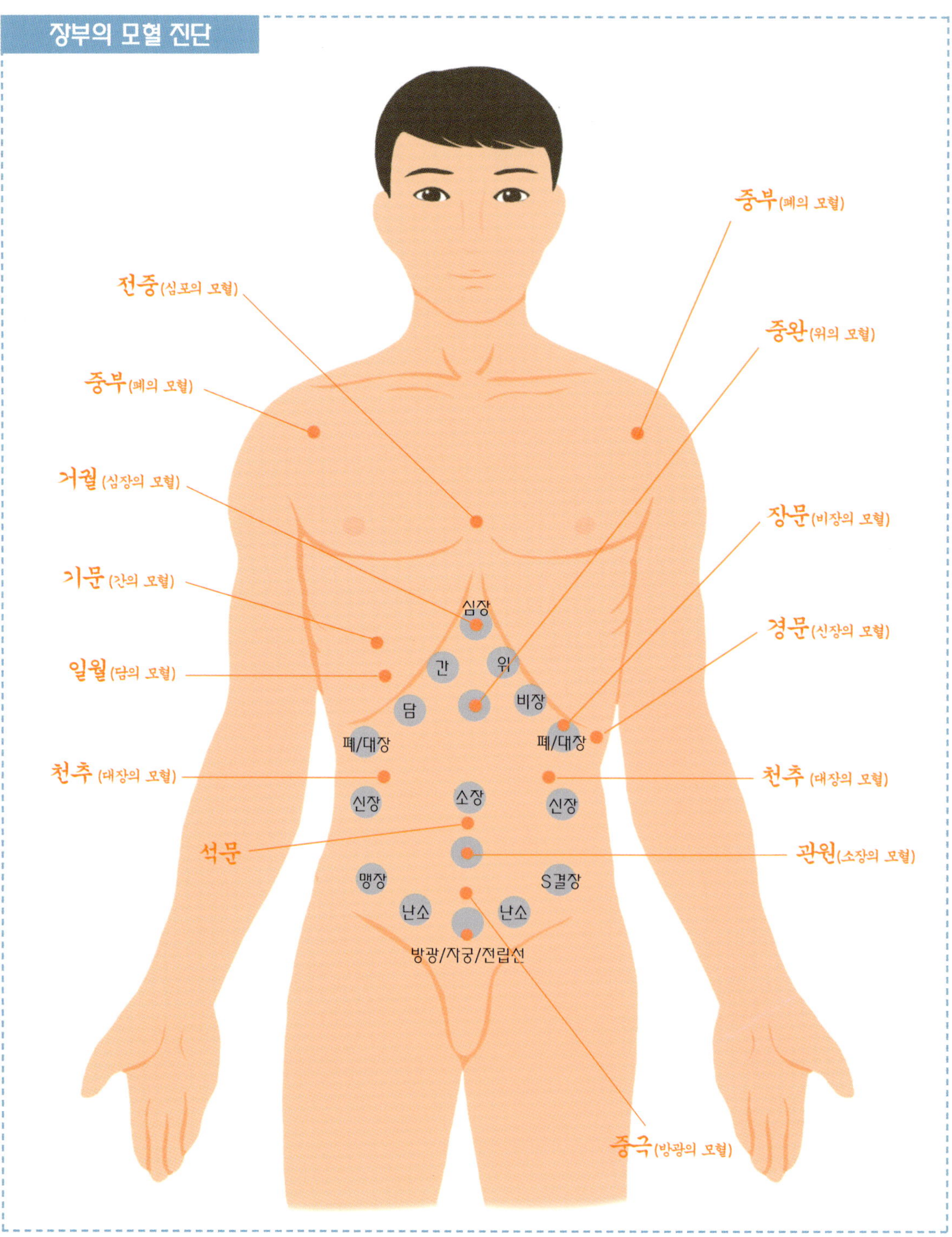
전중(심포의 모혈)
중부(폐의 모혈)
거궐(심장의 모혈)
기문(간의 모혈)
일월(담의 모혈)
천추(대장의 모혈)
석문
중부(폐의 모혈)
중완(위의 모혈)
장문(비장의 모혈)
경문(신장의 모혈)
천추(대장의 모혈)
관원(소장의 모혈)
중극(방광의 모혈)
심장
간
위
담
비장
폐/대장
폐/대장
신장
소장
신장
맹장
S결장
난소
난소
방광/자궁/전립선

장기	모혈(진단 혈자리)	위치	척추고도
폐	중부	쇄골외단 아래 약 1촌	흉추 3번
심포	전중	양 유두 중앙	흉추 4번
심장	거궐	흉쇄돌기와 배꼽 4등분한 상측1/4	흉추 5번
간	기문	거궐 양 측방 3.5촌	흉추 9번
담	일월	기문 아래 5분 되는 제 7늑간	흉추 10번
비장	장문	제11늑골 전단	흉추 11번
삼초	석문	배꼽 밑 2촌	요추 1번
신장	경문	제12늑골 전단 아래	요추 2번
대장	천추	배꼽 양 측방 2촌	요추 4번
소장	관원	배꼽 밑 3촌	선추 1번
방광	중극	배꼽 밑 4촌	선추 2번
위장	중완	배꼽 위 3촌	흉추 12번

● 인체 후면부 장부 진단(배수혈 진단)

인체 전면부의 진단 혈인 '모혈'과 등 뒤의 방광경 1선에서 진단하는 '배수혈'은 척수에서 횡으로 나오는 말초신경과 연결되거나 길항 관계다. 척추를 해당 장기의 뿌리라고 보면 인체 전면부의 진단 혈(모혈)은 신경의 뿌리가 임맥선을 중심으로 서로 마주 보는 곳이다. 대부분의 장기의 배수혈은 신경절과 일치한다.

배수혈은 방광경 1선에 분포하며 경락 안으로 기를 유입하는 곳으로 장부에 미치는 영향이 크다. 그러므로 장부의 기능을 조절할 뿐만 아니라 장부와 관계가 있는 전신의 질환을 치료할 수 있는 곳이다. 경락은 종적으로 흐르는 반면 신경은 대부분 횡적으로 흐르면서 장기를 지배한다. 척추의 배수혈과 인체 전면부에 있는 모혈과의 관계를 고려하면서 진단하고 치료하면 도움이 된다.

등을 진단할 때에는 혈자리를 잡기가 쉽지 않으므로 해당 장기가 미치는 영역을 고려하여 진단 후 정밀하게 진단하는 것이 좋다.

뒤 페이지 그림에 표시된 두경막, 초경막, 전경막, 시주막, 부신막, 중경막 등은 육경막이라고 하여 인체를 보호하는 중요한 막이다. 두경막은 대뇌를,

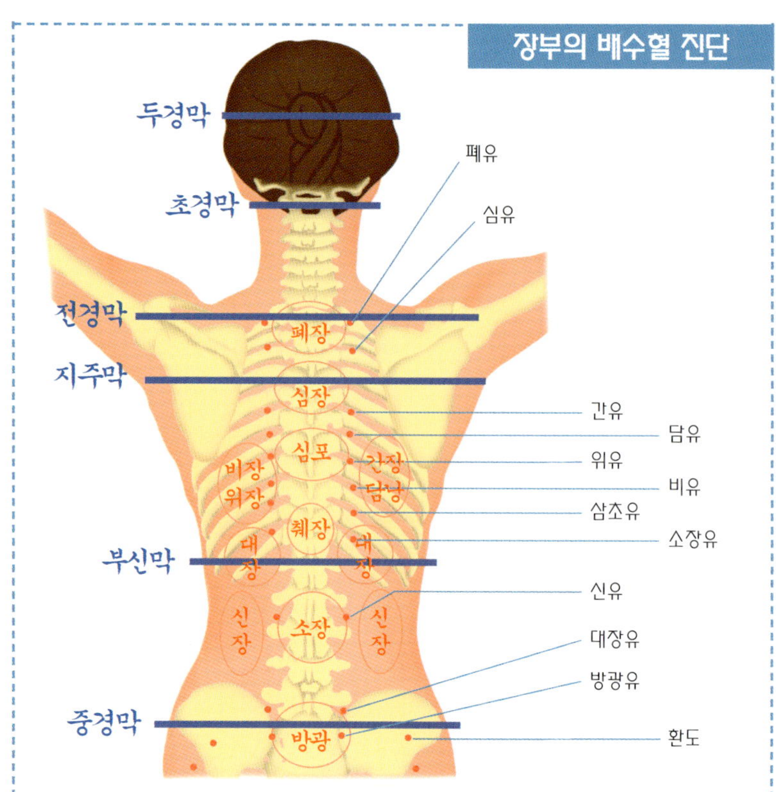

초경막은 소뇌를 보호하고, 전경막은 어깨 이하의 신체 기능을 조절하고, 지주막은 가슴 이하, 부신막은 허리 이하, 중경막은 하반신 전체의 기능을 보호하고 있기 때문에 육경막 중 어느 하나가 재생불능 상태로 손상이 생기면 그 막 이하는 마비되어 버린다. 따라서 진단 시 막의 상태를 점검하고 치유에 활용해야 한다. 〈피영준, 활의 보감, 열림원〉

장기	배수혈 (진단 혈자리)	위치	비고
폐	폐유	제3흉추 하단 양 측방 2.5cm	척추 1~7번 구역
심포	궐음유	제4흉추 하단 양 측방 2.5cm	척추 3~5번 구역
심장	심유	제5흉추 하단 양 측방 2.5cm	척추 3~5번 구역
간	간유	제9흉추 하단 양 측방 2.5cm	척추 5~10번 구역
담	담유	제10흉추 극돌기	척추 7~9번 구역
비장	비유	제11흉추 하단 양 측방 2.5cm	척추 7~8번 구역
췌장	췌장유	제11흉추 하단 양 측방 2.5cm	척추 7~8번 구역
위장	위유	제12흉추 하단 양 측방 2.5cm	척추 7~9번 구역
삼초	삼초유	제1요추 하단 양 측방 2.5cm	
신장	신유	제2요추 하단 양 측방 2.5cm	척추 12~요추 3번 구역
대장	대장유	제4요추 하단 양 측방 2.5cm	척추 12~요추 5번 구역
소장	소장유	제3천추 하단 양 측방 2.5cm	척추 7~12번 구역
방광	방광유	제2천추 하단 양 측방 2.5cm	요추 4~5, 1번 천골

척추신경 진단법

　　동양의학의 진단과 치료의 핵심은 경락줄기로, 종적인 경락을 중심으로 하는 반면 서양의학의 진단과 치료의 중추신경을 중심으로 횡으로 뻗은 신경줄기다. 신경줄기는 전신에 분포되지 않은 곳이 없으며 말단 세포까지 영향을 미치고 있다. 따라서 일부 학자들은 경락줄기와 신경줄기가 동일하다고 주장하고 있다.

　　최근 연구 결과 경락에서 진단과 치료점으로 중요하게 활용하고 있는 등의 배수혈과 복부의 모혈이 피부분절을 통해 횡적으로 연결되어 있음이 밝혀져 신경과 경락과의 밀접한 관련성을 보여 주었다. 이 연구에 따르면 전신의 경락계통은 전신에 분포된 신경계통에 해당되고, 12경맥과 임맥, 독맥의 모혈 및 유혈은 신경계와 합치되며, 경혈을 누를 때 나타나는 득기감(**짜릿하게 뼛속까지 통하는 느낌**)은 지각 신경체의 반응이라고 한다.

　　보이지 않는 경락의 실체를 서양의학인 신경에 접목하려는 이러한 연구 결과는 큰 의의가 있다. 실제로 쾌장경락마사지를 할 때 주요 경락과 신경줄기가 일치하는 경우가 많으며 신경을 활용하여 치료할 경우 대부분 치료 성과가 더욱 좋다. 물론 그렇다고 해도 신경줄기를 경락줄기라고 단정할 수는 없다. 경락을 활용한 치유법은 수천 년에 걸친 동양인들의 지혜와 경험이 녹아 있는 것이다. 그런가 하면 신경은 현대의학의 산물로 신경줄기를 활용한 치료법도 많다. 경락줄기와 신경의 연관성에 대한 더욱 의미 있는 연구가 계속 진행돼 임상에 활용된다면 치료효과를 더욱 높일 수 있을 것이다.

　　쾌장경락마사지에서도 신경은 진단과 치유의 핵심 분야이다. 척추신경은 척추 주변에만 영향을 미치는 것이 아니라 등 뒤의 중추신경에서 각 척추의 추간공(**신경이 지나가는 구멍**)을 나와 횡적으로 뻗어 가슴 앞 임맥까지 뻗어 있으면서 전신에 영향을 미친다. 따라서 시술자는 척추신경에 의한 진단법을 알고 있어야 한다.

척추신경 이상으로 나타나는 질병 알아보기

>>> 경추

1번 머리로 혈액을 공급하는 신경다발이 위치한다. 두피와 얼굴뼈에 영향을 미친다. 이곳에 이상이 있으면 중풍, 고혈압, 불면증, 노이로제. 안면신경마비, 정신병, 반신불수, 뇌신경질환, 만성피로 등의 증상이 나타난다.

2번 눈, 시신경, 청신경, 이마에 신경이 미친다. 이곳에 이상이 있으면 시신경, 후각, 청각 장애로 인한 눈병, 축농증, 알레르기, 사시 등의 질병을 일으킨다.

3번 뺨, 얼굴뼈, 치아 등에 영향을 미친다. 이상이 있을 경우 얼굴왜곡, 풍치, 삼차신경통, 악성여드름, 습진 등이 발생한다.

4번 코, 입술, 입에 영향을 미친다. 이곳에 이상이 있으면 콧물, 편도선 비대증, 뇌출혈, 청력감퇴, 삼차신경통을 일으킨다.

5번 성대와 인두, 새끼손가락을 제외한 손, 삼두근에 영향을 미친다. 이상이 있으면 손의 감각 둔화, 삼두근 약화, 후두염, 쉰 목소리, 기침 등의 증상을 일으킬 수 있다.

6번 목 근육, 어깨, 편도선, 팔에 영향을 미친다. 이상이 있을 경우 뻣뻣한 목, 이두근 약화, 엄지손가락과 인지의 마비, 편도선염, 후두염, 갑상선종 등의 질환을 일으킨다.

7번 갑상선, 어깨의 활액낭, 팔꿈치, 견갑골 등에 영향을 미친다. 이상이 있을 경우 감기, 만성기침, 인지와 중지의 마비, 견갑골 이상, 팔꿈치 근육과 손의 약화 등을 일으킨다.

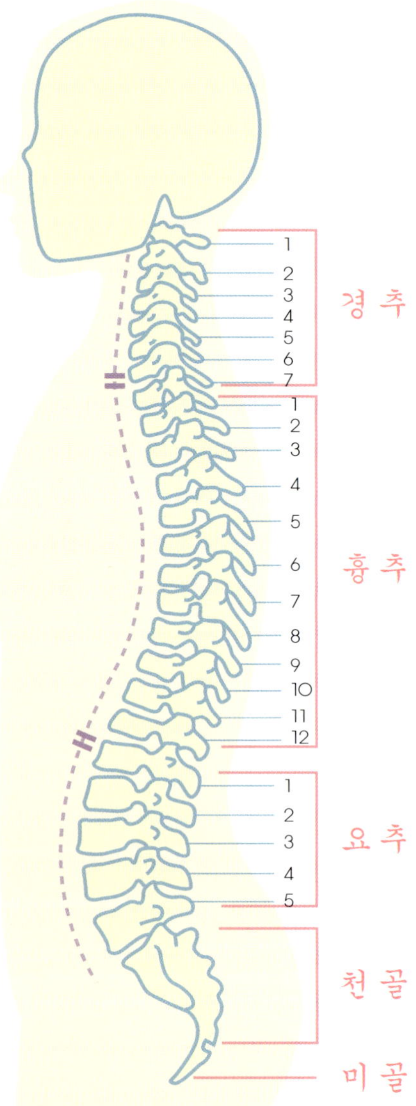

>>> 흉추

1번 손, 팔꿈치, 식도와 기관지에 분포되어 있다. 이상이 있을 경우 천식, 호흡곤란, 기침, 팔 아래부분의 통증을 일으킨다.

2번 심장, 관상동맥에 분포되어 심장과 관상동맥 질환을 일으킨다.

3번 폐기관지, 늑막, 흉부에 분포되어 있다. 이상이 있을 경우 유행성감기, 폐렴, 충혈, 기관지염, 늑막염을 일으킨다.

4번 쓸개에 분포되어 있다. 이상이 있을 경우 가슴이 답답하며, 황달, 대상포진, 당뇨병을 일으킨다.

5번 간, 태양신경총 등에 영향을 미친다. 혈액순환에 문제를 일으키며 혈압, 관절염, 심장질환 등을 일으킨다.

6번 위에 영향을 미친다. 이상이 있을 경우 위장장애, 속쓰림, 소화불량을 일으킨다.

7번 췌장에 영향을 준다. 이상이 있으면 당뇨병을 일으킨다.

8번 비장에 영향을 미친다. 문제가 있으면 면역계통 질환을 일으킨다.

9번 신장과 부신선에 영향을 미친다. 이상이 있을 경우 알레르기, 발진을 일으킨다.

10번 신장에 영향을 미친다. 이상이 있으면 신장장애, 동맥경화, 만성피로, 신염을 일으킨다.

11번 신장과 요관에 영향을 미친다. 이상이 있을 경우 여드름, 습진, 부스럼 등 피부 문제를 일으킨다.

12번 소장, 임파 순환에 영향을 미친다. 이상이 있을 경우 류머티즘, 가스로 인한 통증, 불임증을 일으킨다.

>>> 요추

1번 대장에 영향을 미친다. 이상이 있으면 변비, 대장염, 설사, 탈장, 허리 통증을 일으킨다.

2번 충양돌기, 복부, 다리에 영향을 미친다. 문제가 있으면 다리에 경련이 일어나고 호흡곤란 등의 증상이 나타날 수 있다.

3번 생식기, 자궁, 방광, 무릎에 영향을 미친다. 이상이 있으면 방광염, 생리통, 식은땀, 무기력, 유산, 무릎통증을 일으킨다.

4번 전립선, 좌골신경에 영향을 미친다. 이상이 있으면 좌골신경통, 요통, 고통을 수반한 잦은 배뇨 등의 증상이 나타난다. 등 아랫부분에서 허벅지까지가 아프다.

5번 다리 아랫부분, 발목, 발에 영향을 미친다. 이상이 있을 경우 다리 쪽으로 혈액순환이 잘 안 되고 발목이 쉽게 붓거나 약하고 발이 차며 다리경련을 일으킨다. 엄지발가락과 다리 안쪽이 아프다.

>>> 천골
좌골, 엉덩이에 영향을 미친다. 이상이 있을 경우 척추굴곡 등의 문제를 일으킨다.

>>> 미골
직장, 항문에 영향을 미친다. 문제가 있으면 치질, 가려움증, 꼬리뼈 통증 등의 증상이 나타난다.

● 척추 진단

외형상 진단

→ **척추의 각도** 척추의 각도는 13° 정도로 완만한 각을 유지하며 S형 커브를 이루고 있어야 정상이다. 커브가 들어가는 곳은 목과 허리이고 나오는 곳은 등이다. 곱사등처럼 과도하게 등이 나와 있거나 허리가 지나치게 앞으로 쏠려 있다면 난치성 질환을 가지고 있을 가능성이 있다. 특히 곱사등은 심장과 폐, 식도를 압박함으로써 폐암, 식도암, 협심증 등 각종 심장질환을 일으킬 우려가 있다. 임신부의 자세처럼 척추가 앞쪽으로 튀어나와 구부러진(척추 전만) 경우에는 척추협착이나 디스크로 고생하고 있을 가능성이 있다. 그러나 항상 그런 것은 아니며 약간 들어가고 나왔다고 해서 모두 질병을 가지고 있다고 보아서는 안 된다.

→ **척추골의 모양** 척추골이 바르게 되어야 한다. 극돌기를 중심으로 목부터 꼬리뼈까지 극돌기가 일직선이 되어야 한다. 일직선에서 벗어나 있다면 측만증(척추가 옆으로 휘어진 것)일 가능성이 있고 지나치게 측만된 곳에는 질병이 있다. 척추가 측만되면 척추골은 한쪽으로 꺾이고 디스크는 부풀어 터지고 마모된다. 신경은 눌려 있거나 지나치게 자극을 받게 되며 근육은 한쪽은 무리하게 사용되고, 한쪽은 약화된다. 천골은 균형이 잡혀 있지 않고 기울어져 있다.

→ **척추 주변 피부상태** 척추 주변의 피부색을 살펴 다른 부분에 비해 색이 다른 곳은 문제가 있는 부위다. 특히 흰색 반점은 부종이 있거나 과거에 척추를 다쳤던 곳이나 디스크가 있는 곳이므로 정밀점검이 필요하다.

촉진

→ **극돌기 상태 촉진** 극돌기를 엄지손가락으로 쓸면서 위로 올라가거나 내려오면서 만져 보면 위로 튀어나왔거나 들어간 부분이 있는 경우가 있다. 이것은 과거에 언덕에서 떨어졌거나 엉덩방아를 찧는 등 사고로 인해 생겼을 가능성이 있다.

→ **극돌기와 횡돌기 사이 촉진** 엄지손가락으로 극돌기와 횡돌기 사이를 밀면

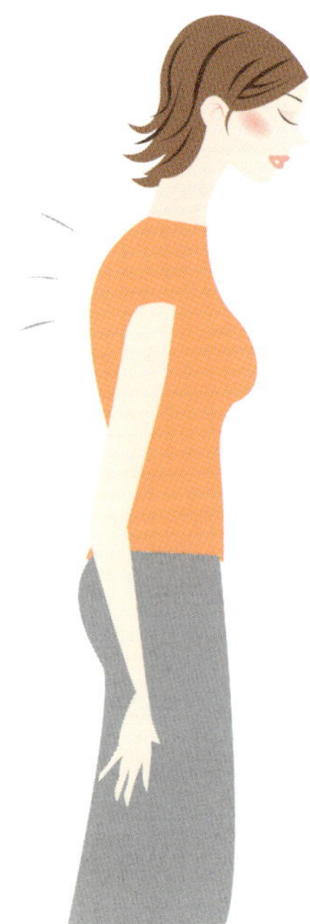

서 촉진해 보면 옆으로 돌출된 디스크를 만질 수 있다. 이곳은 디스크일
가능성이 높으므로 정확한 진단이 필요하다.

~~ **극돌기의 통증** 극돌기와 횡돌기를 만져 보아 통증이 심한 곳이 있으면 관
련 척추에 이상이 있을 수 있다.

● 피부분절 진단

척추신경을 따라서 피부에 분포된 감각신경은 명확한 영역을 나타내면서
분절을 이루고 있다. 이들 지각신경이 미치는 영역을 피부분절이라 한다. 따
라서 진단 시 해당 피부분절 상태를 점검하여 장기의 상태를 진단과 치료에
활용할 수 있다.

얼굴의 피부는 척수
신경이 아닌 삼차신경
의 가지에 의해 지배를
받고 있다. 얼굴 중에서
도 하악각 부분의 피부
는 C3 경추신경의 앞가
지가 분포되어 있다. 머
리의 두정 부분은 C2,
목 뒤는 C3, C4의 뒷가
지가 지배한다.

몸통은 척수신경,
허리 부분은 요추신경
이 분포한다. 팔은 엄지
와 검지는 C6, 중지와
약지는 C7, 새끼손가락
은 C8의 신경 지배를
받는다. 서혜부는 L1,
대퇴부 전면의 무릎까

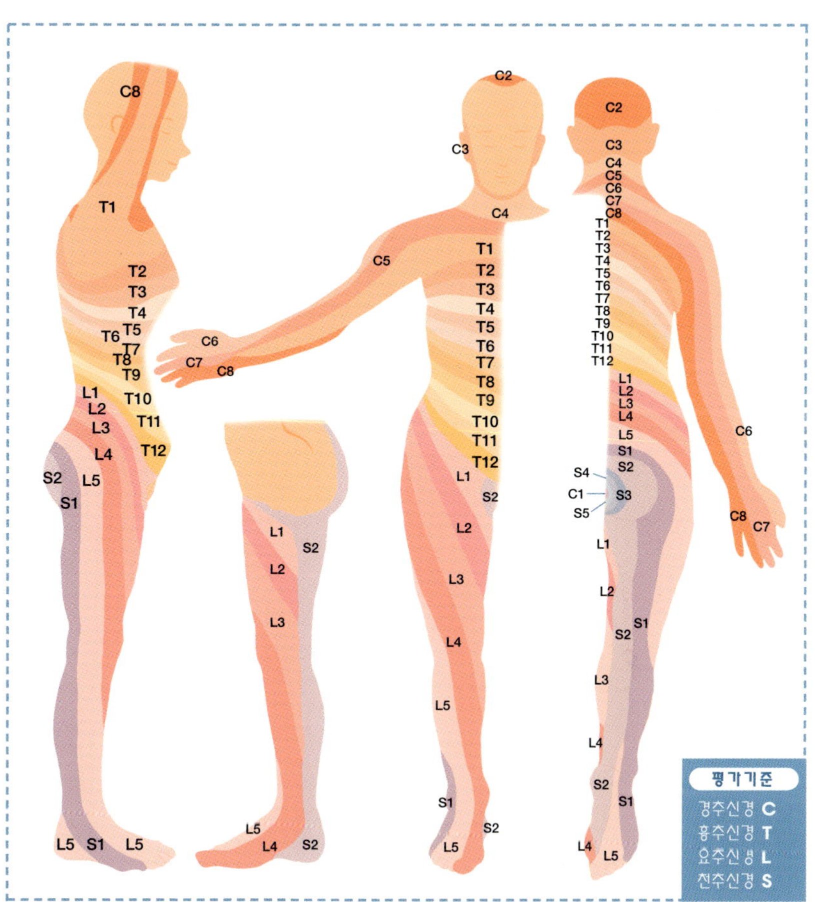

지는 L2, L3, 엄지발가락은 L4, 두 번째 발가락에서 네 번째 발가락은 L5, 새끼발가락은 S1, 발뒤꿈치는 S2까지 영향을 미친다.

경락 진단법

한의학에서 장부 진단법은 1차적인 진단법인 반면 경락 진단법은 2차적인 진단법이다. 장부에 관련한 해부학적 지식이 없었던 과거, 경락 진단법은 동양의학의 핵심적인 진단법이었다. 인체의 12정경 중 손과 발에 각각 6개의 경락이 흐르고 있다. 손과 발에 있는 이 경락을 짚었을 때 통증이 있으면 해당 장기에 질병이 있다고 진단하는 방법이다. 예를 들어 손바닥 중앙으로 흐르는 심포경줄기가 아프면 심장의 관상동맥에 질환이 있다고 진단한다.

쾌장경락마사지에서 활용하고 있는 경락은 누구나 쉽게 손이나 발로 만질 수 있는 맨손 경락도를 활용한다. 경락줄기를 잡기가 불편하다고 생각되면 해당 경락의 원혈과 극혈을 만져 보아 압통 유무로 해당 경락과 장기를 진단하는 데 응용할 수 있다. 원혈은 소속 장부의 경선상의 에너지를 재조정하는 역할을 하기 때문에 장부의 실증이나 허증을 치료할 수 있는 기본 혈위이며 낙혈은 음양 표리관계에 있는 혈위를 연결해 주는 곳으로 근육 깊은 곳에 위치하고 있다. 원혈과 낙혈의 위치는 경락에 대한 설명을 참조하면 된다.

약손 진단법

에너지 진단법은 에너지장을 이용하는 진단법이다. 어떤 물질의 원자 상태를 보면 핵을 중심으로 중성자가 강렬하게 에너지를 방출하면서 돌고 있다. 수정 같은 보석류는 고유의 에너지를 방출하기 때문에 에너지의 종류와 질에 따라서 값이 정해진다. 좋은 나무나 꽃에서도 강력한 에너지가 방출되며 아로마 에센스나 오일은 파동이 높아 자연치유 향으로 사용되고 있다. 사람도 강력한 에너지장으로 쌓여 있으며 이를 '오라'라 부른다. 부처나 예수의 후광은 에너지장의 일종이다. 서양에서는 동양의 기 치유를 응용하여 일반 병원에서 도 에너지 치유를 실시하고 있다. 일반적으로 질병이 있는 부위는 에너지가 약하고 찬 기운이 느껴진다. 이와 같은 원리를 이용하여 진단에 이용하는 것이 약손감응 진단법이다. 인체 전체의 에너지장을 이용하여 진단하는 것은 곤란하므로 핵심 혈자리를 이용하여 쉽게 진단할 수 있다. 약손감응 진단법은 손바닥의 노궁혈을 이용해 진단하는 방법으로 3장에서 소개되는 약손 만들기를 통해 '노궁혈'이 개발되면 누구나 쉽게 활용할 수 있을 만큼 간단하며, 그 정확도도 높다.

● 백회혈 진단

정수리에 있는 '백회혈'은 백맥이 통하는 혈로서 '하늘의 기운을 받는 곳'이라 하여 '천문'이라고도 한다. 백회를 진단하면 몸의 전체적인 상태를 알 수 있다. 노궁혈을 백회혈 위 6~10cm에 놓고 백회에서 나오는 에너지를 노궁혈로 감응하면서 진단한다.

⤳ 손바닥이 위로 밀리는 듯한 느낌이 들면 이는 고혈압과 기가 상기된 병이다.

⤳ 손 밑에 열기가 올라와서 부딪치는 느낌이 들면 고혈압 등 실증에 의한 병이다.

⤳ 밑으로 쑥 들어가는 느낌이 들면 이는 저혈압이나 허증에 의한 질환이다.

⤳ 손이 저리고 바늘로 찌르는 것처럼 아픈 느낌이 들면 경락이 안 통하고 머리에 혈이 막혀 있는 증상이다.

⤳ 추운 느낌이 들면 일반적으로 몸이 허하고 한증이 있다.

● 명문혈 진단

명문혈은 인체의 중앙에 위치하고 오장육부에 에너지를 공급하는 혈로 오장육부의 전반적인 상태를 진단할 수 있는 생명의 문이다. 노궁혈을 배꼽 반대편의 명문혈 위 6~10cm에 놓고 느낌을 진단한다.

⟿ 명문혈에서 느껴지는 기의 느낌이 상쾌하고 강하면 내기(內氣)가 충만하다.

⟿ 기의 느낌이 약하거나 혹은 안으로 끌려들어가는 느낌이 있으면 내기가 부족하고 신기가 쇠퇴된 경우다.

⟿ 명문혈의 기가 차가운 느낌이 들면 신장이 허한 것이다.

⟿ 명문혈에 열기가 느껴지면 고혈압이다.

● 장부 진단

손바닥 노궁혈을 장부 위에 놓고 장기의 감응을 느끼면서 진단한다.

⟿ 손바닥이 부어오르며 찌르거나 뛰면서 아프면 대부분 종양이나 급성 열증이다.

⟿ 손이 저려오면 경락이 안 통하는 것이다.

⟿ 손바닥의 기가 혼란함은 장부 기능이 문란해서이다.

⟿ 뛰는 감각이 느껴지면 결석이다.

⟿ 아프고 뛰는 감각이 있으면 종양을 의심한다.

⟿ 간지럽거나 아픈 감각은 염증이나 붓는 병이다.

특의 기공 진단법

특의 기공에 의한 진단법은 고도의 수련을 거친 기 치유사에 의한 진단법으로 일반인들에게는 생소할 것이다. 국내에도 기 수련 인구가 증가하고 있어 초능력을 이용한 진단을 잘하는 분들이 늘어나고 있다.

특의 기공 진단법은 제3의 눈을 이용해 투시나 느낌을 통해 진단하는 법, 상대방의 해당 장기가 아프면 치유사의 해당 장기에 반응이 오는 체감공능에 의한 진단법 등이 있다. 특의 기공에 의한 진단을 잘하려면 기공 수련을 꾸준히 하여 제3의 눈을 개발해야 한다. 특의 기공에 의한 진단법은 원격 진단도

가능하다. 예를 들어 수백 킬로 떨어진 곳에 있는 사람의 병도 진단하고 치유할 수 있는 것이다. 이와 같은 능력은 결코 미신이나 과장이 아니다. 잠재능력을 개발하면 누구나 가능한 것이므로 비과학으로 매도해서는 안 되겠다.

기타 진단법

● 반사구 진단

인체의 손이나 발, 귀, 눈, 혀, 두개골 등은 인체의 반사구로 오랫동안 진단이나 치료에 중요하게 사용되어 왔다. 쾌장경락에서는 장부와 경락을 직접 만지면서 진단하므로 반사구 진단을 중요하게 여기지는 않는다. 참고사항 정도로 알아 두자.

● 자오유주규율에 의한 진단

자오유주규율에 의한 진단은 시간과 장부와의 관련성을 통해 진단하는 방법으로 특정 시간에 환자가 전화나 방문을 하면 해당 장기에 이상이 있다고 판단하는 진단법이다.

이 진단법은 최초 방문이나 전화 접수에만 적용이 가능하다. 치료에도 이 방법을 활용하는데, 예를 들어 위장질환을 앓고 있는 환자가 치료가 잘 안 된다면 위장이 활동하는 진시(7~9시)에 치료를 하면 효과가 높아진다.

자시(23~1시)	축시(1~3시)	인시(3~5시)	묘시(5~7시)	진시(7~9시)	사시(9~11시)
담낭	간	폐	대장	위장	비장
오시(11~13시)	미시(13~15시)	신시(15~17시)	유시(17~19시)	술시(19~21시)	해시(21~23시)
심장	소장	방광	신장	심포경	삼초경

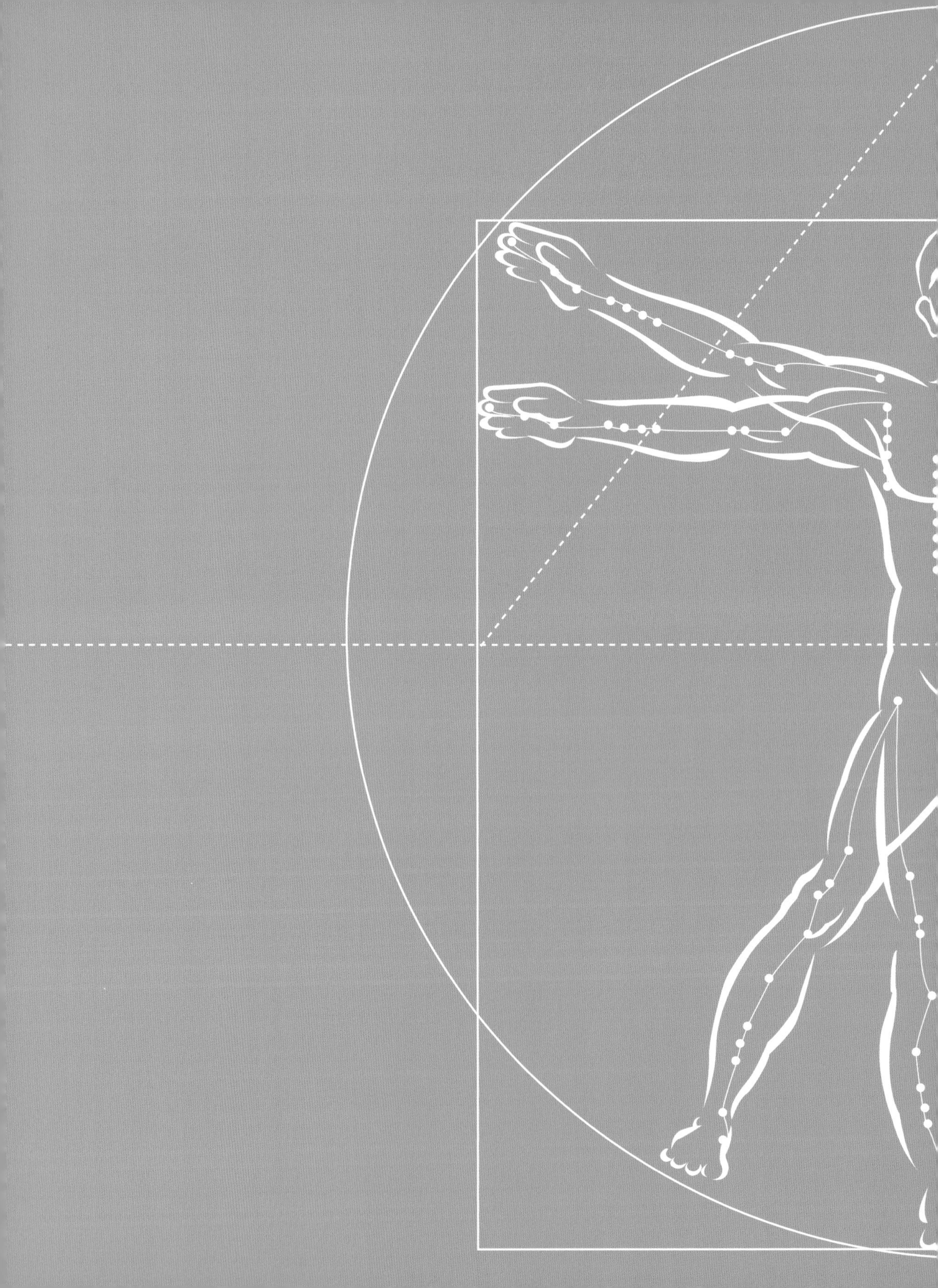

part 2

쾌장경락 기초이론

쾌장경락마사지는 모든 치유 요법의 종합편이자 완결판이라 할 수 있다.

쾌장경락마사지 속에는 장부 마사지, 경락마사지, 기공치유, 기공수련,

차크라 힐링, 에너지 치유 등이 모두 녹아 있기 때문이다. 따라서

쾌장경락마사지를 하려면 이러한 기법들에 대한 기초를 알아야 한다.

인체와 기공과학, 7차크라&생체 에너지장, 경락시스템, 신경시스템,

장부학에 대해 소개한다.

인체와 기공과학

'기'란 무엇인가?

기는 중국에서 예로부터 전해지는 개념으로 자연계를 구성한 모든 사물의 기본물질이며 자연계의 운동변화에 의해서 생성된 것이다. 선인들은 생명이 생기고 성숙하고 사라져 가는 것이나, 태양이나 별이 활동하고 빛나는 것, 구름이 일고 뇌명과 비를 내리게 하며 각종 자연현상을 만들어 내는 것, 나아가서는 국가나 사회조직 등이 형성되고 번영하고 멸망하는 것조차도 보이지 않는 기의 힘이 저변에 작용하기 때문이라고 보았다.

이러한 기의 원리는 중국의 철학, 종교, 과학, 기술, 의술, 무술, 점술 등을 비롯한 모든 분야에 영향을 미쳤다. 특히 의술이나 선도 수련 등에도 많은 영향을 끼쳤다. 인체에 기가 부족하면 허약하고 질병으로 이어지며 기가 강한 사람은 활력이 있고 건강하다는 것을 의미한다. 선도 수련에서는 단전호흡을 통해 하단전에 기뭉치(단)를 형성하여 12경락과 전신경락에 에너지를 배분하여 막힌 경락을 뚫어 주고 약한 기운을 보충하는 것을 중요한 수련 체계로 구성하고 있다.

누구나 기공 수련을 어느 정도 하면 양손에서 '기감'을 느낄 수 있으며 강한 외기를 발사할 수 있게 된다. 이쯤 되면 기감을 통해 식물이나 동물, 무생물의 에너지까지도 느낄 수 있게 된다. 모든 물체는 일종의 전자기적인 껍질에 둘러싸여 계속 그 작용을 받게 된다. 이와 같은 기장을 인도에서는 '오라'라고 하고 서구에서는 '생명 에너지장'이라고 부른다.

'기'는 개념적이거나 추상적인 용어가 아니라 세상에서 가장 중요한 생명

에너지이며 첨단과학이라는 것을 인식할 필요가 있다. 기를 제대로 이해하지 못하고, 기의 도움 없이는 건강이나 장수, 첨단과학도 이룰 수가 없다.

기는 볼 수도 있고 느낄 수도 있으며 만질 수도 있다

기는 빛, 소리, 파장, 에너지장으로 존재한다. 한때 기는 볼 수도 없고 만질 수도 없고 느낄 수도 없다고 하여 비과학, 미신으로 치부된 적이 있다. 그러나 많은 기공인들에 의해 과학적인 장비가 개발되어 이제 기를 볼 수 있는 킬리언 사진기가 개발되어 보급되었고, 컴퓨터 측정기까지 개발되어 에너지장 상태를 통해 건강검진을 하게 되었다. 이제 기공 수련의 핵심인 요가나 단전호흡, 기공 등이 일반인들에게도 보급되고 있고 누구나 조금만 수련하면 기를 볼 수도 있고, 느낄 수도 있으며, 만질 수도 있게 되었다.

기는 정신과 육체의 교량 역할을 한다

마음은 기에 영향을 미치고, 기는 혈액순환에 영향을 미치고, 혈액순환은 림프에 영향을 미치고, 림프는 근육에 영향을 미치고, 근육은 근육 속에 있는 동맥, 신경, 인대에 영향을 미치고, 인대는 뼈에 영향을 미치게 된다.

결국 기는 마음과 혈관 사이에서 정신과 육체의 교량 역할을 하게 된다. 기가 좋지 않거나 흩어지면 마음과 정신에 영향을 미치게 되고 혈액순환 장애를 일으키게 되어 질병을 유발하게 된다. 혈액순환 장애는 근육을 굳게 하고 굳은 근육은 인대를 굳게 하여 뼈를 틀어지게 한다. 이처럼 기의 작용은 정신과 육체에 막대한 영향을 미치게 된다.

기는 시공을 초월해 에너지 파장으로 존재한다

기는 파장의 형태로 우주공간에 저장된다. 부처나 예수는 죽었지만 그들의 에너지 파장은 존재하며 현재까지 영향을 미치고 있는 것과 같다. 기의 속도는 '초광속'으로 번개나 소리, 빛보다 빠르다. 의념이 가는 곳에 즉시 기가 도착하기 때문이다. 따라서 기공치료 시 원격 치유가 가능한 것이다. '투과성'이란 물체를 통과하는 능력을 말한다. 레이저 등 군사 첨단무기도 투과할 수 없는 지형이나 물질이 있다. 하지만 기 에너지는 마음이 가는 곳에 즉시 도달함으로써 어떤 물체도 즉시 투과할 수 있다.

이와 같은 기의 특성을 이용하여 질병을 치료하는 데 활용할 수 있다. 기의 '잔존성'을 이용하여 의수, 의석, 의초 등 물이나 돌, 풀 등에 기를 넣어 약으로도 사용할 수 있으며 초광속을 이용한 신공치료, 원격치료도 가능하다. 또 뇌 속까지 깊이 투과해 막힌 경락을 뚫어 주는 등 손이나 기구로 만질 수 없는 곳까지 접근이 가능하다.

✚ PLUS info

정·기·신(精·氣·神)은 장수의 비결

동양의학의 원류인 〈황제내경〉에 인체에는 정, 기, 신 3가지의 보물이 있다고 했다. 정, 기, 신은 생명의 근원이 되고 이 세 가지가 균형을 이루면 인간의 정신이 안정되고 원기와 정력이 넘쳐 건강하게 장수할 수가 있다. '정'은 혈액, 정액, 세포 등 인체의 기본물질을 이루며, '기'는 육체를 살아 움직이게 하는 힘이다. '신'은 정신과 사유 활동이다.

인간은 태어날 때부터 선천적인 '정'을 부여받아 수명을 다할 때까지 지니게 되지만, 살아가면서 각종 스트레스나 질병으로 '정'이 고갈되거나 손상되어 실제로 60세도 못 가는 경우도 있다. 따라서 음식이나 수련을 통해 끊임없이 원기를 보충해 주어야 한다. 기공을 수련하여 하단전에 기가 모이면 뜨거운 열감이 발생하는데 이는 '정'을 탄생시키는 신호다. 따라서 축기법을 통달하면 끊임없이 '정'을 탄생시켜 주므로 건강을 유지할 수 있고, 천수 이상 수명을 연장시킬 수 있다. '정'이 충실해야 기력이 강해지며 건강한 정신을 유지하면서 행복한 삶을 살아갈 수 있는 것이다.

'정'은 '기'를 탄생시키고, '기'는 '정'을 탄생시키는 반면에 '신'은 '기'로 변하고 '기'는 '정'으로 변화되기도 한다. 물은 천지의 '정'이고 바람은 천지의 '기'이며 불은 천지의 '신'이라 한다. 또한 인간은 물을 취하여 그것을 '정'으로 하고, 바람을 취함으로써 '기'로 하고, 불을 취함으로써 '신'으로 한다. 물이 어디든 침투하지 않는 곳이 없듯이 '정' 역시 인체 어느 곳이든 스며들지 않는 곳이 없고 뚫지 못하는 곳이 없다. 바람은 두 개의 기운이 부딪쳐서 일어나므로 어떤 것이든지 진동시키지 않는 것이 없다. 인간의 '기' 역시 끝없이 인체 내를 순환하면서 온몸에 파동을 준다. '신'도 아무 데나 갈 수 있다.

따라서 정·기·신 삼자를 귀하게 여기고 '정'을 손상시키지 않는 생활을 해야 하며 수련을 통해 단전에 축기가 될 수 있도록 노력하여야 한다.

기의 분포와 분류

'기'는 기원, 분포 부위, 기능과 특징 등에 따라 원기, 위기, 영기, 종기 등으로 나눈다.

- **원기**   원기는 진기라고도 하며 인체 생명활동의 원동력이다. 원기는 부모에게 물려받는 기로 신장에 저장되어 있으며 원기가 부족하면 장부의 기가 쇠하여 병에 대한 방어기능이 약해진다. 후천적인 기는 수곡정기(음식을 섭취하고 소화함으로써 얻는 기)를 끊임없이 보충하고 키워야 유지된다.
- **위기**   위기는 인체 내 양기의 일부분으로 후천적인 기이다. 음식물의 기에 근원을 두며 인체의 체표를 보호하고 외부의 사기를 방어하는 역할을 한다. 우리 몸에 위기가 부족하면 피부와 모발이 거칠어지고 땀구멍의 조절 기능에 문제가 생긴다.
- **영기**   영기는 맥관(몸속에서 체액이 흐르는 관, 혈관과 림프관을 이름)을 통해 운행되는 정기로서, 음식물에서 취할 수 있으며, 비위에 뿌리를 두고 중초로 나가며 혈액을 생성하여 인체에 영양을 공급하는 작용을 한다. 영기가 부족하면 전신의 영양공급에 문제가 생긴다.
- **종기**   종기는 음식물로부터 변화 발생된 영기 및 위기와 호흡에서 얻어진 대기가 합쳐져 가슴속에 축적되는 기다. 종기는 호흡을 주관하며 기혈을 운행시킨다. 종기가 부족하면 목소리가 작아지고 혈맥이 막히는 병변이 생긴다.

기의 역할

- **추동작용**   추동작용이란 물질을 밀어내는 작용을 말하는 것으로 활동력이 강하다. 예를 들면 소변이나 땀, 혹은 노폐물 등을 밖으로 밀어내는 작용 등을 말한다.
- **온량작용**   영양을 공급하고 따뜻하게 하는 작용을 한다. 기공 수련을 하면

몸이 따뜻해지고 훈훈해지는데 기가 축적돼 온량작용을 하기 때문이다. 기공 수련을 많이 한 사람들은 한겨울에도 추위를 타지 않는데, 이것도 그 때문이다. 기는 체온을 유지하고, 생리활동을 돕고, 인체 내 액체물질의 정상화를 돕는 작용을 한다.

→ **방어작용** 인체의 체표를 돌고 있는 기를 '위기'라고 한다. 이것은 각종 바이러스나 사기로부터 육체를 지키는 작용을 한다. 기력이 강하면 감기에 잘 걸리지 않는데, 이는 위기의 활동으로 질병에 대한 저항력이 커지기 때문이다. 쉽게 피로하거나 감기가 잘 걸리는 사람은 위기가 약하다고 볼 수 있다.

→ **고섭작용** 땀, 소변, 혈, 정액 등 액체 형태의 물질을 잡아 주는 작용을 '고섭작용'이라고 한다. 고섭작용이 저하되면 야뇨증, 요실금, 정액누설, 발한증이 발생하는데, 이는 기가 부족하다는 것을 의미한다.

→ **기화작용** 한마디로 기의 운동이다. 인체 내에 있는 액체 물질의 신진대사와 각종 변화를 일으키는 작용으로 음식물을 섭취하고 소화시키고 배설하는 작용과 혈액순환을 촉진시키는 작용을 말한다. '기'가 가는 곳에 '혈'이 간다는 말이 있듯이, 혈액순환에 문제가 있는 것도 기가 약하고 기가 다니는 경락에 문제가 있기 때문이다.

심장의 펌프작용에 의한 압력만으로, 백혈구나 적혈구가 통과하기도 힘든 가느다란 모세혈관 속으로 피가 흘러다니는 것은 불가능하다. 모세혈관의 전체적인 길이는 2만 4,000km 이상이 되는데 그 가느다란 혈관 속을 물보다 5~6배 점성이 강한 피가 통과할 수 있으려면 매우 강력한 힘이 필요하다는 결론이 나온다.

그러므로 혈액순환을 원활히 하려면 기의 도움 없이는 불가능하다. 모세혈관 세포의 생체막에 존재하는 전기장에 의해 피가 돌 때 전기장이 발생한다. 이것은 일종의 쿠션 역할을 하여 핏줄벽과 피 사이의 마찰을 최대한 줄여 줌으로써 피의 원활한 순환을 돕는다.

7차크라 & 생체 에너지장

7차크라의 의미와 작용

● 7차크라란?

차크라는 인도 고대 언어로 바퀴 같은 모양을 띠고 소용돌이치듯 회전하는 에너지 센터를 의미한다. 차크라는 건강을 위한 수련뿐만 아니라 질병을 진단하고 치유하는 중요한 수단으로 발전되어 왔으며 기 치료에서는 차크라의 개념과 작용이 핵심적인 요소다.

인도에서는 차크라를 기가 들어오고 나가는 곳으로 본다. 외부로부터 기가 들어오고 나가는 '생명의 문' 인 차크라에 이상이 있을 때 병이 생긴다는 것이다. 또한 우주의 에너지 역시 차크라를 통해 교류하는데, 차크라를 통해 기가 들어와 관련 장부나 기관에 에너지를 공급한다고 보고 있다. 차크라는 회음 부위의 기본 차크라부터 백회의 7차크라까지 총 7개가 있다.

인도나 서구에서는 차크라 관련 책자만 수백 권이 될 정도로 관심도 높고 연구 분야도 광범위하다. 우리나라에서는 중국 기공의 영향으로 삼단전과 경혈에 관한 소개와 연구는 활발하지만 차크라는 널리 소개되지 않았다. 그러나 최근에는 차크라에 관련한 책들이 속속 선보이고 있고, 논의도 활발하게 진행돼 반가운 일이 아닐 수 없다. 대체의학으로 기공 치료나 명상 치료를 연구하고 활용하려면 차크라를 정확하게 이해해야 한다. 차크라는 육체적, 정신적인 의미가 있으며 차크라에 이상이 있을 때 그곳에 해당하는 정신적, 육체적 질병이 발생한다. 따라서 인체를 진단하고 해석할 때는 노궁혈로 차크라를 진단하고 이상이 있는 차크라는 에너지를 보충하거나 사기를 제거함으로써 정상적인 차크라로 복원하는 것이 치료의 핵심이다.

쾌장경락마사지를 할 때도 7차크라의 육체적, 정신적 의미를 이해하고 치료에 활용하면 도움이 된다. 각 차크라를 노궁혈로 진단해보고 이상이 있을 때 차크라를 쓸어 주어 복원함으로써 치료에 활용할 수 있다. 차크라를 이용한 치료는 에너지 치료의 중요한 부분으로 이미 세계 각국에서 활용되고 있다. 치료 방법은 각 차크라를 노궁혈로 진단하고 이상이 있는 차크라에 에너지를 주입하여 정상화함으로써 관련 질환을 치료하는 방법으로 주로 색상을 이용하여 치료한다. 예를 들어 가슴이 아픈 경우, 심장 차크라에 남색을 상상하면서 기를 주입하여 치료한다.

● 7차크라의 위치와 작용

⟿ **뿌리**(물라다라) **차크라** 상징색은 빨간색이며, 생식기와 항문 사이 회음혈에 있다. 육체적으로 고환과 난소, 다리와 발, 골반의 활동에 영향을 준다. 정신적으로 두려움이 제거되며 몸 안의 쿤달리니가 위치한 곳이다. 이곳은 땅의 기운이 들어오는 곳으로 육체적인 건강에 가장 큰 영향을 미치는 곳이다. 회음 열기 수련이나 회음 마사지를 통해 열어 줄 수가 있으며 본능, 의식주, 돈, 기동성, 육체적인 건강과 관련이 있다.

⟿ **천골**(스바디스타나) **차크라** 상징색은 주황색으로, 배꼽과 사타구니 중간에 위치한다. 이 차크라는 부분적으로 부신의 기능과 연결되어 있다. 배설기 계통, 신장, 췌장, 방광, 비장 계통 등에 영향을 미치며, 인체의 해독작용에도 영향을 준다. 감정과 정서에 관여하고 성적·감각적인 에너지를 다스리며 여성들의 창조력의 근원이기도 한다.

⟿ **태양신경총**(마니푸라) **차크라** 상징색은 노란색으로, 횡격막 중앙에 위치한다. 소화계통, 위장, 간, 담, 부신에 영향을 미친다. 위장장애, 심인성 질환을 조절할 수 있으며 이성적인 사고 작용과 영적 재능이나 능력을 계발할 수 있다.

〜➡ **가슴**(아나하타) **차크라** 상징색은 녹색. 가슴의 중앙에 자리 잡고 있으며 자기애, 사랑, 자존심, 영혼의 자리, 자신 및 타인의 본질에 대한 체험과 의식을 주관한다. 흉선과 면역 계통에 영향을 미치고 심장과 순환계통의 기능에 연결되어 있고 세포의 재생에 관여한다. 이해와 공감, 타인의 정서와 성격을 이해하는 데 도움이 된다. 녹색은 악성종양, 신경통을 치료하는 데 이용된다.

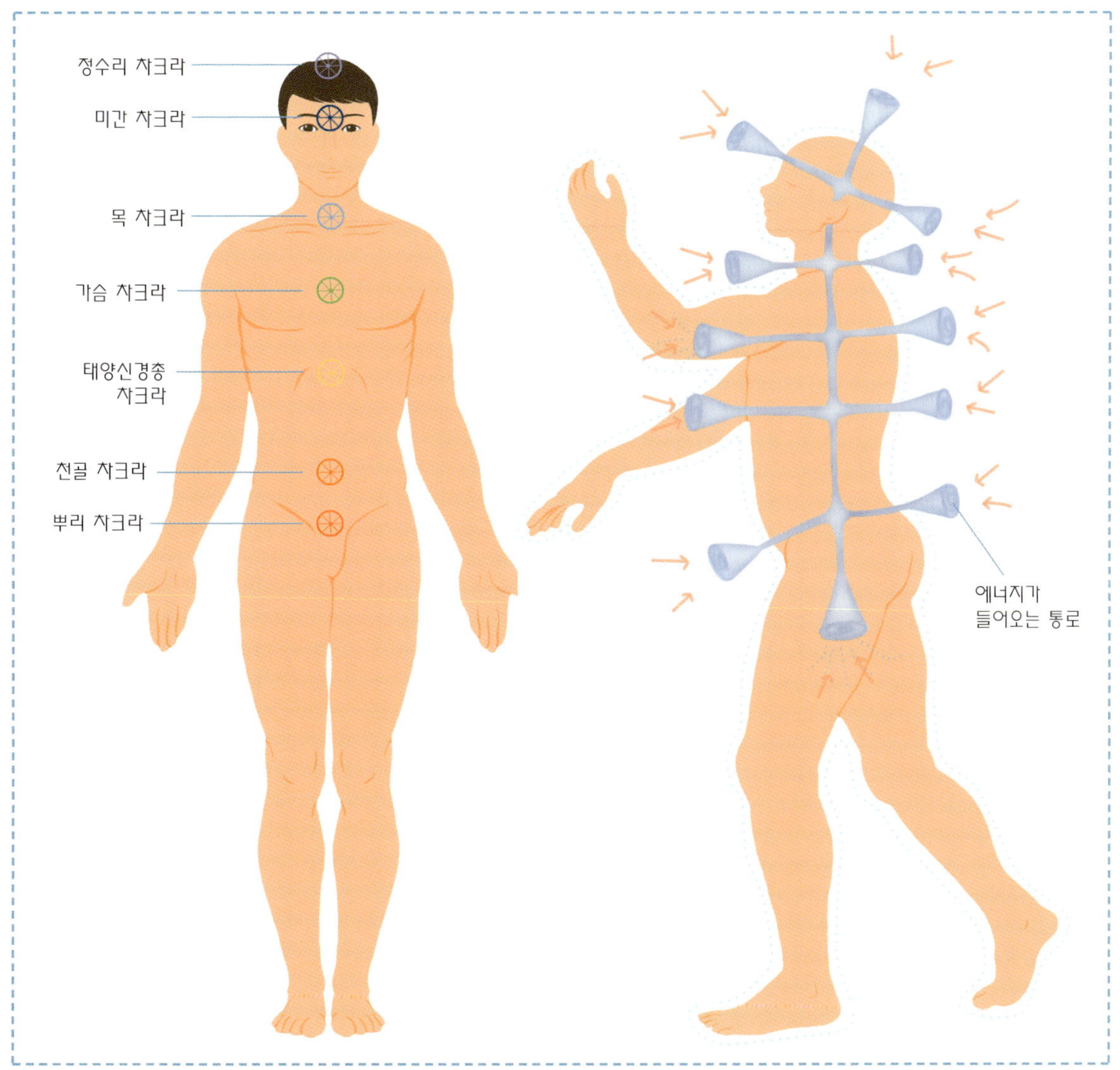

〰 **목**(비슈다) **차크라** 목의 중앙에 자리 잡고 있다. 상징색은 파란색이다. 갑상
선, 부갑상선, 목과 식도, 치아, 입, 호흡계통, 기관지, 소화기관 등에 영향
을 미친다. 창조 기능과 관련이 있으며, 개발되면 다른 사람의 마음을 읽
는 타심통이 생긴다. 또한 타인 지배, 고정관념, 자기만족에 빠지기 쉽다.
의사소통, 자기표현, 창조력 등의 에너지를 관장한다.

〰 **미간**(아즈나) **차크라** 이마 아래의 양미간에 자리 잡고 있다. 상징색은 남색
이다. 뇌하수체와 내분비계 기능에 영향을 미친다. 뇌 속의 공동, 눈, 귀,
얼굴 등 전체에 연결되어 있다. 제 3의 눈인 송과체가 위치한 곳으로 투시
능력, 천리안 능력, 예측 능력과 연관된다.

〰 **정수리**(사하스라라) **차크라** 머리 꼭대기에 자리 잡고 있다. 상징색은 보라색이
다. 신경계통과 골격계통 전반의 기능과 연결된다. 송과선, 모든 신경통로,
신체 내의 전기적 시냅스 등에도 영향을 미친다. 영적인 능력과 연관되며,
인간을 우주의 높은 차원의 힘으로 끌어올린다. 보라색은 신장과 방광질환,
정신질환, 좌골신경통, 피부질환, 류머티즘 치료에 이용된다.

생체 에너지장의 의미와 원리

● 오라(aura) 즉, 생체 에너지장이란?

차크라 치료와 병행하여 에너지 치유법으로 가장 크게 활용되고 있는 분야
가 에너지장을 이용한 치료법이다. 중국의 기 치료도 에너지장을 이용한 치료
법이라고 할 수 있다. 에너지장은 7차크라와 밀접한 관련이 있으며 7차크라가
건강할 때 에너지장은 활성화되고 건강하게 된다.

신체를 구성하고 있는 원자, DNA, 분자, 세포, 조직, 장기, 육체 등은 각기
에너지장을 가지고 있다. 에너지장은 일반적으로 후광이나 오라라고도 불린
다. 이들 각 에너지장에 생명력이 넘치면 건강하고, 독소나 탁기로부터 각 에

너지장이 손상 받으면 질병이 발생하게 된다. 에너지장 치료는, 문제가 있는 부위에 고급에너지를 방사하여 정상적인 에너지장으로 만들어 주면 치유가 된다는 원리다. 이 외에도 에너지장은 정보를 전달하는 기능, 자기조직 및 자연치유 기능, 우주의 공간에너지와 상호작용하여 인체 내로 끌어들이는 기능, 메모리 기능 등을 하면서 건강 유지에 핵심적인 역할을 하게 되는 것이다.

지구상의 모든 생명체는 빛을 발하는 에너지장을 가지고 있다. 이것이 바로 '오라'이다. 오라는 '기'나 '우주에너지'로 표현되기도 한다. 이는 빛이나 무지개장으로 알려져 있으나 인체 내부에서는 차크라를 통해 흐르고 외부에서는 빛으로 표출된다. 오라는 자신의 사고, 감정, 열정, 영적능력, 과거의 삶까지 모든 정보를 포함하고 있을 뿐만 아니라 에너지 치유사들에게는 질병을 진단하고 치료하는 데 핵심적으로 사용되고 있다.

최근에는 '오라 리딩(aura reading)'이라는 전문적인 업종이 생겨나기도 하였다. 또한 오라캠 등 오라 측정기가 개발되어 활용되기도 한다. 킬리언 사진기 발명은 에너지장 측정의 계기가 됐으며 이후로 더욱 첨단화되었다.

● 생체 에너지장의 색깔과 주파수

에너지장은 일반인들에게는 보이지 않으나 전문적인 기공 수련을 하면 누구나 쉽게 신체의 에너지장을 볼 수 있다. 에너지장은 차크라와 연결되어 있기 때문에 7가지 색상으로 표현될 수 있으나 세부적으로 구분하기는 매우 어렵다. 일반인들은 수련을 통해 통합 에너지장을 볼 수 있다.

죽음에 임박한 병자의 에너지장은 검은색을 띠고 있다. 기공 치유사들은 검은색 에너지를 가진 환자는 치료하지 않는다고 한다. 이미 죽음의 그림자가 다가왔기 때문이다. 일반 병자들은 회색빛을 띠고 있다. 수련자들의 기장은 백색 에너지장으로부터 적색, 청색, 황금색 등의 색상을 띠고 있다. 인체의 에너지장 색깔과 주파수 관계를 측정한 결과는 아래 도표와 같다.

색깔	파랑	노랑	초록	주황	빨강	흰색	보라
주파수 HZ	250~1,200	500~700	250~475	950~1,200	1,000~1,200	1,100~2,000	1,000~20,000

일반인들의 생리적 주파수는 250HZ, 심령사나 치유사는 400HZ ~ 800HZ, 영매는 800~900HZ, 신비가(의식이 높은 사람)는 900HZ 이상이며, 영적 수준이 높아 2,000KHZ에까지 이른 경우도 있다고 한다.

〈의식혁명〉의 저자 호킨스 박사가 주파수의 파장과 병행하여 인간의 의식 수준을 도표로 나타낸 '의식지도'를 보면 '에너지장이 높을수록 의식도가 높다'는 것을 알 수가 있다. 따라서 건강하고 의식이 성장할수록 에너지 색상이 바뀌고 고도의 치유사가 될 수 있음을 알 수 있다.

● 에너지장의 느낌이 짜릿하거나 싸늘하면 질병의 징후다

에너지장을 만져 보아 심장은 따뜻하고 신장은 차가운 느낌이 나며 기타

● 데이비드 호킨스 박사의 '의식지도'

신의 관점	세속의 관점	수준	대수 수치(HZ)	감정	과정
자아	존재	깨달음	700~1,000	언어이전	순수의식
항상 존재하는	완전함	평화	600	축복	자각
하나	전부 갖춘	기쁨	540	고요함	거룩함
사랑	자비로운	사랑	500	존경	계시
현명한	의미 있는	이성	400	이해	추상
인정많은	화목한	포용	350	용서	초월
감화 주는	희망예찬	자발성	310	낙관	의향
능력이 있는	만족한	중용	250	신뢰	해방
용납하는	가능한	용기	200	긍정	힘을 주는
무관심한	요구가 많은	자존심	175	경멸	과장
복수에 찬	적대의	분노	150	미움	공격
부정하는	실망하는	욕망	125	갈망	구속
징벌의	무서운	두려움	100	근심	물러남
경멸의	비극의	슬픔	75	후회	낙담
비난하는	절망의	무기력	50	절망	포기
원한을 품은	사악한	죄의식	30	비난	파괴
멸시하는	비참한	수치심	20	굴욕	제거

장기는 온온한 느낌이 나면 정상적인 에너지장이다. 그러나 짜릿하다든지, 싸늘하다든지, 차가운 느낌이 나면 질병의 징후라고 볼 수 있다.

인체의 에너지장은 7차크라와 연결되어 육체로부터 가장 가까운 에테르체로부터 백회의 케테르체까지 7개 층을 이루고 있으며 차크라와 연관된 고유의 색을 가지고 있다. 에너지 진단을 할 때는 보통 하단전 차크라와 연결되어 있는 감정체 에너지장을 가지고 한다.

감정체 에너지장은 육체로부터 30cm 정도 떨어져 있으며 건강과 가장 밀접한 관련이 있으며 변화가 심하다. 백회의 케테르체는 1.5m 이상이며 수련자에 따라서 150m 이상인 에너지장을 보유한 사람도 있다.

일반적으로 건강한 사람일수록 에너지장의 밀도가 강하고 색상도 뚜렷하다. 내부적인 요인이나 외부적인 요인에 의해 에너지장에 혼란이 올 때 질병이 발생하게 된다. 질병은 일반적으로 낮은 차원의 파동을 가지고 있다. 명상수련이나 기 치료 시 높고 좋은 에너지를 주입하면 병기가 제거되고 에너지장이 복구됨으로써 건강을 회복한다는 것이 기 치료의 핵심이다.

기 치료 시 병약자나 병 부위를 만질 때 치유사의 에너지가 급격히 저하되는데 이는 에너지가 약한 환자에게로 치유사의 에너지가 방출되었기 때문이다. 따라서 치유사는 기공 수련을 통해 평소에 에너지장을 높여야 하며 우주로부터 무한한 에너지를 채집하고 활용하는 기법을 터득해야 한다.

경락 시스템

경락의 기본개념

경락은 경맥, 낙맥의 총칭으로 기(氣)를 운행시키는 통로다. 경락은 전신에 분포되어 인체의 오장육부와 피부, 근육, 힘줄, 뼈 등을 연계, 하나의 유기적인 정체를 구성하여 인체의 생명활동이 정상적으로 진행되도록 한다.

한의학에서는 경락이 막히면 기가 막혀 질병이 온다고 보므로 치료의 핵심 역시 경락이다. 경락에는 12정경과 기경팔맥이 있다. 보통 수기요법에서는 기경팔맥 중 임맥과 독맥, 12정경을 합한 14경을 사용한다.

경락은 초기에는 음양 등 단순한 원리에 바탕을 두고 있었기에 누구나 쉽게 이해하고 활용할 수 있었다. 그러나 점차 전문화하고 학문적 체계를 갖춤에 따라 침구 위주인 침구식 경락이 발전되었고, 그 원리와 내용 또한 일반인들이 쉽게 이해할 수 없을 정도로 어려워졌다. 맨손요법에서 사용되는 경락은 초기 단순한 원리에 바탕을 둔 경락이므로 누구나 1시간 정도만 습득하면 바로 활용할 수 있다.

경락은 경줄기, 경혈, 경근, 경피로 구성된다. 경줄기는 12경줄기로 큰 강에 해당된다. 경혈은 그 강물을 저장하고 있는 호수나 연못 등에 해당되며 기가 가장 많이 모이는 곳이다. 인체에는 모두 365개 혈이 있으며 이곳이 바로 침이나 뜸, 지압의 위치다. 이 외에 경근은 근육 속으로, 경피는 피부 속으로 흐르는 경락으로 보면 된다. 근육을 마사지하면 경근마사지, 피부를 마사지하면 경피마사지가 된다.

쾌장경락마사지에서는 경줄기를 가장 중요하게 여기며, 경혈은 경줄기별로 핵심경혈을 몇 가지 습득하여 활용한다. 동양최고의 의학서인 《영추》의 〈경맥〉편에는 '경맥(경줄기)은 능히 생사를 결정지을 수 있고, 허실을 조절하고 모든 병을 처리하여 통하지 않는 곳이 없다'고 하였다. 또 〈해론〉편에는 '경막은 안으로는 오장육부에 속해 있고 밖으로는 사지관절에 연결되어 있다'고 하였다. 이처럼 경줄기는 병의 진단과 치료에 중요하다.

쾌장경락마사지에서는 침구식 경락이 아니라 맨손으로 직접 경줄기를 만질 수 있는 맨손경락을 도입하여 활용하므로 좀더 쉽게 경줄기를 이해하고 활용할 수 있다.(맨손경락에 관한 세부적인 사항은 "맨손경락학"-이동현 저, 정신세계사 -을 참고하면 도움을 받을 수 있을 것이다.)

일반적으로 경락이 하는 주요 역할은 운수작용, 반응작용, 전도작용으로 나눠 볼 수 있다. 운수작용이란 기혈영위를 운반, 수송하는 것이다. 반응작용은 내장에 질병이 발생하면 그 장부에 해당하는 복부의 모혈과 등의 배수혈에 압통점이나 근육의 경결(단단하게 굳음) 등 병적 반응을 나타내는 것이다. 전도작용은 자극을 멀리까지 전달해주는 기능을 말한다.

경락을 쉽게 찾는 법

질병 치료에서 경락이 차지하는 중요성에도 불구하고 일반인들이 이를 잘 활용하지 못하는 것은 경락줄기를 잘 찾지 못하기 때문이다. 특히 침구식 경락은 매우 난해하게 설명되어 있어 일반인들은 물론 전문인들조차 경락줄기를 찾기가 매우 어렵다. 그러나 이동현식 맨손경락은 그렇게 난해한 것이 아니며 누구나 쉽게 찾을 수 있고 맨손으로 만질 수 있다.

경락을 찾기 위해서는 우선 팔에 있는 6개 경락과 다리에 있는 6개 경락을 이해하면 쉽다. 먼저 팔에 있는 6개 경락을 찾기 위해서는 팔을 음양으로 구분한다. 팔의 안쪽은 음경락이고 바깥쪽은 양경락이다. 팔의 음경락과 양경락을 각각 3등분하면 6개 구역이 나온디. 이 구역에 경락의 이름을 붙이면 된다.

경락은 경피, 경근, 경줄기, 경혈 등을 모두 포함하는 개념으로 쾌장경락마사지에서는 경줄기를 가장 중요하게 활용한다. 경줄기는 근육과 근육 사이 가장 깊숙한 곳에 위치하고 있다. 손가락으로 근육 사이를 지그시 눌러 보면 근육이 밀려나고 뻐근하고 묵직한 느낌(득기감)이 나는 곳이 있다. 이곳이 경줄기며 경맥이라고 하기도 한다. 경줄기는 경락이 지나가는 핵심 통로다.

경락 치료를 하려면 경줄기가 뚫려야 한다. 침이나 뜸, 지압 등이 부분적인 효과밖에 얻을 수 없는 것은 경줄기 전체를 뚫어 주지 못하기 때문이다. 경락을 하수구에 비교하면 경혈은 맨홀이다. 맨홀 청소만으로는 막힌 물줄기를 시원하게 흐르게 하지 못하는 것과 마찬가지로 경혈은 기가 가장 많이 모이는 곳이기는 하지만 이곳만 뚫어 주어서는 그 효과가 일시적이고 부분적일 수밖에 없다. 결국 경줄기를 뚫어야 경락이 흐르게 된다는 것을 이해해야 한다.

따라서 쾌장경락마사지에서는 경혈이 그렇게 중요한 요소가 아니다. 경혈보다는 경줄기가 우선이며, 경혈은 핵심적인 부분이기는 하나 상용경락만 외워도 치료에 효과적으로 활용할 수가 있다.

● 팔에 흐르는 경락

팔을 음경락 3등분 양경락 3등분으로 나눈 후 이름을 붙이고 해당 경락에서 경피, 경근, 경줄기, 경혈을 찾으면 된다. 하단 왼쪽에 있는 그림은 오른팔을 기준으로 주요 경락의 위치를 나타낸 것이다. 왼쪽은 오른쪽에 상응하므로 동일하게 적용하면 된다. 앞에서부터 폐경, 대장경, 심포경, 삼초경, 심경, 소

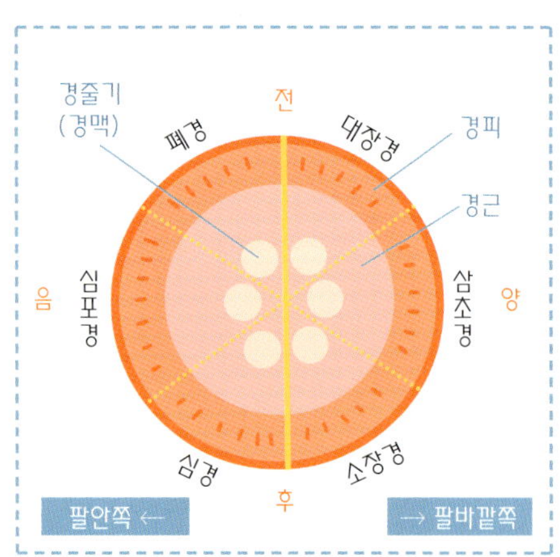

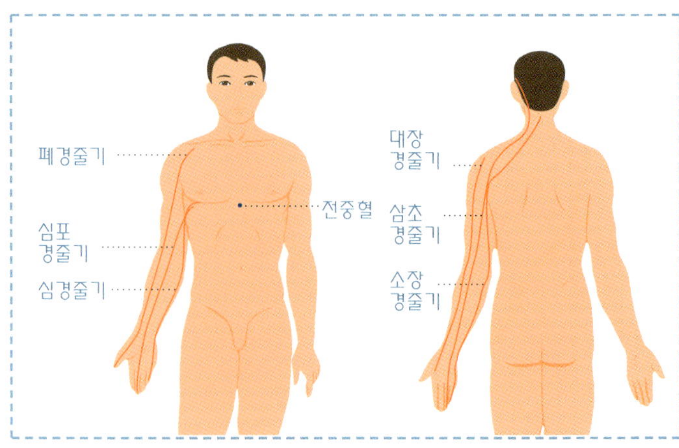

장경으로 각 3쌍이 나오게 된다.

폐경과 대장경은 음양관계상 표리관계에 있으며 일명 부부경락이다. 폐에 이상이 있으면 부부인 대장경도 손을 봐야 한다. 심포경과 삼초경, 심경과 소장경도 표리관계에 있는 경락이다.

● 다리에 흐르는 경락

다리에도 6개의 경락이 흐른다. 오른쪽 다리를 음양으로 나눠 각 3등분한 후 해당 경락의 이름을 붙이면 된다. 오른쪽 그림은 다리에 흐르는 주요 경락의 위치를 나타낸 것이다. 앞에서부터 비경과 위경, 가운데 간경과 담경, 뒤쪽은 신경과 방광경이다.

비경과 위경, 간경과 담경, 신경과 방광경은 각각 음양관계에 있으며 이상이 있을 때는 모두 각각 손을 봐야 하는 대상이다. 침구식 경락도에서는 태음, 양명, 궐음, 소양, 소음, 태양 등의 이름을 붙여서 경락줄기를 표시하지만 맨손요법에서는 꼭 필요한 용어가 아니므로 해당 장기 이름만 알아 두면 된다.

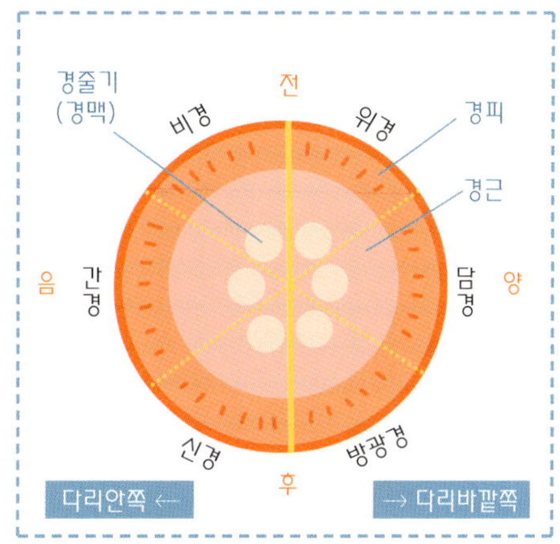

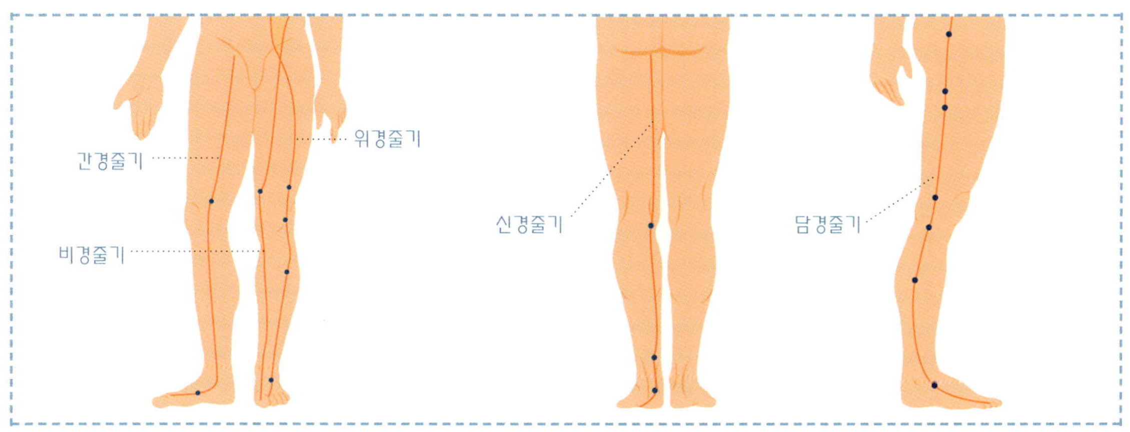

경락과 상용 혈위

수태음 폐경

〈수태음 폐경〉 시작은 흉부 유방 위 3번째 늑골 중부혈에서 시작하여 팔의 전음경으로 흘러 엄지손가락 안쪽의 소상혈까지 연결된다. 기침, 천식, 흉통, 얼굴부종, 어깨와 등의 통증을 다스린다.

중부혈
폐의 모혈로 중초의 기가 모이는 곳으로 천식, 흉통, 부종, 견배통을 치료하고 폐를 진단하는 혈이다.

소상혈
수태음기가 일어나는 자리로 소화가 잘 안 될 때 따 주는 자리다. 기침, 인후종통, 중풍혼미, 간질병, 소아소화불량, 발열, 갑상선염 등을 치료한다.

공최혈
폐경의 극혈로 콧구멍과 통하는 자리다. 팔의 경련이나 막힌 곳을 뚫어 주는 데 많이 사용한다. 각혈, 치질, 인후통, 팔꿈치냉통증, 편도선염 등을 치료한다.

열결혈
폐경의 낙혈로 손의 측면에 있는 요돌돌기의 파인 자리 안에 있고 팔맥이 만나고 임맥과 통한다. 두통, 기침, 인후종통, 구안와사, 안면신경마비, 손목질환, 뒷목이 아플 때 효과가 있다.

곡지혈

팔꿈치 주름 끝 오목하게 들어
간 곳에 있으며 사기나 독소를
제거하고 열병 치료와 기혈을
조화롭게 하는 데 효력이 있다.
주관절통, 반신불수, 고열, 고혈
압, 피부가려움증, 빈혈 등을 치
료한다.

손의 앞쪽 양경에 흐르는 경락으로
검지의 상양혈부터 시작하여 합곡,
곡지를 지나 코의 반대편 영향혈까지
연결된다. 폐와 대장 질환, 소화불량,
신경성 질환, 약물중독, 중풍, 피로,
감기, 치통, 콧병, 인후병, 복통,
어깨통증, 검지통 등을 치료한다.

온유혈

대장경의 극혈로 양기
가 흘러 경맥을 따뜻
하게 하므로 한기 제
거 효과가 있다. 구강
염, 갑상선염, 안면신
경마비, 인후통, 두통
등을 치료한다.

합곡혈

대장경의 원혈로 열을 내리
고 풍과 통증을 제거하는
데 효과가 있다. 치통, 구안
와사, 눈병, 귓병, 악두통,
콧병, 인후병, 복통, 감기,
기침, 위통, 변비, 피부병
등을 치료한다.

상양혈

대장경이 시작되는 혈
로 정신을 맑게 하여
열을 식히고 종기를 제
거하는 데 효과가 있다.
열병, 중풍혼미, 인후종
통, 치통, 귀머거리, 귀
울림 등을 치료한다.

족양명 위경

승읍혈에서 시작하여 가슴 중앙과 복부, 다리의 전방양경을 지나 여태혈까지 연결되는 경락이다. 비·위장 질환, 얼굴, 소화기질환, 심장·신장 질환, 흉부·눈·코· 유방 질환, 복부장통, 위통, 구토, 수종, 혈액병, 하지통, 허한증 등을 치료한다.

승읍혈

눈물이 흐르는 자리에 있는 혈이라는 뜻으로 위경, 양교맥, 임맥이 만나는 혈. 풍을 없애고 열을 식히며 눈을 맑게 하고 눈물을 그치게 하는 효능이 있다. 급만성 결막염, 근시안, 구안와사, 시신경염, 시신경위축, 안질과 얼굴이 비뚤어진 것을 고친다.

지창혈

입술 옆에 있으며 대장경, 위경, 양교맥이 만나는 혈이다. 풍을 없애고 정기를 북돋아 통증을 멎게 한다. 구안와사, 3차신경통, 치통, 안검경련 등을 치료한다.

양구혈

무릎 위 근육 틈새에 있으며 위경의 극혈로 간을 소통, 위를 조화롭게 하는 혈이다. 위통, 구안와사, 무릎관절통 등을 치료한다.

족삼리혈

몸을 튼튼하게 하는 중요한 혈이다. 급만성 위염, 궤양병 구토, 설사, 장폐쇄, 변비, 이질, 불면증, 경련, 무릎통증 등을 치료한다. 특히 면역계통을 향상시키는 중요한 혈이다.

여태혈

양명에서 태음으로 바뀌는 자리로 낙맥을 소통, 양기를 회복시키는 혈이다. 신경쇠약, 뇌결혈, 편도선염, 간염, 소화불량, 안면부종 등을 치료한다.

천추혈

대장경의 모혈로 소화기 계통 질환을 치료하는 혈. 중초를 조절하여 위장·비장을 튼튼하게 한다. 장염, 이질, 장 마비, 복막염, 변비, 자궁내막염, 생리실조, 적백대하증 등을 치료한다.

기충혈

충맥의 시작혈이자 서혜부 동맥이 느껴지는 자리로 복부의 기가 출입하는 요충지. 간을 조절하고 신장을 돕는 역할을 한다. 남녀 생식기 계통 질병을 치료한다.

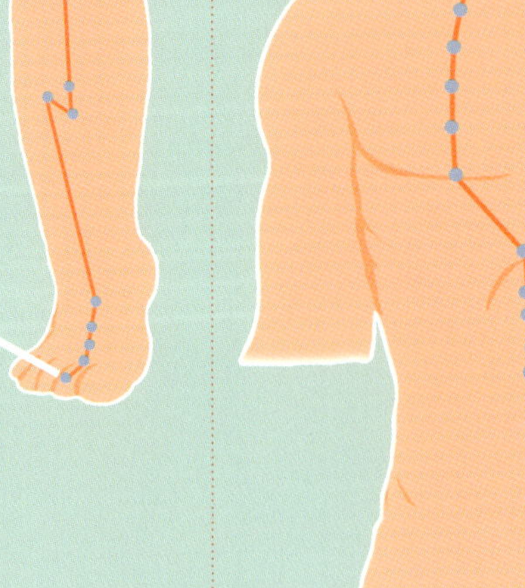

혈해혈

여자의 비정상적인 자궁출
혈, 남자의 일체 혈액 관련
질환을 치료하고 기혈을 조
화롭게 한다. 생리실조, 피부
병, 무릎관절통 및 빈혈 등
모든 혈액 관련 질환을 치료
하는 특효 혈이다.

대횡혈

배꼽 옆으로 천추를 지나 배꼽과
4치 떨어진 곳에 있으며 비경과
음유맥이 만나는 곳. 장폐쇄, 이
질, 변비, 아랫배 통증, 장 마비,
장 기생충, 만성맹장, 변비, 설사
등을 치료한다.

지기혈

무릎을 잘 움직이도록 하는
자리로 생리실조, 자궁출혈,
월경통, 수종, 소변 불리, 몽
정 등을 치료한다.

삼음교혈

간경, 신경, 비경 등 3개 경락이
만나는 곳으로, 비장을 튼튼하게
하고 간과 심장을 조절한다. 모든
부인병, 비뇨생식기 계통 질병,
장폐쇄, 몽정, 생리실조, 자궁하
수, 반신불수, 불면증, 홍역 등을
치료한다.

음릉천혈

큰 언덕의 샘이라
는 뜻으로 비장을
튼튼히 하고 습사
를 배출하여 간과
신장을 조절하고
보충하는 곳으로
장폐쇄, 수종, 요실
금, 요도감염, 생리
실조, 몽정, 신염,
무릎관절통, 짝다
리 장애, 장염, 황
달, 설사 등을 치료
한나.

은백혈

비장을 돕는 혈. 막힌 혈도를 열고 혈을 조절한
다. 엄지발가락 발톱뿌리에서 바깥쪽으로 0.1치
간 곳에 있으며 복통, 장폐쇄, 다몽, 월경과다증,
냉대하승, 혈액 관련 질환 등을 치료한다

수소음 심경

겨드랑이 가장 깊은 자리의 극천혈에서 시작하여 팔의 뒷부분 음경을 따라 소해, 신문을 거쳐 소충혈까지 연결되는 경락이다. 모든 심장 질환, 소장 질환, 혈액순환 장애, 부인 질환, 냉병, 류머티즘, 알레르기, 심장통, 심근경색, 후두마름, 입마름, 손바닥의 열 등을 치료한다.

음극혈

신경의 극혈로 손목 주름에서 0.5치 위에 있다. 음을 길러 정신안정에 좋다. 맹한(극심한 추위 탐), 심근경색, 신경쇠약, 폐결핵, 실음(목소리가 쉬어 말을 못하는 증상), 소아골증(열이 뼛속까지 스며드는 증상) 등을 치료한다.

소해혈

모든 병증이 귀속되는 곳으로 기혈을 조화롭게 하는 효능이 있다. 손 마비, 정신분열증, 늑간신경통, 임파염, 두통 등을 치료한다.

신문혈

마음이 들락거리는 자리라는 뜻으로 심경의 원혈이다. 심기가 울혈된 것을 풀어 주고 정신안정에 효과가 있다. 불면증, 건망증, 울화병, 심근경색, 심장병, 황달 등을 치료한다.

소충혈

새끼손가락 엄지 쪽 끝마디에 있으며 기혈이 넘치는 자리라는 뜻으로 양기를 회복시키는 효능이 있다. 고열, 중풍혼미, 소아경련, 심근경색, 울화병, 가슴통증, 토혈, 혈변 등을 치료한다.

새끼손가락 손톱 바깥쪽 소택혈에서 시작하여 팔의 후양경을 따라 등 뒤 어깨의 천종, 견외유혈을 지나 눈 밑에까지 흐르는 경락. 하복부 질환, 심 질환, 임맥과 독맥 질환, 알레르기, 척추 질환, 류머티즘, 귀울림, 귀머거리, 경종통, 눈 황달, 인후통, 장폐쇄, 빈뇨 등을 치료한다.

청궁혈

잘 들리도록 하는 자리라는 뜻으로 소장과 삼초, 담의 3경맥이 만나는 혈로 머리를 맑게 하고 귀 질환을 치료한다. 귀울림, 귀머거리, 중이염, 외이도염, 치통 등을 치료한다.

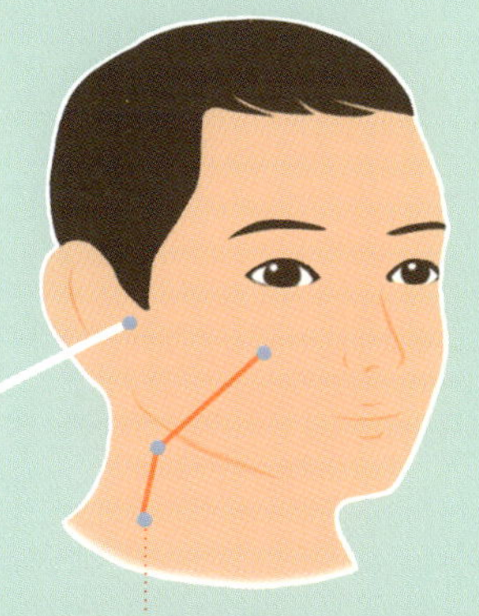

천종혈

어깻죽지뼈 한가운데에 있다. 뺨과 턱이 붓고 아프거나 어깨나 팔이 시리고 아픈 경우에 잘 듣는다. 근육과 경락을 부드럽게 하고 소통시켜 준다.

견외유혈

어깨와 등이 시리거나 아픈 경우나 뒷목덜미가 뻣뻣하면서 아픈 것을 치료한다.

견정혈

겨드랑이 뒤쪽 주름살 끝에 있다. 근육과 관절을 부드럽게 해 주는 효과가 있다. 견갑통, 수비통(손, 어깨 통증), 팔 마비, 귀울림, 귀머거리 등을 치료한다.

양로혈

소장경의 극혈로 손목에서 툭 튀어나온 뼈인 척골소두 옆에 홈처럼 파인 곳에 있다. 근육을 부드럽게 하고 기혈이 잘 통하게 하는 효과가 있다. 팔관절통, 어깨등통증, 반신불수, 목디스크, 눈병, 요통 등을 치료한다.

소택혈

우물에서 샘이 솟듯 기가 솟는 자리라는 뜻으로 경락을 활발히 소통시키고 젖이 잘 나오게 하고 이목구비를 열어 준다. 두통, 유선염, 중풍, 모유부족, 귀머거리, 가슴통증 등을 치료한다.

후계혈

주먹을 쥐면 새끼손가락 쪽의 손바닥 주름이 시작하는 곳에 있으며 기경팔맥과 만나는 8개 혈자리 중의 하나이며 독맥과 통하는 혈로 심신을 안정시키고 열과 습을 내리는 효과가 있다. 목디스크, 머리·뒷목 통증, 팔다리마비, 간질병, 정신분열증, 요통 등을 치료한다

족태양 방광경

눈 안쪽 정명혈에서 머리를 지나 머리 뒤 천주혈에서 두 개 줄기로 갈라져 척추를 나란히 하고 허벅지 중앙을 지나 다리의 지음혈까지 연결된 경락. 신장과 방광 질환, 소변과 생식기 이상, 각종 신경통, 두통, 등통, 요통, 다리통, 치질, 정신 질환, 장부 질환 등을 치료한다.

승부혈
엉덩이와 대퇴부를 연결하는 지점에 있다. 대퇴부와 엉덩이 통증을 치료하며 경락소통을 원활하게 한다. 요통, 좌골신경통, 하지마비, 치질, 변비 등을 치료한다.

은문혈
허벅지 중앙에 있으며 다리에 힘이 없을 때 강하게 자극을 주면 힘이 솟는 혈이다. 요배통, 좌골신경통, 하지마비, 뒷머리통, 요통 등을 치료한다.

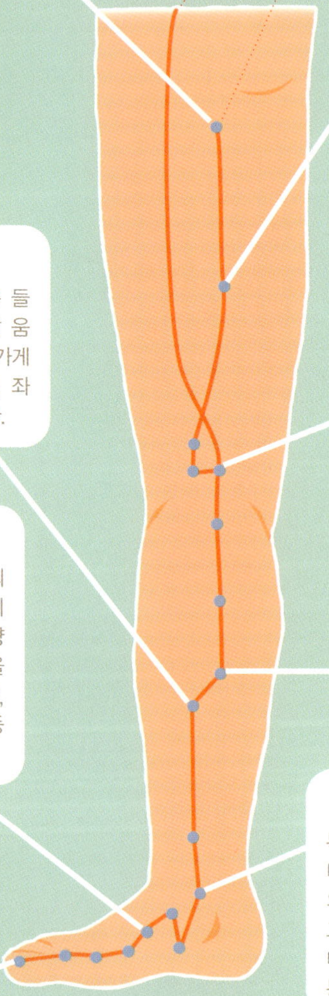

위중혈
무릎 뒤쪽 오금 중앙에 있다. 열을 내리고 근육을 부드럽게 하고 관절을 유연하게 한다. 요배통, 하지통, 두경통, 복통, 구토, 더위먹음, 급성위장염, 무릎관절염, 하지마비 등을 치료한다.

승산혈
장딴지 근육 아래 움푹 들어간 곳으로 근육을 잘 움직이고 관절이 잘 돌아가게 한다. 치질, 탈항, 요통, 좌골신경통 등을 치료한다.

승근혈
장딴지 중앙에 있으며 전신의 근육상태를 평가하는 혈. 치질, 허리와 등 질환, 디스크, 좌골신경통 등을 치료한다.

금문혈
발의 바깥쪽 가장자리 외과의 앞쪽 아래, 척골 아래 가장자리에 있다. 방광경의 극혈이며 양유맥이 일어나는 곳이다. 열을 내리고 풍을 다스린다. 간질병, 소아경기, 요통, 발바닥 통증 등을 치료한다.

곤륜혈
복사뼈 뒤 아킬레스건 사이에 있다. 방광경의 수부이며 머리 부위의 질환을 치료하고 풍을 제거하고 낙맥이 잘 통하도록 하는 혈이다. 두경통, 어지럼증, 좌골신경통, 소아경기 등을 치료한다.

지음혈
경락소통 및 음양의 균형을 조절하는 역할을 한다. 두통, 중풍, 난산, 온몸 가려움증 등을 치료한다.

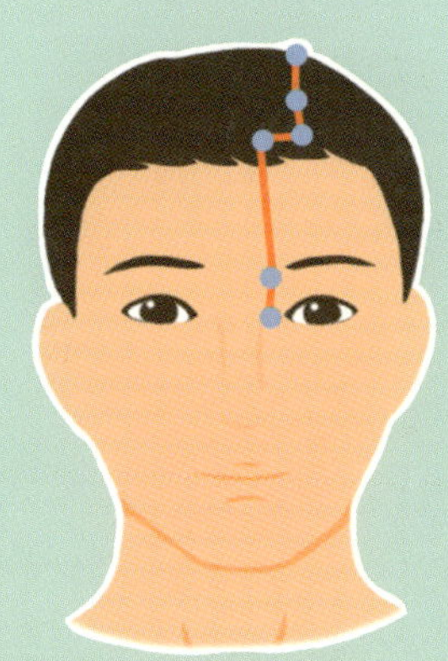

궐음수혈

심포와 연결된 혈로 심기가 약한 환자에게 효과가 높다. 심장병, 신경쇠약, 늑골신경통, 구토, 치통, 기침 등을 치료한다.

심유혈

심장과 연결되어 심장을 안정시키고 심장 질환을 치료한다. 심장병, 정신분열증, 울화병, 기침 등을 치료한다.

비유혈

비장과 연결되어 비장을 튼튼하게 하는 혈이다. 위장병, 장폐쇄, 부종, 사지무력, 이질, 설사, 간염, 기체무력 등을 치료한다.

간유혈

간과 연결된 유혈로 간염, 담낭염, 등통, 협통, 간질병, 눈병, 신경쇠약 등을 치료한다.

위유혈

위장과 연결된 경락으로 위 질환을 치료한다. 위통, 위염, 위하수, 위궤양, 이선염, 간염, 식욕부진, 불면증, 등결림 등을 치료한다.

신유혈

신장과 연결되어 있고 신장을 도와 정을 견고히 지키고 열을 내리는 혈이다. 신염, 협심증, 요통, 신경쇠약, 유정, 발기부전, 생리실조, 귀울림, 귀머거리, 비뇨 계통 일체 질병을 치료한다.

족소음 신경

족심 앞 용천혈부터 시작하여 다리의 후음으로 연결되어 복부 중앙 옆과 가슴을 통과하는 경락이다. 원기부족, 정력감퇴, 고혈압, 각종 신장병, 류머티즘, 디스크, 방광 질환, 심장병, 천식, 기침, 토혈, 요통, 용천발열, 수종, 하지무력 등을 치료한다.

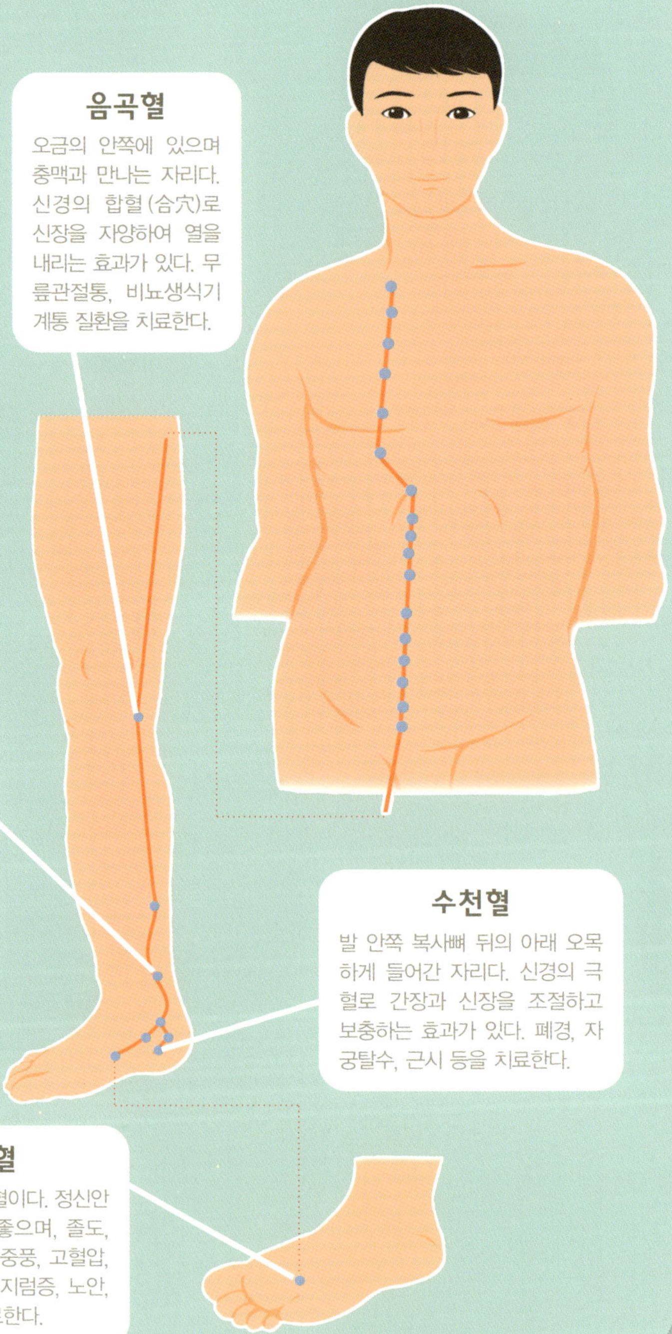

음곡혈

오금의 안쪽에 있으며 충맥과 만나는 자리다. 신경의 합혈 (合穴)로 신장을 자양하여 열을 내리는 효과가 있다. 무릎관절통, 비뇨생식기 계통 질환을 치료한다.

복류혈

뒤쪽으로 돌아 거꾸로 흐른다는 혈로, 땀이 안 나고 괴롭고 춥거나 몸이 붓고 오줌이 적을 때 물길을 다스려 붓는 것을 다스린다. 설사, 수종, 도한(병적으로 땀을 많이 흘림), 신장염, 땀 없음 등을 치료한다.

수천혈

발 안쪽 복사뼈 뒤의 아래 오목하게 들어간 자리다. 신경의 극혈로 간장과 신장을 조절하고 보충하는 효과가 있다. 폐경, 자궁탈수, 근시 등을 치료한다.

용천혈

위급 시 사용하는 혈이다. 정신안정과 진정작용에 좋으며, 졸도, 더위먹음, 불면증, 중풍, 고혈압, 울화병, 간질병, 어지럼증, 노안, 소아경기 등을 치료한다.

수궐음 심포경은 천지혈부터 시작하여 팔의 음 부분 중앙을 흘러 가운뎃손가락 끝 중충혈까지 흐른다. 흉늑통, 구토, 불안·초조, 장심발열(손바닥 열), 팔꿈치내측통 등을 치료한다.

내관혈

심포경의 낙혈로 양유맥과 통한다. 정신안정과 기를 조절하는 효과가 있다. 구토, 위통, 풍습성 심장병, 졸도, 흉통, 복통, 갑상선기능항진, 천식, 인후통 등을 치료한다.

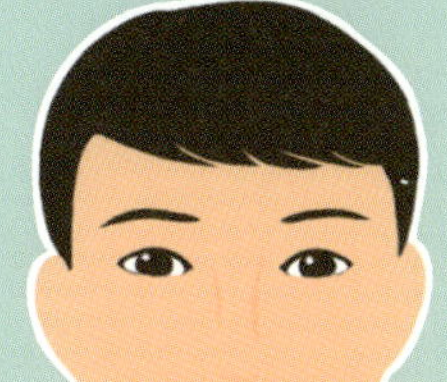

노궁혈

손바닥 중앙, 손바닥 2,3장골 사이에 있다. 외기를 발사하는 혈로 가슴병, 간질병에 특효 혈이다. 이 외에 중풍혼미, 더위먹음, 협심증, 입병, 임신구토, 소아경련, 정신병, 다한증, 손가락마비 등을 치료한다.

중충혈

가운뎃손가락 끝에 있으며 손발을 싸늘하게 하는 음기를 막고 양기를 회복시킨다. 중풍혼미, 졸도, 더위먹음, 얼병, 협심증 등을 치료한다.

수소양 삼초경

넷째손가락(무명지) 바깥쪽 끝에 있는 관충혈부터 시작하여 팔의 양경 중앙을 지나 외관, 귀 뒤의 예풍혈, 이문혈, 사죽공혈까지 연결된다. 이통, 안통, 두통, 인후통, 견벽 외측통, 손목통, 젖몸살, 수종, 무명지통 등을 치료한다.

*삼초경은 실제 장기를 뜻하는 것이 아니라 그 기능으로 구분하며 전신의 건강상태를 알 수 있다. 상초는 횡격막 위로 있는 심, 폐, 횡격막, 기관지, 갑상선, 얼굴 등의 기관을 주관하고, 중초는 횡격막과 배꼽 사이에 있는 위장, 췌장, 간장, 비장, 담낭, 십이지장을 주관한다. 하초는 배꼽 아래에 있는 방광, 소장, 생식기, 신장, 자궁 등의 기능을 주관한다.

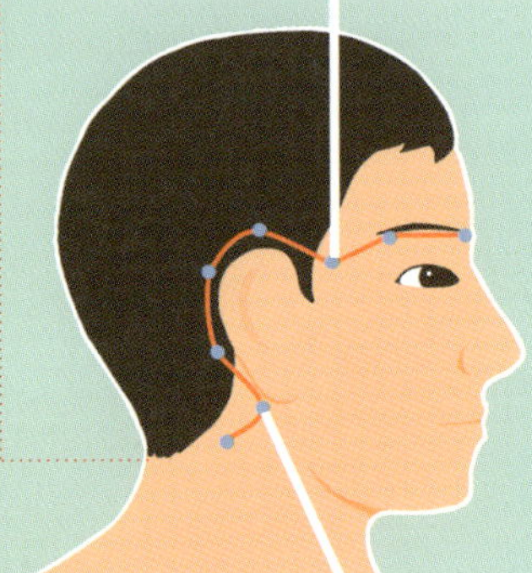

이문혈

귀 앞의 문으로 경락소통과 귀 질환 치료에 사용된다. 귀울림, 귀머거리, 중이염, 벙어리, 치통 등의 치료에 효과가 있다.

지구혈

어혈을 없애고 장부를 조절하는 효과가 있어 조해혈과 짝을 이루어 변비를 치료한다. 이 외에도 견비통, 협심증, 흉늑통, 모유 부족 등을 치료한다.

예풍혈

귓불 움푹 들어간 곳에 있으며 풍지혈과 함께 풍을 치료한다. 삼초경과 담경이 만나는 곳이다. 귀울림, 귀머거리, 갑상선염, 관절염, 치통, 눈병, 안면신경 마비 등을 치료한다.

외관혈

심포경의 낙혈인 내관과 짝이 되는 경혈로 놀란 것을 가라앉히고 풍을 없애는 혈이다. 감기, 고열, 두통, 반신불수, 팔관절통, 팔신경통, 귓병, 폐렴 등을 치료한다.

관충혈

삼초경의 원기가 들락거리는 자리로 넷째손가락과 새끼손가락 쪽 모서리에 있다. 삼초의 열을 내리고 정신을 일깨우는 효과가 있다. 열병, 후두 염증, 두통, 결막염 등을 치료한다.

중저혈

열을 내리고 근육을 풀어 주며 혈액순환을 촉진한다. 낙침혈이라고도 한다. 목디스크, 귀울림, 귀머거리, 두통, 뒷목통증, 늑간 신경통, 인후통 등을 치료한다.

족궐음 간경

엄지 발가락의 대돈혈로부터 다리의
측음을 따라 위로 올라가 복부,
유방을 지나 가슴 아래 기문혈까지
연결된다. 신경과민, 근육 질환, 목
질환, 정신 질환, 호흡기 질환,
약물중독, 두통, 아랫배통증,
소변불통, 요통, 유정 등을 치료한다.

기문혈
간경과 비경 음유맥이
만나는 혈로 유방 종기,
울증, 열병을 치료한다.
흉늑통, 간염, 간종대,
담낭염, 위신경통 등을
치료한다.

중도혈
간경의 극혈로 정강이뼈 가
운데 있으며 간의 기혈이 물
처럼 몰려드는 곳이다. 하혈,
간염, 하지 마비, 산증(생식기
와 고환이 붓고 아픈 증상), 경한
(가벼운 추위 탐), 옆구리통증
등을 치료한다.

장문혈
간과 비를 소통하고 어
혈을 없애 주며 각종
장 치료에 사용하는 혈
이다. 간비종대, 장염,
구토, 장폐쇄, 흉늑통
등을 치료한다.

태충혈
간경의 원혈로 간경의
가장 큰 통로가 있으며
원기가 머무는 곳이다.
두통, 어지럼증, 고혈
압, 불면증, 간질, 하혈,
산증, 소변불통, 생리
실조, 혈소판 감소 등
을 치료한다.

대돈혈
엄지발가락의 둘째발가락 쪽 발
톱뿌리 모서리에 있으며 경맥소
통, 고환이 붓고 당기며 아픈 증
상, 월경통을 다스리고 요실금,
고환염, 자궁탈수, 혈뇨, 하혈
등을 치료한다.

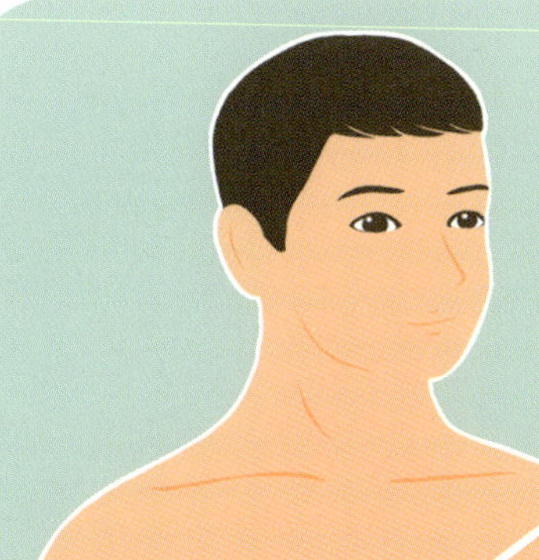

눈꼬리 모서리에서 시작, 머리 양측을 돌아 귀 뒤를 거쳐 옆구리와 다리의 측양경을 따라 넷째발가락 외측단의 족규음혈까지 연결된다. 일체의 간과 담 질환병, 편두통, 눈병, 흉늑통, 쇄골위통증, 눈 바깥쪽 언저리 통증, 어지럼증, 얼굴색 변화, 하지 마비 등을 치료한다.

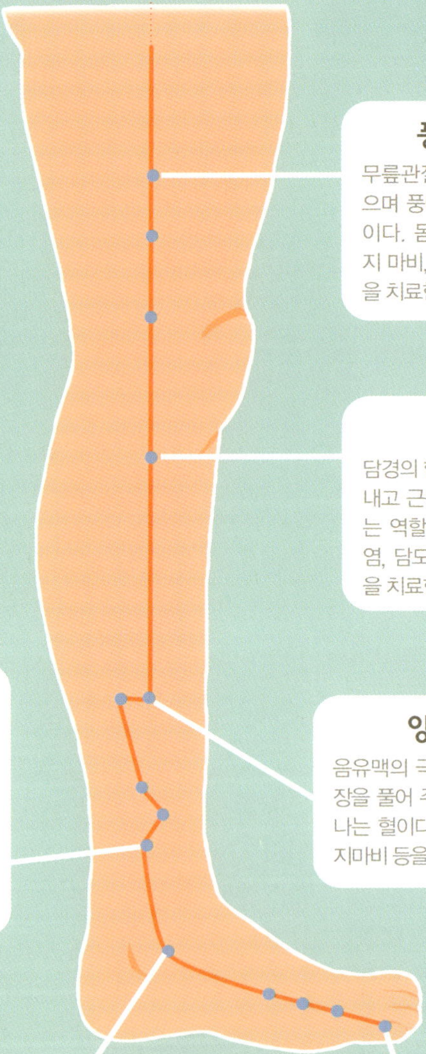

풍시혈

무릎관절 위 7치에 있으며 풍이 집결하는 곳이다. 몸 가려움증, 하지 마비, 무릎관절통 등을 치료한다.

양능천혈

담경의 합혈로 간과 담의 열을 빼내고 근육과 관절을 부드럽게 하는 역할을 한다. 반신불수, 담낭염, 담도회충, 요통, 어지럼증 등을 치료한다.

현종혈

골수의 정기가 모여드는 혈로 간기를 소통시켜 뭉친 것을 풀어 주고 통증을 제거한다. 편두통, 반신불수, 목임파선, 목디스크 등을 치료한다.

양교혈

음유맥의 극혈로 근육의 긴장을 풀어 주며 양유맥과 만나는 혈이다. 두통, 간염, 하지마비 등을 치료한다.

현종혈

골수의 정기가 모여드는 혈로 간기를 소통시켜 뭉친 것을 풀어 주고 통증을 제거한다. 편두통, 반신불수, 목임파선, 목디스크 등을 치료한다.

구허혈

바깥 복사뼈 아래 움푹 들어간 곳에 있는 담경의 원혈로 정기를 북돋우고 사기를 몰아내고 간기를 소통하여 비를 튼튼하게 한다. 다리통증, 관절통, 좌골신경통 등을 치료한다.

족규음혈

귀 뒤의 규음과 공명하는 자리로 넷째발가락의 새끼발가락 쪽 모서리에 있는 담경의 정혈로 열을 내리고 음기를 길러 주는 효과가 있다. 두통, 발열, 눈병, 고혈압, 천식, 흉막염 등을 치료한다.

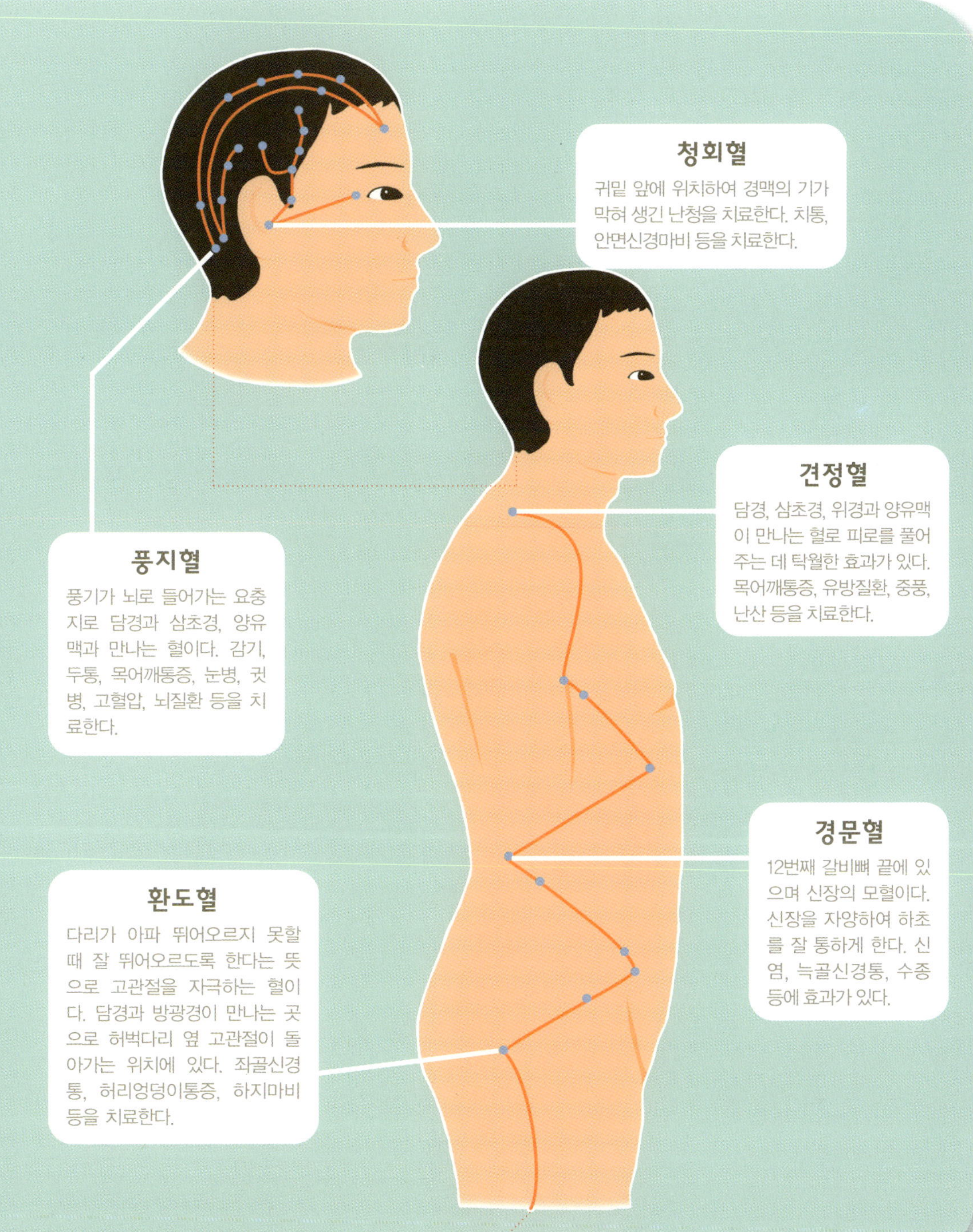

청회혈
귀밑 앞에 위치하여 경맥의 기가 막혀 생긴 난청을 치료한다. 치통, 안면신경마비 등을 치료한다.

견정혈
담경, 삼초경, 위경과 양유맥이 만나는 혈로 피로를 풀어 주는 데 탁월한 효과가 있다. 목어깨통증, 유방질환, 중풍, 난산 등을 치료한다.

풍지혈
풍기가 뇌로 들어가는 요충지로 담경과 삼초경, 양유맥과 만나는 혈이다. 감기, 두통, 목어깨통증, 눈병, 귓병, 고혈압, 뇌질환 등을 치료한다.

경문혈
12번째 갈비뼈 끝에 있으며 신장의 모혈이다. 신장을 자양하여 하초를 잘 통하게 한다. 신염, 늑골신경통, 수종 등에 효과가 있다.

환도혈
다리가 아파 뛰어오르지 못할 때 잘 뛰어오르도록 한다는 뜻으로 고관절을 자극하는 혈이다. 담경과 방광경이 만나는 곳으로 허벅다리 옆 고관절이 돌아가는 위치에 있다. 좌골신경통, 허리엉덩이통증, 하지마비 등을 치료한다.

독맥은 미려골의 장강혈부터 경추 한가운데를 거쳐 머리꼭대기까지 와서 다시 입술의 은교혈까지와 임맥이 연결되는 곳으로 양기의 우두머리다. 목과 등 굳음, 발열감기, 두통, 어지럼증, 불임증, 요결석, 치질, 소아경기 등을 치료한다.

전정혈

백회혈의 앞부분에 위치한다. 두통, 두정통, 간질, 어지럼증, 소아경기 등을 치료한다.

아문혈

독맥과 양유맥이 만나는 혈로 제1경추 밑 오목한 곳에 있으며 혀뿌리를 지극하여 실어증을 치료하는 혈이다. 두통, 울화병, 간질병, 뒷목 뻣뻣함, 후두통, 뇌성마비, 대뇌발육부전, 정신분열증 등을 치료한다.

대추혈

제7경추 아래 가장 크게 튀어나온 혈로 손발의 삼양경과 독맥이 모이는 곳이다. 급성열병, 학질, 기관지염, 천식, 폐기종, 감기, 습진, 견배통, 피부병 등을 치료한다.

명문혈

생명의 근원이 되는 문이라는 뜻으로 원기를 기르고 신장을 보하며 허리나 척추를 튼튼하게 하는 혈이다. 제2요추 극돌기 밑에 있다. 요통, 빈뇨, 설사, 유정, 백태복사, 자궁내막염, 분염, 신염, 하지마비 등을 치료한다.

장강혈

독맥의 낙혈로 꼬리뼈 부근에 있으며 치질, 탈항, 변비, 허리등통증, 습진, 발기부전, 정신분열증 등을 치료한다.

백회혈

모든 양기가 모이고 백병을 주관하는 혈로 회음과 짝을 이룬다. 피부처짐, 탈항, 근육처짐, 일체의 유전병을 치료하고, 고혈압, 불면증, 졸도, 두통에 효과가 있다.

상성혈

눈썹에서 이마 쪽으로 4치 위에 있다. 코가 통하지 않거나 눈 질환을 주로 다스린다. 뇌를 맑게 해 준다. 두통, 간질, 비염, 비식육(콧속염증), 코피, 각막염, 눈병 등을 치료한다.

은교혈

윗잇몸과 입술이 만나는 자리다. 앞니의 뿌리 부위에 위치, 임맥과 독맥이 위경과 만난다. 열을 내리고 습을 내보내는 역할을 한다. 급성요통, 비식육(콧속염증), 치통, 정신병 등을 치료한다.

인중혈

수구혈이라고도 하며 코 아래, 입 위에 있다. 코는 천기, 입은 지기로 천기와 지기 사이에 있어서 인중혈이라 한다. 혼미, 졸도, 간질, 요통 등을 치료한다.

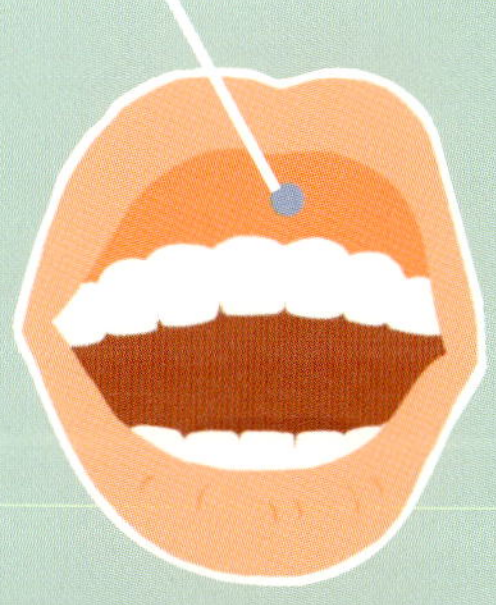

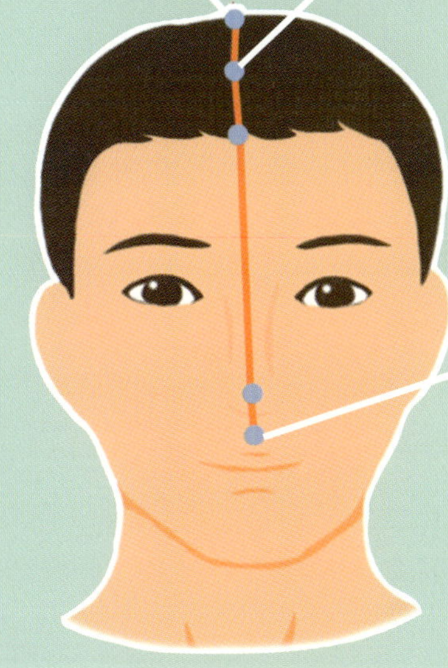

주요 경혈에 대해 알아볼까요?

원혈 : 장부의 기가 반영되는 곳으로 손목과 발목에 주로 있으며 진단에 활용된다.

낙혈 : 원혈과 표리관계에 있는 혈이다.

극혈 : 뼈와 뼈 사이 틈의 깊은 곳에 있으며, 경락상 나타나는 증상을 재빨리 제거하는 데 사용된다. 침구학에서는 압통 진단법으로 전통적으로 사용되어온 혈이다.

모혈 : 복부에 분포되어 있으며 유입된 기가 모이는 곳으로 복모혈이라고도한다.

유혈 : 척추의 방광1선에 위치하며 경락 내에 기가 유입되는 혈로 배유혈이라고도 한다.

임맥은 회음혈에서 위로 음모와 복부
정중을 거쳐 후두, 입술 아래
승장혈까지와 독맥과 연결된다.
인후통, 기침, 설사, 복통, 비뇨생식기
계통 질환병을 치료한다.

전중혈

심포의 모혈로 흉막의 중앙에
있어 임맥과 비경, 신경, 소장경
및 삼초경과 만나는 자리다. 각
종 심장 질환을 해소하는 데, 가
슴통증, 딸국질, 모유부족, 천식,
기침 등을 치료한다.

기해혈

장의 기 쇠약, 진기 부족, 냉기 치
료, 복통, 장폐쇄, 설사, 변비, 탈
항, 요실금, 유정, 월경실조, 팔에
힘이 없을 때 등 기로 일어나는
모든 병을 다스린다.

관원혈

단전에 해당된다. 몸의 진기나 원기가 발
생되는 곳으로 호흡의 관문으로 전신장
부와 경락의 뿌리다. 임맥과 족삼음경이
만나는 자리다. 복통, 설사, 이질, 요로감
염, 신염, 골반염, 요실금, 유정, 발기부전,
생리실조, 자궁탈수, 중풍, 남녀생식기질
환 등을 치료한다.

승장혈

입술 아래 움푹 들어간 곳에 있으며 임맥, 독맥, 대장경, 위경이 만난다. 치통, 안면신경마비, 구강궤양, 신경성질환 등을 다스린다.

천돌혈

하늘로 통하는 굴뚝으로 임맥과 음유맥이 만난다. 식도나 기도를 의미하며 폐기를 통하게 하고 담과 기침을 없애준다. 천식, 기침, 갑상선종대, 편도선염, 경련, 신경성구토 등을 치료한다.

중완혈

위장의 모혈로 배꼽과 흉골 중앙에 있으며 수소양, 족양명, 임맥 등 4개 경락이 만나는 자리다. 비장과 위장 질환에 특효 혈로 위염, 위궤양, 위하수, 위통, 소화불량, 장폐쇄, 구토, 설사, 변비 등을 치료한다.

회음혈

음기가 모이는 혈로 임맥, 독맥, 충맥이 있는 곳이다. 회음이 열리면 각종 생식기 질환이 치료된다. 요도염, 전립선염, 생리실조, 산후혼미, 생리불순, 탈항 등을 치료한다.

곡골혈

임맥과 간경이 만나는 혈로 불두덩이뼈 모서리 1cm 위 치골 결합부에 위치한다. 생리실조, 자궁탈수, 방광염, 적백대하, 고환염, 조루, 발기불능, 대하 등을 다스린다.

신경 시스템

신경 시스템의 기본 개념

인체를 구성하고 있는 세포들은 일정한 범위 내의 생명조건 하에서만 제 기능을 수행할 수 있다. 신경 시스템은 생명조건을 유지하기 위해 신체의 내부와 외부에서 일어나는 여러 가지 정보를 받아들이고 이를 종합, 분석하여 기능이 다른 수많은 세포의 활동을 조절한다. 이로써 신체활동을 상황에 알맞도록 조절, 통제하는 고도로 발달된 특수조직 계통이다. 따라서 세포가 정상적으로 제 기능을 수행하여 생명활동을 유지하려면 신경 시스템이 원활하게 작동해야 한다. 신경이 통하지 않는 세포는 제 기능을 할 수가 없어 마비가 오거나 통증을 유발하여 질병에 걸리게 된다.

현대인들에게 흔한 얼굴 마비, 각종 디스크, 수족 마비 등은 신경 시스템 고장으로 생긴다. 따라서 신경 시스템을 생명선이라고도 한다. 경락의 흐름은 눈에 보이지 않아 서양학자들 사이에서는 신경선을 경락과 동일하게 보는 학자들도 있다. 암 등 난치병의 원인을 면역력 상실에서 찾는 학자도 있는데 특히 자율신경 시스템의 교감신경과 부교감신경이 균형을 잃은 것을 그 주요 원인으로 본다. 따라서 난치병 치유를 위해서는 교감신경과 부교감신경의 균형 회복이 필요하다는 면역학 이론이 대두되고 있다.

신경조직은 경락과 마찬가지로 전신에 분포되어 있으므로 신경조직의 손상이나 장애 등에 의한 인체의 손상은 매우 치명적이다. 신경은 대부분 직접 손이나 발로 만져서 장애를 해소할 수 있다. 손이나 발이 닿지 않는 부위는 간접적인 자극이나 기로 접촉이 가능하므로 쾌장경락마사지를 통해 효과적으로 치료할 수 있다.

　신경은 신경 전체의 중심이 되는 중추신경(뇌, 척수)과 중추신경으로부터 전신으로 뻗어나가는 말초신경, 두 가지로 나뉜다. 말초신경은 뇌에서 직접 나온 좌우 12쌍의 뇌신경과 척수에서 갈라져 나온 좌우 31쌍의 척수신경을 포함한다. 신경은 더 가늘게 나누어져 몸의 구석구석까지 분포하고 있다. 말초신경 중 뇌의 명령을 받지 않고도 독립적으로 작용하고 있는 신경을 자율신경이라 한다. 자율신경의 중추는 뇌의 시상하부에 있다. 모든 내장, 분비선, 호흡 등은 자율신경의 지배를 받기 때문에 우리가 의식적으로 조절할 수 없다.

중추신경계

　뇌와 척수, 말초신경에서 전달할 수 있는 정보를 받아들여, 그에 맞는 지령을 보낸다. 인체의 모든 기능을 조절하는 컨트롤 센터 역할을 하는 것이다.

● 뇌의 구조와 기능

→ **대뇌**　운동, 감각 및 희로애락의 감정을 주관하고 학습과 기억, 언어활동, 그리고 사색 및 창조 등 수준 높은 정신활동이 이루어지는 곳이다.

→ **간뇌**　간뇌는 시상, 시상하부, 시상상부, 시상밑부 등 4개 부분으로 이루어져 있다. **시상**은 감각을 중계하고 통합하는 중추다. 시상하부는 본능과 관련된 행동을 통제하는데 희, 노, 애, 락, 애, 욕, 정 등 인간의 감정과 욕구 및 정서 반응에 관여한다.

　시상하부의 주요 기능은 본능적 욕구 조절, 수분 대사 조절, 음식물 섭취 조절, 체온 조절, 정서 조절, 위산 분비 조절, 수면 조절, 뇌하수체 분비 조절 등이다. 시상하부에 이상이 생길 경우 자율신경 장애, 비만과 쇠약, 성기능 장애, 체온 조절 장애, 수면 장애, 감정 장애가 온다. **시상상부**는 고삐핵과 시상수질선조, 송과체로 구성되어 있으며 송과체는 생식선의 조기발육을 억제하는 호르몬을 분비하고 하루의 주기적 리듬을 조절하는 데

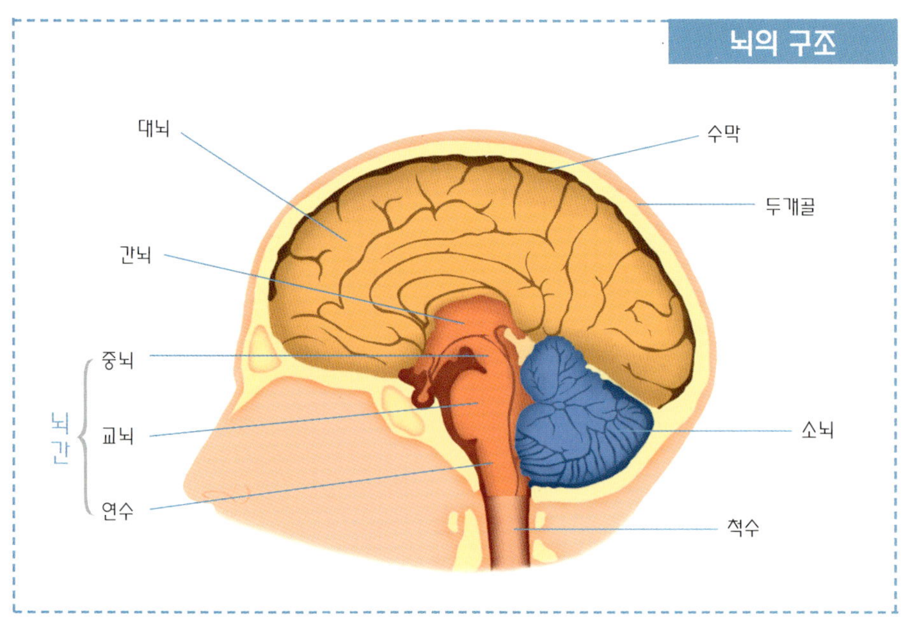

관여한다. 기 수련자들은 이를 제3의 눈이라고 하여 '천목'이라고도 한다. **시상밑부**는 시상밑핵과 불확정구역, 그리고 기저핵의 창백핵과 시상을 이어주는 섬유다발로 구성된다.

뇌간 뇌의 가장 아랫부분으로 중뇌, 교뇌, 연수로 구성되어 있다. 중뇌에는 시각과 청각의 반사중추, 안구운동 및 동공수축에 관여하는 운동중추가 있다. 교뇌는 안면신경과 삼차신경핵 등 많은 뇌신경핵이 시작되는 곳이다. 연수에는 생명유지에 필수적인 심장, 호흡 및 소화 등에 관여하는 중요한 반사중추들이 있다.

뇌간의 주요 장애는 웨버증후군, 베네딕트증후군, 성상교세포종, 발렌베르크의 외측연수증후군, 내측연수증후군 등이 있다.

소뇌 근육의 긴장 등을 조절하여 신체운동 및 평행유지에 관여한다. 몸의 평형과 자세, 수의 운동, 긴장성 등을 정밀하게 조정하며 시각, 청각, 체성 감각(**피부감각+근육감각**)의 피드백을 조절한다.

소뇌 기능이 좋지 않을 때는 근긴장저하, 불균형, 운동실조 등이 올 수 있다.

● 척수의 구조와 역할

　뇌와 말초신경계를 연결하는 역할을 하는 척수는, 26개의 추골들이 형성한 척주관 속에 들어 있다. 척수는 길이 45cm, 무게 30g, 직경 1cm 정도인 백색 장기다. 척수 손상 시 마비 등 치명적인 증상이 초래된다. 척수 속에 들어 있는 척수액은 매우 중요한 기능을 한다. 척수액은 두개골과 천골 사이를 1분에 6~12회 돌면서 뇌를 청소해 주고 두개골 운동을 시켜 준다. 또한 정보전달 기능을 하며 에너지를 모으는 전해질로 구성되어 전기를 배분하는 역할을 한다.

말초신경계

　뇌와 척수, 즉 중추신경계로부터 몸의 구석구석까지 뻗은 신경이 말초신경계. 중앙으로 정보를 보내거나 중앙의 명령을 전달하는 거대한 몸의 통신망이다. 말초신경계는 그 작용에 따라 체신경과 자율신경으로 나뉜다. 말초신경 가운데 뇌에서 나와 있는 12쌍을 뇌신경이라 부르는데, 이들은 주로 머리 부분의 기관, 기능에 관여하며 자율신경의 작용을 하는 것도 있다.

● 뇌신경 종류 및 기능

- **후신경**　냄새를 전달하는 감각신경이다.
- **시신경**　시각을 담당하는 감각신경이다.
- **동안신경**　안구운동과 동공을 조절한다.
- **활차신경**　상사근에 분포되어 안구운동을 조절한다.
- **삼차신경**　12뇌신경 중 가장 큰 신경으로 눈 위쪽으로 분포하는 안신경, 눈 아래에서 코 쪽에 있는 상악신경, 아래턱에 분포하는 하악신경 등 세 부분으로 흐른다. 이들 신경은 씹는 근육인 저작근운동을 주관하고 얼굴과 비강 및 구강의 일반감각을 느끼게 한다. 대부분의 얼굴 마비 증세는 삼차신경에 이상이 생겨서 온다. 얼굴 마비 등 구안와사는 경락보다 삼차신경 풀어 주기 위주로 마사지를 해야 효과적이다.

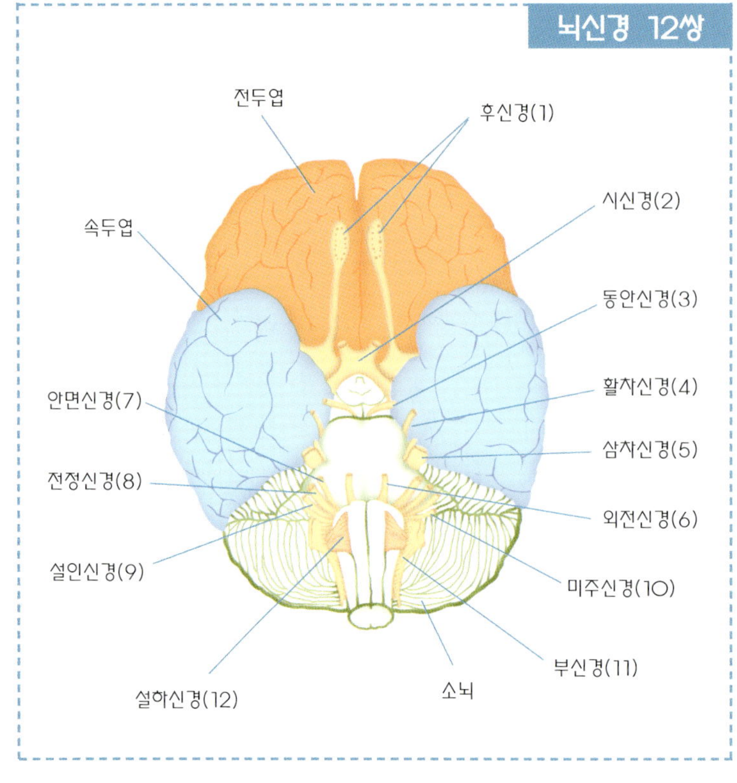

→ **외전신경** 안구의 외측 직근에 분포하며 안구운동에 관여한다.

→ **안면신경** 표정근, 혀 및 타액선, 눈물샘, 턱밑샘, 침샘, 외이의 후표면, 혀의 앞 2/3 지점 미뢰에 분포하며 안면 표정, 분비, 일반감각, 미각 등을 담당한다.

→ **전정신경** 감각신경으로 청각신경이라고도 하며, 청각과 평형각 기능을 담당한다.

→ **설인신경** 이하선, 외이도, 혀 후방, 미뢰 등에 분포하며 분비, 일반감각, 내장감각, 미각 등을 담당한다.

→ **미주신경** 미주신경은 흉강과 복강에 있는 모든 장기를 지배하는 부교감신경섬유로 구성되어 있다. 혼합신경으로 인두, 심장, 호흡 및 소화기계의 근육과 선, 외이도, 식도 등에 분포하며 발성, 내장운동과 분비, 내장감각, 미각 등의 기능을 한다. 위장 등 대부분의 장기는 미주신경의 영향을 받고 있으므로 미주신경을 자극하여 기능을 좋게 할 수 있다.

→ **부신경** 승모근, 흉쇄유돌근, 인후두근에 분포하며 두경부(뇌를 제외한 머리와 목 부위), 후두운동을 주관한다.

→ **설하신경** 혀의 근육에 분포하며 혀 운동에 관여한다.

● 척수신경

척수신경은 척추에서 좌우로 뻗어 나온 31쌍의 신경으로 이들은 추간공을 통해서 척추관을 나오는데 경신경 8쌍, 흉신경 12쌍, 요신경 5쌍, 천골신경 5

쌍, 미골신경 1쌍으로 구분한다.

이들은 경추1~4까지에서 경신경총, 경추5에서 흉추1까지 완신경총, 흉추12에서 요추4까지 요신경총, 요추5~미추4까지 천골신경총을 이루고 있다. 흉추에서는 신경총을 만들지 않는다.

척수신경은 쾌장경락에서 가장 핵심적인 마사지 부위다. 등이나 목, 허리에 생기는 대부분의 문제는 척수신경의 장애로 생긴다.

● 자율신경계

자율신경계는 내장기관과 중추신경계를 연결하고, 내장이나 혈관 등의 기능을 통제하는 신경기관이다. 평활근, 심근(**깊은 곳에 있는 근육**)과 내분비선의 활동을 조절하며 심박수, 혈압, 호흡수, 체온과 항상성에 관련된 활동을 조절한다. 숨이 차거나, 현기증, 설사, 구토, 불면증 등은 자율신경실조증의 대표적인 증세.

자율신경은 에너지소비, 스트레스, 응급상황 시 신체를 준비시키는 '교감신경'과 스트레스 후 신체의 안정을 도모하고 일상적 휴식상태에서 활동하는 '부교감신경'으로 구성되어 있다.

교감신경은 흉추 1번에서 요추 2번까지 방광 1선을 연결하는 선에서 교감신경절을 구성하여 각 장기로 뻗어 있다.

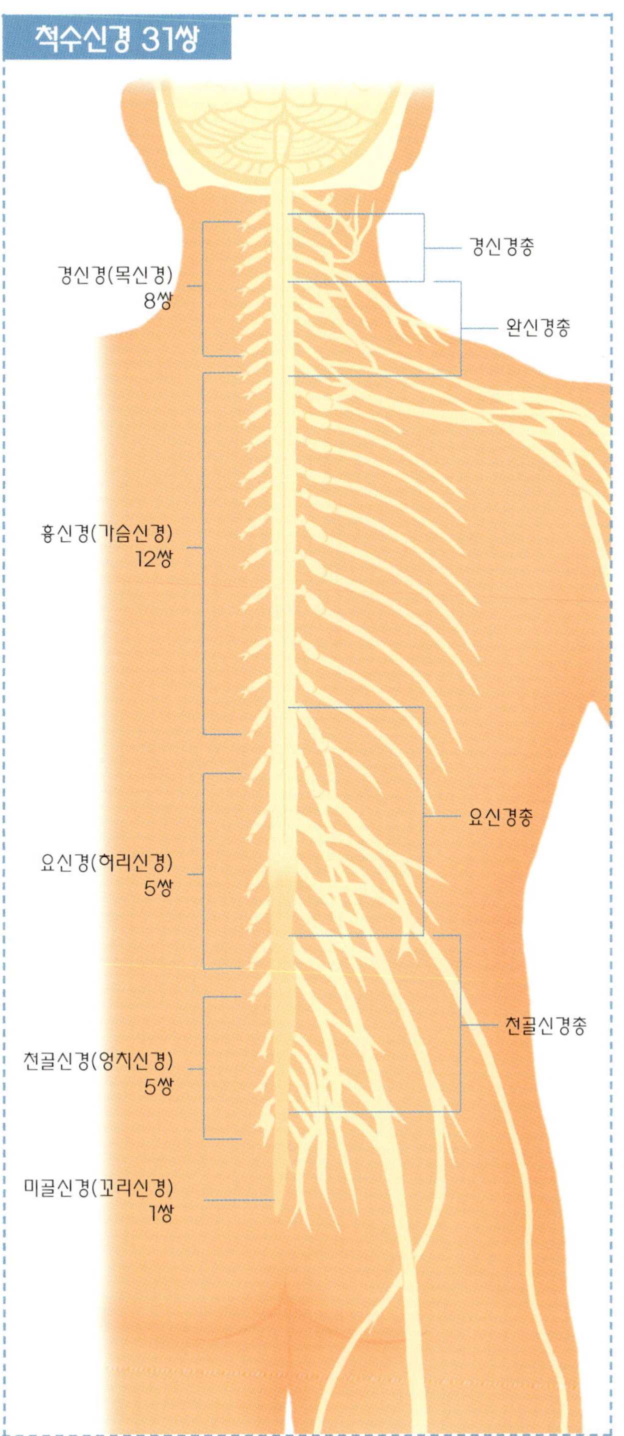

부교감신경은 중뇌, 연수 및 천수와 둘째 및 넷째 천골신경에서 발원하여 장기로 연결된다. 부교감 신경은 동안신경, 얼굴신경, 혀인두신경, 미주신경, 천골신경 등에 일부 포함된다.

인체가 지닌 자연치유력은 놀라울 정도다. 최근 암 등 불치병이 증가하는 이유는 인체의 자연치유 시스템이 망가진 경우가 늘었기 때문으로 본다. 자연치유의 핵심은 자율신경 시스템이다. 따라서 교감신경과 부교감신경의 적절한 균형유지가 필수적이다.

인체 면역력과 직결되는 것이 혈액 속의 백혈구이며, 백혈구를 지배하는 것이 바로 자율신경 시스템이다. 백혈구는 적혈구의 1/1000 크기이며 체내에 들어온 이물질을 먹어 없애는 역할을 한다. 백혈구는 대식세포(매크로파지) 5%, 과립구 60%, 임파구 35%로 구성되어 있다. 과립구는 비교적 큰 이물질을 삼키는 데 이용되고, 임파구는 바이러스 등 작은 이물질을 처리하는 데 사용된다. 교감신경이 활동하면 과립구가 많이 형성되고 부교감 신경이 활동하면 임파구가 많이 형성된다.〈**면역혁명, 아보도오루 지음, 부광출판사**〉

교감신경의 긴장상태가 지속되면 백혈구 내에 과립구가 이상 증가한다. 과립구가 많아지면 점막을 파괴하여 궤양이 진행된다. 반대로 부교감신경이 많은 상태가 되면 필요이상으로 혈관이 열리고 그로 인해 혈류가 막혀 암 등의 부종이 생기기도 한다. 또한 임파구가 많아져 사소한 접촉에도 질병이 발생하여 천식 등 각종 알레르기성 질환을 유발하게 된다.

대부분의 현대인들은 자율신경의 균형이 깨져 있다. 과도한 스트레스로 인해 교감신경이 과도하게 긴장돼 있거나 지나친 과보호로 인해 부교감신경이 우위에 있거나 하는 식이다. 암 등 난치병 환자들은 교감신경이 우위인 경우가 많다고 한다. 사랑, 희망, 즐거움 등 긍정적인 감정은 부교감신경에서 나온다.

자율신경도 마음상태에 따라 얼마든지 조절이 가능하다. 교감신경 우위의 현대인들은 주기적으로 쾌장경락마사지를 통해 신경을 이완시키고 명상이나 기공 등으로 자율신경의 균형을 유지해야 난치병을 예방, 치료할 수 있다.

장부학

인체장부는 오장육부 또는 육장육부로 구성되어 있다. 간장, 심장, 비장, 폐장, 신장을 오장이라고 하고 심포를 추가하여 육장이라고 한다. 육부는 담낭, 위장, 소장, 방광, 대장, 삼초를 말하며 음식을 소화흡수하고 수송, 배설하는 기능을 한다. 쾌장경락마사지를 실시하려면 각 장부의 기능, 역할과 함께 장부별 주요 질병과 치료 방법을 터득해야 한다.

과거에는 장부를 만지는 것을 금기시했으나 해부학과 인체과학의 발달로 장부를 만져 주고 풀어 주는 것이 건강에 도움이 된다는 것이 입증되었다.

폐장

● 폐의 생리기능

⤳ **기를 주관한다** 폐는 호흡의 기와 인체의 기를 주관한다. 호흡의 기는 장기로 호흡에 의해 자연계의 청기를 받아들이고 체내의 탁기를 배출하여 신진대사를 하고 계속적인 기의 생성과 기의 승강, 출입 운동을 한다. 인체의 기는 종기(宗 氣:음식물이 위장으로 들어갈 때 생기는 **부드러운 기운으로 호흡을 주관하고 체온유지 역할을 함**)를

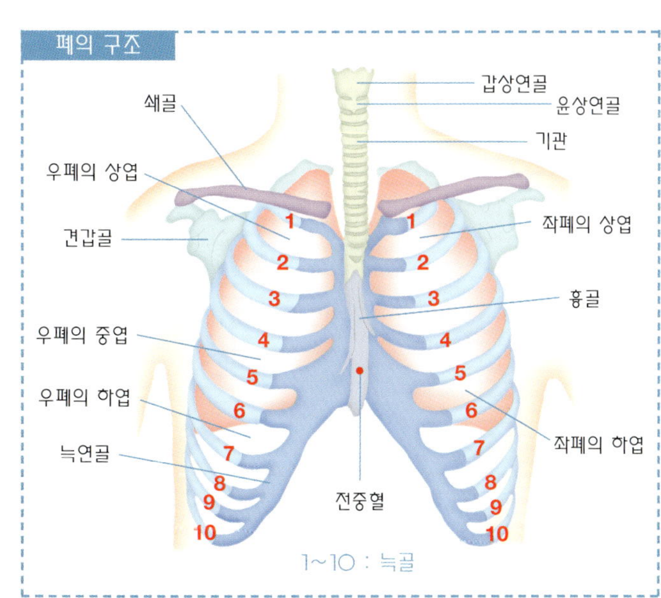

생산한다. 자연계의 청기와 수곡정기는 폐 내에서 결합되며 흉중에 축적되어 종기가 된다.

→ **백맥이 모이고 마디를 다스린다** 온몸의 혈액이 혈관을 통하여 폐에 모이며 폐호흡을 통하여 기체를 교환한 후 전신으로 운행한다.

→ **정서적으로 근심과 슬픔을 나타낸다**

→ **폐의 생리기능은 피부에 나타낸다** 폐의 생리기능이 정상이며 피부가 윤택하고 치밀하면 외부의 사기를 막아낼 수 있으나 폐기가 허하면 피부가 초췌하고 메마르는 증상이 나타난다.

→ **폐가 나빠지면 성욕이 증가한다** 하루에도 2~3회 정도의 성행위를 즐기게 되며 심하면 각혈을 하고, 후에는 생명을 잃게 된다. 폐가 심하게 손상되면 몸에서 열이 나고 식은땀이 나고 식욕이 없으며 헛소리를 하게 된다.

● 폐 이상 시 발생되는 질환

폐장에 이상이 있으면 폐암, 만성기관지염, 폐렴, 기관지 확장증, 폐기종, 폐결핵, 폐혈전증, 폐수종 등의 질병이 올 수 있다.

→ **폐암** 폐암 가운데는 폐 자체에서 생긴 암과 다른 장기에서 전이되는 암이 있다. 폐 자체에서 생기는 암은 흡연과 유독가스 등 중금속 흡입이 주요 원인이다. 폐암의 징후는 전신 쇠약과 함께 기침과 가래가 나오는데, 가래는 끈적끈적하고 혈색담이 나온다. 암의 압박증상으로는 호흡곤란, 심한 흉통, 흉부 압박감, 쉰 목소리, 위팔 부어오름, 빈혈 등이 생긴다.

→ **기관지염** 감기로 인한 급성염증 질환이다. 증상으로는 식욕부진, 두통, 오한, 발열, 흉통, 고열 등이다. 가래가 점점 증가하고 담황색으로 된다. 치

료하지 않으면 만성기관지염이 된다.

→ **만성기관지염** 술, 담배를 좋아하거나 먼지를 장시간 많이 마시는 경우 잘 걸린다. 증상은 호흡곤란, 가래와 기침이다. 이른 새벽에 기침이 많이 나온다.

→ **기관지 확장증** 기관지 벽이 약해져서 넓어지는 병이다. 이 병은 폐결핵과 밀접한 관련이 있다. 고름과 같은 가래를 많이 뱉으며 손가락 끝이 굵어지는 특징이 있다.

→ **기관지 천식** 기관지 천식은 기관지가 수축하여 좁아지고 기관지 점막이 붓고 끈적끈적한 분비액을 분비하기 때문에 호흡곤란 등이 발생한다. 기관지 천식은 아스피린 등의 약품과 꽃가루, 진드기 등 특정 원인에 의해 발병하기도 하고 과로 및 전염병이 유인이 될 경우도 있다.

→ **폐렴** 폐렴균이 코 또는 입을 통해 폐 속으로 들어가서 발생하는 질환으로 초기 증상은 오한이 나고 두통, 구토와 경련, 변비, 부종 등이다. 심한 고열과 흉통, 호흡곤란, 가래 등이 발생되며 심장에 부담을 주어 순환기에 이상을 가져오게 된다. 폐는 흉곽 속에 위치하여 일반적인 마사지로는 치료가 곤란하나 쾌장경락마사지에서는 효과적으로 폐를 마사지하여 개선시킬 수 있다. 폐는 대장과 음양 관계를 형성하여 건강을 유지한다.

대장

● 대장의 생리기능

→ **찌꺼기를 수송하고 대변을 배설한다** 대장은 인체의 하수구 역할을 한다. 먹는 것도 중요하지만 배설하는 것도 중요하다. 현대인들은 먹는 것보다는 배설

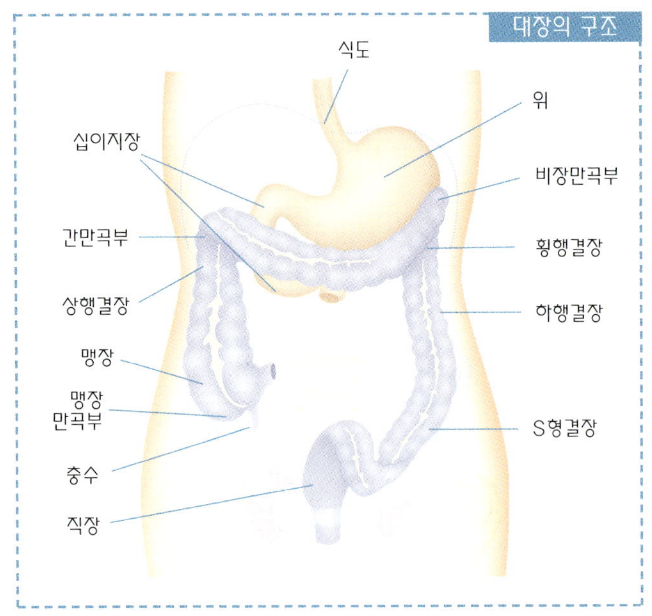

이 문제가 돼 병에 걸리는 경우가 많다. 배설이 잘 되지 않으면 주변 장기에도 영향을 미치므로 대장 질환은 만병의 원인이라 할 수 있다.

~~~ **수액대사와 관계된다** 대장은 수분을 다시 흡수하는 기능이 있다. 따라서 대장이 깨끗해야 몸속의 진액이나 체액이 깨끗해진다. 대장에 이상이 있을 때는 땀을 많이 흘린다. 장의 상부에 이상이 있을 때는 상체, 중간 부분에 이상이 있을 때는 몸통, 아랫부분에 이상이 있을 경우 하체에 땀이 난다.

~~~ **대장의 가스는 만병의 원인이다** 장 속 가스의 압력은 갈비뼈를 변형시키고 횡격막 부위를 따라 가스를 정체시킨다는 것이 밝혀졌다. 대장의 가스는 위장, 심장 부위를 압박하고 불안감, 심장통증, 호흡 곤란 등을 일으킬 수 있다.

~~~ **폐장과 더불어 피부에도 관여한다**

~~~ **결장의 부위에 따라 질병이나 증상이 달라진다** 상행결장이 막히고 굳어 있으면 간 질환, 폐 질환뿐만 아니라 우측 뇌를 공격하여 몸의 왼쪽이 마비되는 증상을 일으키게 된다. 하행결장이 굳어 있으면 위장, 심장, 좌측 뇌를 공격하여 몸의 오른쪽에 마비를 일으킨다. 횡행결장에 이상이 있으면 집중력이 떨어지고 뇌출혈을 일으키게 된다.

● 대장 이상 시 발생되는 질환

대장에 이상이 있으면 설사, 변비, 직장암, 충수염, 장염 등을 일으킬 수 있다.

→ **설사** 설사는 위산결핍성 설사, 세균성 설사, 부패한 음식을 먹었을 때 독소에 의한 설사, 알레르기성 설사, 요독증 등 중독성 설사, 신경성 설사, 위나 췌장암으로 인한 설사, 소화액인 담즙이나 췌액 분비에 장애가 있을 때의 설사 등이 있다. 일반적인 설사는 복부가 차가울 때 생긴다.

→ **변비** 무력성 변비와 경련성 변비가 있다. 무력성 변비는 장관을 자극하는 힘이 부족하거나 복벽의 긴장 감퇴, 운동 부족일 때, 마려울 때 참는 경우 등에 의해서 발생되며 경련성 변비는 정신흥분으로 장 운동에 장애가 생겼을 때 발생한다. 일반적인 변비는 장에 열이 많을 때 발생한다.

→ **직장암** 초기에는 치질의 치핵과 혼동된다. 변을 볼 때 아프고 변이 가늘게 나오며 토끼똥같이 토막토막 나온다.

→ **치질** 항문 근처 정맥에 울혈이 생기고 확장되어 점막 위로 부풀어 오른 것이 치핵이다. 항문 안에 생긴 것을 암치질, 항문 밖으로 생긴 것을 수치질이라 한다.

신장

● 신장의 생리기능

→ **태내에서 제일 먼저 생성되는 기관이다** 60년을 지탱할 수 있는 원기(선천적인 기)를 가지고 있는 신장은 생식과 생장 및 발육을 주관한다.

→ **호흡의 들숨을 주관한다** 신장이 약한 사람은 숨을 들이마시는 힘이 약하다.

→ **정을 저장한다** 생명활동에 필요한 정기는 모두 신장에 저장했다가 5장6부에 공급한다. 또한 생식기의 정도 보관한다.

→ **골수를 주관하고 뇌에 통한다** 건망증, 불면증, 귀울림 등은 모두 신기가 부족하여 생기는데 신을 치료하면 함께 치료된다.

→ **귀와 2음(전음과 후음)에 통한다** 신장이 허한 사람은 귀울림이 있다. 이음은 생식기(전음)와 항문(후음)을 말하는 것으로, 신수가 굳어지면 대변이 굳어질 수 있다.

→ **화기와 냉기를 담당한다** 좌측 신장은 화기, 우측 신장은 냉기를 담당하며 체온조절을 하고 있다. 냉병이나 열병이 났을 때는 신장을 조절하여 체온을 다스릴 수가 있다.

→ **혈액을 깨끗하게 해 주는 필터 역할을 한다** 신장은 200만 개나 되는 사구체로 혈액을 걸러 주는 역할을 한다. 신장에 이상이 있으면 귓속에 귀지가 많고 무릎 또는 항문에 이상이 오며 얼굴이 검어지고 윤기가 없어진다. 이밖에 얼굴이 붓거나 부기가 있는 상태를 '부종' 이라 하고 신장이 혈액을 제대로 걸러 주지 못해 피 속에 노폐물이 많은 경우를 '신부전증' 이라 한다.

→ **뼈와 머리카락을 주관한다** 신장에 있을 때는 무릎 관절이 아프고 치질이 생기며 머리카락이 잘 빠지게 된다.

→ **신장의 정서는 공포다** 신장 이상은 많이 놀라거나 공포를 느꼈을 때 올 수 있다.

→ **혈액속의 수분이나 전해질을 조정한다**

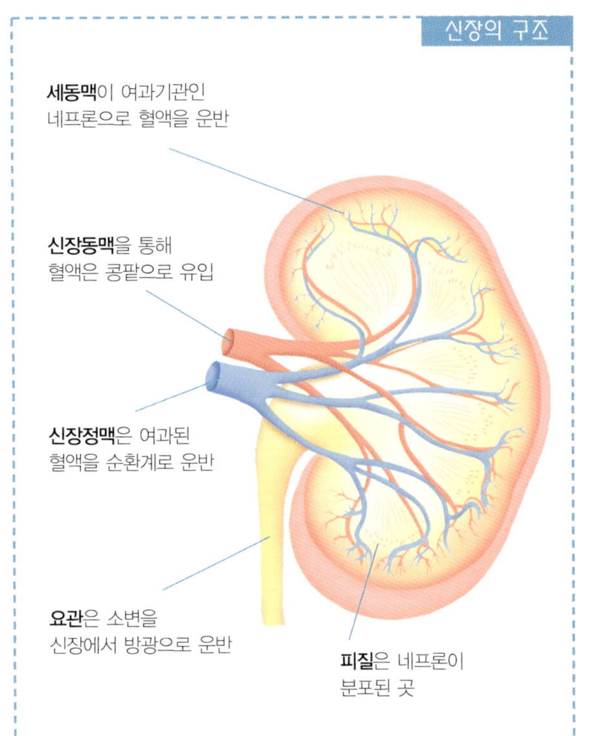

신장 이상 시 올 수 있는 질병은 급성신장염, 만성신장염, 네프로제, 신장 결석, 신우염, 요독증, 신장암, 신하수, 고혈압 등이 있다.

⤳ **급성신장염**　신장의 사구체에 급성으로 염증이 생기는 질환이다. 축농증, 폐렴, 편도선염에 의해 발병된다. 급성신장염의 특성은 고혈압, 부종, 오줌의 변화다. 혈압이 140~200mmHg까지 올라가고, 부종은 처음에는 눈꺼풀 주변에 나타나며 배에 물이 고이는 수도 있다. 혈뇨를 보기도 한다.

⤳ **네프로제**　몸이 퉁퉁 부어오르는 부종과 고도의 단백뇨가 주된 증상이다. 전신권태감, 요통, 식욕부진 등이 함께 나타나기도 한다.

⤳ **신장결석**　오줌 성분 속에 들어 있는 물질이 여러 가지 원인으로 굳어져 돌같이 딱딱해진 질환이다. 이 결석은 신우를 출발하여 방광으로 내려갈 때 수뇨관 속에 돌이 생겨 동통을 일으키게 된다.

⤳ **신우염**　주로 세균이 신우 속에 침입하여 발생한다. 급성신우염에 걸리면 오한이나 전율, 높은 열이 발생하게 된다.

⤳ **위축신**　신장경화증이라고도 한다. 신장의 기능이 쇠약해져서 생기며 원인은 통풍, 알콜중독 등이다. 이 병에 걸리면 오랫동안 두통, 부종, 시력장애, 호흡곤란 등에 시달린다.

⤳ **요독증**　급성요독증은 신장병이 있으면서 뇌에 부종이 생기거나 염분이 쌓여서 일어나는 병이다. 만성요독증은 신장의 기능부전으로 신장염이나 위축신 말기에 독물이 혈액에 쌓이게 되면 발생한다. 이 병에 걸리면 불면증, 어지럼증, 신경통 등이 빌생하고 심한 경우 혼수상태에 빠진다. 요독증에 걸려 다리에 혈액순환이 잘 안되면 혈액이 탁해지고 신장에 부담이

가서 신경통이 생기거나 심장이 멈추게 된다.

→ **신장암**　신장암의 초기에는 혈관이 파열되어 혈뇨가 나온다. 신장 부위의 요통이 극심하고 신장이 커져서 횡격막과 심장을 위로 밀어올리면서 압박을 가해 호흡곤란을 일으키기도 한다.

방광

● 방광의 생리기능

→ **진액을 저장하며 소변을 주관한다**　소변이 많아지면 몸속에 진액이 적어지고, 땀이 지나치게 많아지면 소변 양이 적어진다. 방광이 통하지 않으면 소변이 막히고, 억제하지 못하면 요실금이 생긴다.

→ **소변을 저장하고 배설하는 역할을 한다**　방광은 소변을 저장했다가 체외로 배설하는 일을 맡고 있고, 방광이 가득 찼을 때는 뇌신경에 배설 신호를 보내는데 이 신호를 전달하는 스위치 역할을 하는 것이 방광막이다.

　방광막이 정상일 때는 소변을 충분하게 저장할 수 있어 방광이 가득 찼을 때 뇌신경에 배설 신호를 전달한다. 그러나 신장이나 임맥의 수분혈에 이상이 있을 경우 방광막이 아래로 처져서 소량의 소변만 저장되어도 배설 신호를 뇌신경에 전달한다. 이것을 다뇨증이라 한다.

● 방광 이상 시 발생되는 질환

　방광에 이상이 있을 때 오는 병으로는 급성방광염, 만성방광염, 요로결석, 야뇨증 등이 있다

→ **방광염**　주로 세균의 감염으로 발병한다. 문란한 성생활, 불결한 목욕탕 사용 등으로 대장균, 포도상구균 등에 감염돼 발병한다.

--> **방광암** 방광암은 화학적인 자극이나 만성염증 등으로 발생된다. 증상은 다량의 혈뇨가 발생한다. 암 덩어리가 커지게 되면 자주 소변이 마려워진다.

--> **방광결석** 소변의 성분 속에 있는 물질이 돌같이 굳어서 딱딱하게 되는 것으로 시일이 경과함에 따라 점점 커지게 된다.

간장

● 간장의 생리기능

--> **사고하는 능력을 주관하고 혈을 저장한다** 간은 전체의 장부를 통솔하고 지휘하는 역할을 하며 인체 내에 뭉쳐 있는 병기덩어리를 파헤치는 근본으로, 정신적인 혼이 머무는 곳이다.

--> **심장을 생하고 혈액순환을 정한다** 누우면 심장이 답답한 것은 간 기능이 나빠서 순환조정이 원활하지 못해 한꺼번에 혈액이 심장에 침투하여 일어나는

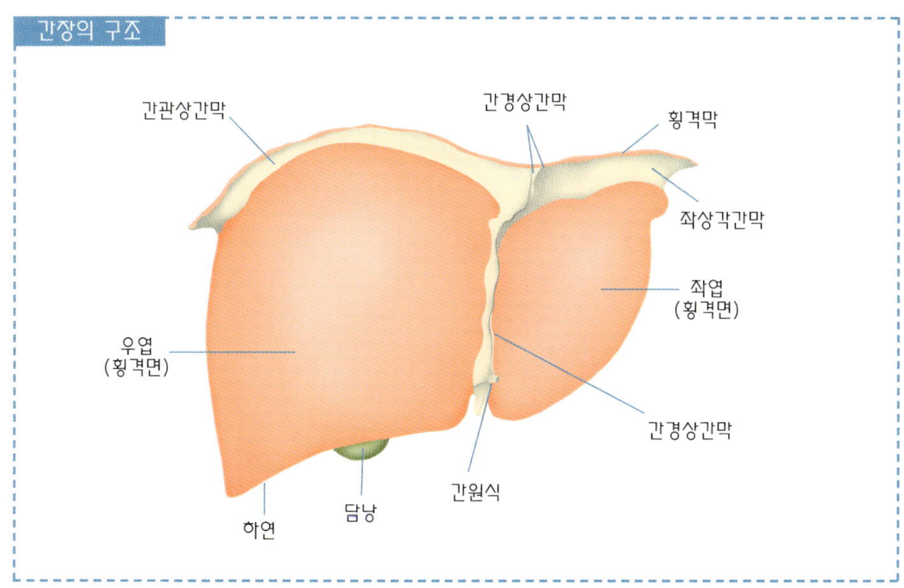

현상이다. 또한 간장은 위, 소장, 대장, 비장 등 모든 소화기관으로부터 흡수한 혈액을 정화시켜 심장으로 돌려보낸다.

➡ **담즙을 만들어 소화를 돕는다** 간장은 혈액을 생산하고 저장(30%이상)하며 영양분의 일부인 알부민을 만들고 혈액 속에 독이 있는 물질을 뽑아내어 담즙으로 배설시켜 독소를 제거한다. 또한 바이러스나 세균의 해독작용(암세포 독소에 저항)을 하고 신진대사 과정 중에 생기는 단백질의 노폐물을 요소나 요산으로 해독하여 신장에서 오줌의 형태로 몸 밖으로 내보내는 역할을 하는 등 면역과 자연치유에 중요한 장기다.

➡ **간장의 형체는 근이며 손톱에 나타난다** 간은 혈을 통하여 근육에 영향을 준다. 수족이 떨리고 뻣뻣해지며, 팔·다리를 굽혔다 폈다 하기가 불편한 것은 간에 이상이 있는 것이다.

➡ **간장에 이상이 오면 먼저 몸이 마른다** 또 신장에 이상이 온 것처럼 전신이 피로하며, 아침에 양치질을 하면 구역질이 나고, 가끔 잇몸에서 피가 나고 소화가 안되며, 기억력이 떨어진다. 간염이나 간경화 시에는 복수가 찬다. 그 후에 황달현상이 나타나며 몸이 가려워지고 머리가 흰색으로 변하기 시작한다.

➡ **간장의 액은 눈물이다. 간의 기는 눈으로 표출된다**

➡ **간과 담이 열을 발하기 시작하면 눈동자에 백내장과 녹내장이 온다** 간에 이상이 있을 때는 엄지발가락으로부터 통풍이 오고 빈혈과 간장성 고혈압 등 알 수 없는 병고로 고생하게 된다. 이때의 빈혈은 간이 맡고 있는 글리코겐을 생성하지 못하는 것이 주요 원인이며 시력을 담당하는 폐장에도 큰 타격을 입히고 원시, 근시, 혼시 등의 이상을 가져온다.

〰 **간에 이상이 있거나 담즙이 분비가 안 되면 머리가 희어진다** 잇몸에 피가 나면 간에 이상이 있음을 나타낸다. 무릎 밑이 시린 것과 코피를 자주 흘리는 것도 간과 관련이 있다. 간에 피가 적으면 피를 모으기 위해 눕기를 좋아한다. 간은 분노에 민감하므로 화를 내지 말아야 한다.

● 간 이상 시 발생되는 질환

간 질환은 간암, 간경화, 지방간, 간디스토마, 간염, 황달 등이 있다. 간암은 간이 부어오르며, 수개의 단단한 결절이 만져질 수도 있다. 말기 암일 경우에는 복수가 차거나 빈혈, 토혈이 발생한다. 간경화는 음주, 감염, 영양결핍으로 질병이나 독소가 장기간 간장을 해롭게 하여 간세포가 파괴되고 결체조직이 늘어나 간이 굳어지는 것을 말한다. 발병 시에는 식욕감퇴, 설사, 변비, 복부팽만감, 황달, 소화불량 등이 나타난다.

지방간은 불필요한 지방분이 다량 침착되어 있는 상태를 말한다. 알코올중독, 심한 빈혈, 결핵장염 등이 주요 원인이며 과다체중, 당뇨 등이 원인이 되기도 한다. 급성간염은 바이러스나 약물중독에 의해 발병한다. 증세는 구역질, 복부팽만감, 전신권태감, 황달, 오줌색의 황갈색 등이 나타난다. 황달은 피 속에 담즙색소가 많아져서 피부점막이 노랗게 물드는 것을 말한다.

담낭

● 담낭의 생리기능

담은 우리가 먹는 음식물 중 지용성 물질(기름)을 소화시키는 데 필요한 담즙의 생성을 맡고 있다. 담즙은 비장에서 파괴된 적혈구를 재료로 하여, 간에서 하루 600cc를 만들어 분비하는데 십이지장으로 보내서 지방의 소화를 돕는다.

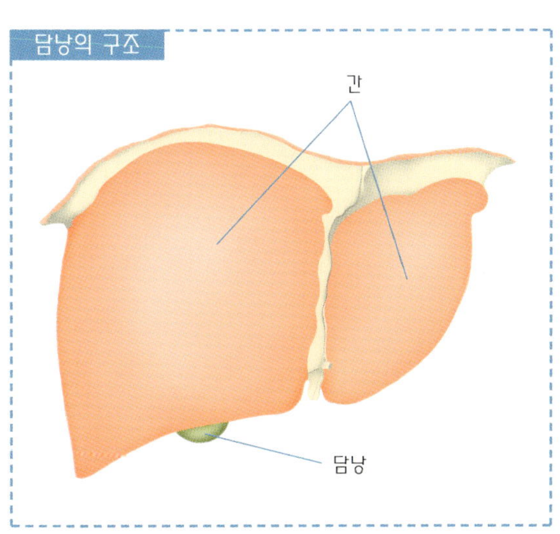

● 담낭 이상 시 발생되는 질환

담낭에 이상이 있으면 담석증, 담낭염, 담관염, 녹내장과 백내장 등의 질병에 걸리게 된다. 담석증은 담즙이 담낭 안에서 굳어지는 것으로, 여성에게 많이 발생한다. 담즙이 굳어지는 원인은 동물성지방을 섭취하지 않을 경우 담즙이 오랫동안 담낭 안에 정체되어 발생하게 된다.

담석의 증상은 구토, 발열, 황달, 담석산통 등이 있다. 우측상복부에 심한 통증이 발생하면 담석을 의심해볼 필요가 있다. 담낭염은 담낭감염으로 발병하며 고열과 함께 우측 간 부위에 자발통(가만히 있어도 아픔)이 나타난다. 중증인 경우 복막염과 폐혈증을 일으켜 위험할 수도 있다. 이 외에 머리가 가렵고 흰머리가 생기고 비듬이 많은 것도 담의 이상으로 온다.

심장

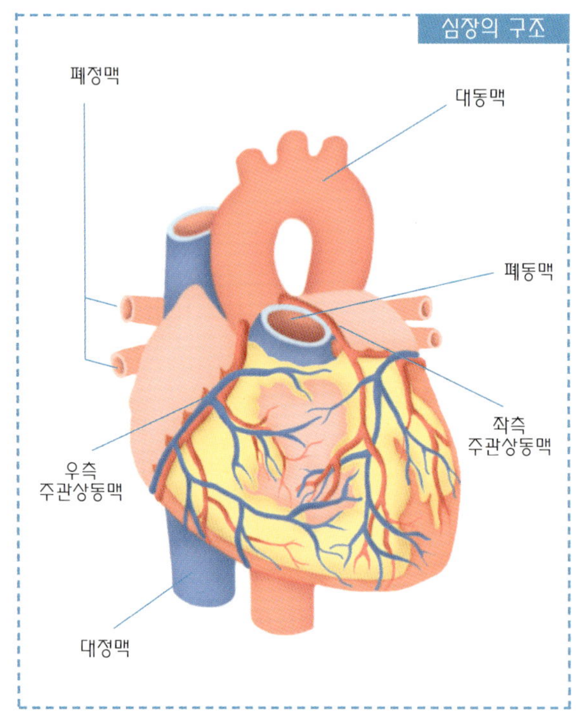

● 심장의 생리기능

⇢ **정신과 의식을 주관한다** 심장은 장부들 가운데 임금의 역할을 하는 곳으로 오장 중 으뜸이다. 심장은 밝은 지혜가 나오는 곳이다. 심장은 마음을 저장하는 곳으로 스트레스, 화 등의 감정에 취약하다.

⇢ **혈맥을 주관하며 심장의 액은 땀이다**

⇢ **정서적으로는 기쁘고 즐거운 기운이다**

⇢ **전신에 필요한 혈액을 공급해 주는 펌프 역할을 한다** 혈관은 펌프에서 나오는 피를 운반해 주는 수도관 같은 것이다. 심장은 1분

간 4500cc의 피를 방출해내며 혈관은 이를 전신의 장기에 골고루 공급해
준다. 심장은 온몸에 모여든 정맥혈을 폐로 보내고 산소를 공급받은 동맥
혈을 다시 받아들인 다음 이것을 온몸에 나누어 주는 역할을 한다. 박동이
빠르면 열이 오르고 늦으면 몸이 차가워진다.

● 심장 이상 시 발생되는 질환

심장에 이상이 생기면 협심증, 심장판막증, 부정맥, 심근경색, 심내막염,
지방심, 심낭염, 심장성 천식 등의 질병이 발생한다.

↝ **협심증** 심장의 관상동맥이 좁아져서 심장근육에 영양 및 산소공급이 부족
하여 발생하는 질환이다. 초기 증상으로 왼쪽 가슴, 왼쪽 어깨 등에 이상
이 오거나 가슴이 답답해지는 징후가 있다. 발작증상으로 흉골 중앙부가
찢기는 것 같은 격심한 통증이 발생한다.

↝ **심장판막증** 심장 속에서 혈액의 역류를 막는 역할을 하는 판막에 염증이 생
겨 판구가 완전히 닫히지 않거나 입구가 좁아져 혈액이 역류하여 생기는
병이다. 알코올중독, 급성관절염, 매독 등이 원인이 된다. 증세로는 호흡곤
란, 목 정맥확장, 하지 부종, 피부색 창백, 심장 비대, 상복부 압통 등이 발
생한다.

↝ **심근경색** 관상동맥에 혈전이 형성되어 심장근육이 혈액을 공급받지 못하
면 심장근육이 괴사한다. 관상동맥의 혈전(혈관속에서 굳은 핏덩이)은 동맥경화증
에 의해 생기는 경우가 많다. 징후는 동통발작, 혈압하강, 발열, 호흡곤란,
부정맥, 쇼크 등이 있다.

↝ **부정맥** 맥박이 불규칙하게 되는 증상으로 심장에 어떤 병이 생겼다는 증
상이므로 전문적인 진찰을 받아야 한다.

소장

● 소장의 생리기능

~ **소화된 음식을 받아 담고 영양분을 흡수한다** 소장은 십이지장, 공장, 회장으로 되어 있다. 소장에서는 췌장과 간장 등에서 분비되는 췌액, 담즙과 소장에서 분비하는 점액성 장액 등을 이용해 위장에서 넘어온 음식물을 완전히 소화한다. 이렇게 소화된 음식물은 간단한 분자로 분해되어 공장과 회장에서 분해된다. 소장에 이상이 발생할 경우 두통과 비슷한 증상을 느끼게 되며, 피로가 겹치고, 안구에는 붉은 피막이 흰자의 안쪽과 바깥쪽에 나타난다. 소장의 안을 싸고 있는 것은 2,500억 개에 달하는 상피세포인데, 센서세포에 의해 뇌나 척수와는 독립되어 독자적인 활동을 하고 있다. 따라서 소장을 작은 뇌라고도 부른다.

~ **맑은 것과 흐린 것을 가른다** 음식물의 영양성분을 흡수하는데, 이는 비장에 의해 심폐로 수송되며 온몸에 영양을 공급한다. 또한 음식물의 찌꺼기를 난문(작은 창자와 큰창자가 연결되는 부위)을 지나 대장으로 보내 체외로 배출하고, 수분은 신장의 기화기능(신진대사를 통해 음식물을 생산에너지로 바꾸는 것)을 통하여 방광에 보내 오줌을 만들고 요도를 통하여 체외로 배출한다.

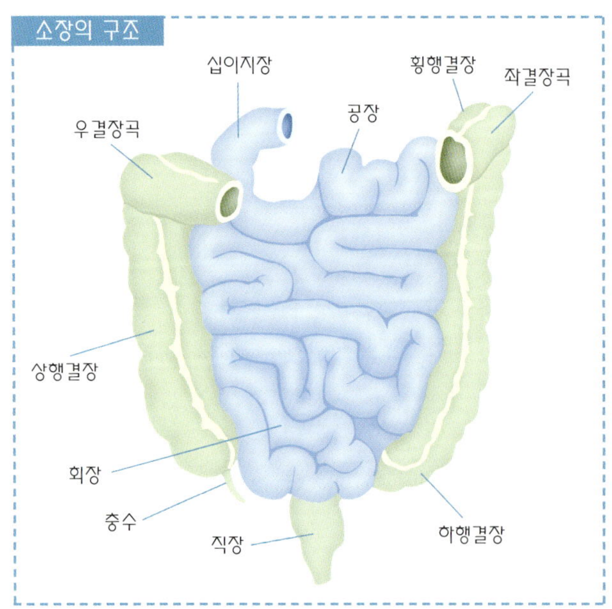

● 소장 이상 시 발생되는 질병

소장의 질환은 소장벽의 손상이나 근육층의 문제로, 장 운동에 이상이 있어 흡수장애가 발생하거나 복부의 적취(딱딱한 것이 뭉친 것)로 소장에 압박을 주어 소장기능이 저하된다. 이는 아무리 먹어도 살이 찌지 않거나 나약해 보이는 사람들에게 흔하다. 심한 경우에는 바나나 크기의 적취

가 복부 중앙을 가로지르는 경우도 있다. 이 경우 약손으로 기를 발사하면서
꾸준히 풀어 주면 해소가 된다.

위장

● 위장의 생리기능

⟿ **입에서 넘어온 음식물을 받아들여 소화시키는 기관이다** 또한 위액을 분비하고
수동운동을 하여 음식물을 장관으로 보내는 역할을 한다. 위가 수축이 될
경우 십이지장 또는 상행결장, 하행결장까지도 통증을 느끼게 하는 신경
세포의 집합체이다.

⟿ **통하고 하강하는 것을 주관한다** 음식물을 소장과 대장을 통해 체외로 배출
시키는 기능을 말한다. 이 작용에 이상이 있을 때는 탁기가 올라와 복부가
답답하며 배가 붓고 아프며 변비 등이 생긴다.

● 위장 이상 시 발생되는 질환

위에서 발생하는 질병은 급성 및 만성위염, 위궤양, 위산과다증, 위하수,
위암, 위산결핍증, 위확장, 위경련 등이 있다.

⟿ **급성과 만성위염** 위벽에 염증이 생기는 질환이다. 원인은 과도한 음주, 담
배, 불규칙적인 식사, 아스피린 같은 소염제의 과도한 복용, 약물 과다복
용 등이 원인이다. 윗배가 더부룩하고 압박감이 있다. 식욕이 떨어지고 명
치 밑에 압박감이 있으며 식후에 통증을 느낀다.

⟿ **위궤양** 위벽 혹은 십이지장에 생기는 궤양으로 헬리코박터균 감염이나 흡
연, 비위생적인 식사, 스트레스 등이 주요 원인이다. 산성인 소화액으로부
터 위벽을 보호할 수 있는 점액층이 손상돼 산이 염증을 유발하고 궤양을 발

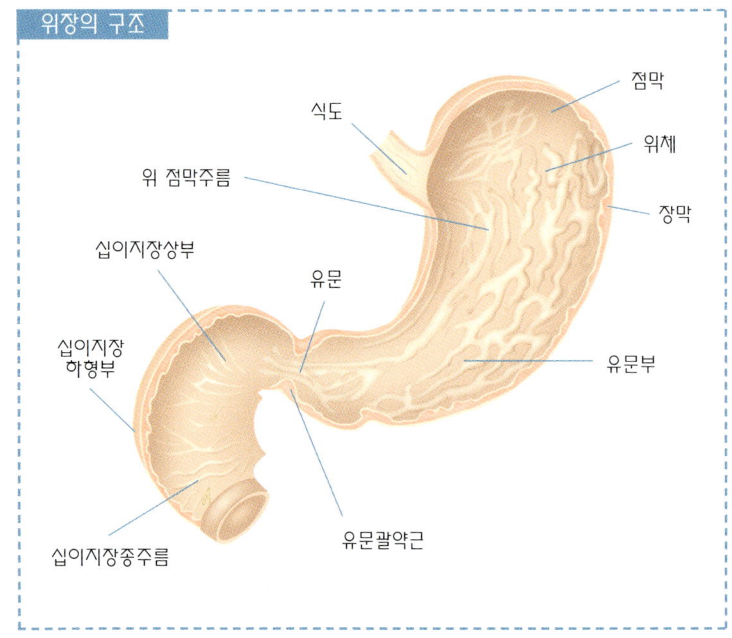

생시킨다. 주요 증상으로는 토혈, 구토, 위통이다.

⟶ **위하수** 위가 정상적인 위치보다 밑으로 처진 것으로 과식이 주원인이다. 위하수가 생기면 변비, 신경성 소화불량, 위무력증, 히스테리 등의 증상이 나타난다.

⟶ **위암** 위에 생긴 악성종양이며 우리나라 사람들에게서 폐암에 이어 두 번째로 발병률이 높은 질환이다. 위암의 증상은 상복부의 불쾌감, 식사 후 위의 통증, 식욕부진, 체중감소, 구토, 압통감, 팽만감 등이며 점차로 몸이 허약해진다. 구역질은 위암의 주요 증세이다. 말기에는 전신이 붓기 시작하며 복수가 차는 등의 증상이 나타난다.

비장

● 비장의 생리기능

⟶ **수곡의 운화를 주관한다** 이는 음식물의 소화 및 흡수기능을 말하는데 흡수는 소장의 기능이지만 비장의 도움 없이는 불가능하다. 수곡의 운화란 섭취한 음식물의 소화흡수와 이로 인해 얻어진 영양물질을 적절히 축적하거나 배출시켜 수분조절을 해 나가는 것을 말한다. 습, 담, 부종 등은 모두 비장의 운화기능(소화흡수 된 영양분을 몸에 퍼뜨리는 작용)에 이상이 생겼기 때문에 나타나는 증상이다.

〜〜 **혈을 통괄한다** 비장은 혈이 혈맥 내에서 흐르게 하고, 통제하며, 영양물질을 심, 폐, 눈, 머리 등으로 운반한다. 비장의 기능이 원활하지 못하면 현기증이 있고 내장하수 등을 일으킨다.

〜〜 **적혈구를 저장한다** 또한 혈구의 파괴, 항체의 생산, 임파구의 생산, 골수 내에서 혈구의 성숙을 억제하는 물질을 생성하는 등 면역과 자연치유에 중요한 장기이다. 또한 비장은 각 장기의 균형을 유지하고 흡수되는 영양물의 양을 조절하며, 필요 이상의 영양분이 흡수될 경우 불필요한 칼로리를 체외로 배출하는 역할을 담당한다.

〜〜 **몸의 살을 주관한다** 비장에 문제가 생기면 살이 여위고 무기력하면서 위축 증세가 일어난다.

● 비장 이상 시 발생되는 질환

비장에 이상이 있을 때는 땀이 많이 나는 것이 특징이다. 비장은 면역체계에 매우 중요한 역할을 하는 B세포를 만들고 B세포는 항체를 만드는 혈장세포가 된다. 면역 시스템에서 흉선을 사령부라고 하면 비장은 그 밑의 기간부대라고 할 정도로 자연치유에 중요하다. 또한 비장은 살을 주관하므로 비위가 실하면 비만증이 올 수 있다.

췌장

● 췌장의 생리기능

〜〜 **췌장은 십이지장에 연결되어 있다** 췌장은 간장 다음으로 큰 소화선이며, 소화에 필요한 여러 효소와 대사 작용에 필요한 인슐린 같은 호르몬을 생성하는 기관이다. 위장 뒤 척추뼈 앞에 가로 누워 있으며 머리는 십이지장에 둘러싸여 있고 꼬리 부분은 비장에 닿아 있다.

→ **외분비선과 내분비선 호르몬을 생산하는 역할을 한다** 외분비선이 만든 췌액은 담낭에서 생산하는 담즙과 결합하여 위산의 균형을 잡아 주고 소화흡수를 돕는다. 내분비선에서는 랑게르한스섬이라는 세포에서 인슐린 호르몬을 만들어 피 속에 보내 당을 조절하는 역할을 한다.

● 췌장 이상 시 발생되는 질환

췌장에 이상이 있을 때 나타나는 대표적인 질병이 당뇨병이다. 인슐린 생산이 모자라면 피 속에 당분이 지나치게 남아돌게 되어 당뇨병을 일으킨다. 당뇨병 환자는 눈 주위가 검으며 췌장혈이 죽어 있다. 췌장 기능에 이상이 생기면 급성췌장염, 만성췌장염, 췌석증, 췌장암을 일으킨다.

→ **급성췌장염** 혈관의 경화, 담석증, 알코올 중독 등이 원인이 되며, 살을 에는 듯한 동통이 특징이다. 지방이 많은 음식을 폭식하거나 폭음 후에 발병하는 사례가 많다.

→ **만성췌장염** 가벼운 췌장염이 반복되어 발병한다. 윗배가 몹시 아프고 메스꺼우며, 설사, 복부 가스 참, 동통 등이 2~3일간 계속된다.

→ **췌장암** 췌장암은 아주 드물게 나타난다. 상복부의 막연한 불쾌감, 명치 끝 통증이 있다면 의심해 본다. 체중감소, 소화장애, 식욕부진, 피로감 등이 나타난다.

삼초

삼초는 상초, 중초, 하초를 합하여 부르는 말로 육부 중 하나이다. 횡격막 위 부분을 '상초'라 하고, 심과 폐를 포괄하는 횡격막 이하로부터 배꼽까지를 '중초'라 하며, 비와 위를 포함하여 배꼽 이하의 이음까지를 '하초'라 한다.

삼초는 직접 뇌신경으로부터 명령을 받는다. 상초는 안개처럼 중초의 비위로부터 오는 수곡정미(마시고, 먹고 하는 일체의 음식물)를 받아들여 심폐의 선발작용과 분포기능을 통해 전신에 영양을 주고 기능을 유연하게 하는 작용을 한다. 중초는 물거품같이 수곡을 운화하고 기혈을 변화시키는 작용을 한다. 하초는 개천같이 신, 방광, 대장, 소장 등 장부가 노폐물을 배설하는 작용을 한다.

● 삼초의 생리기능

⟿ **원기를 통행시킨다**　삼초는 기가 승강 출입하는 길이고 기화하고 운행하는 장소이므로 전신의 기를 주관하고 기화의 기능을 관리한다.

⟿ **영양물질을 이동시킨다**　삼초가 전신의 기를 주관하면서 수곡의 운행에 중요한 역할을 한다.

● 삼초 이상 시 발생되는 질환

삼초에 이상이 있을 때는 정신분열증, 조울증, 신경증, 성격이상, 백혈병, 건망증, 기억상실증, 히스테리, 불면증 등이 나타난다.

심포

심포란 심장과 폐장이 서로 펌프질하고 호흡에 의하여 부딪칠 때 열이 발생하지 않도록 심장과 폐 사이에 있는 막으로, 육장에 속한다. 이를 관상동맥이라고 하는 경우도 있다.

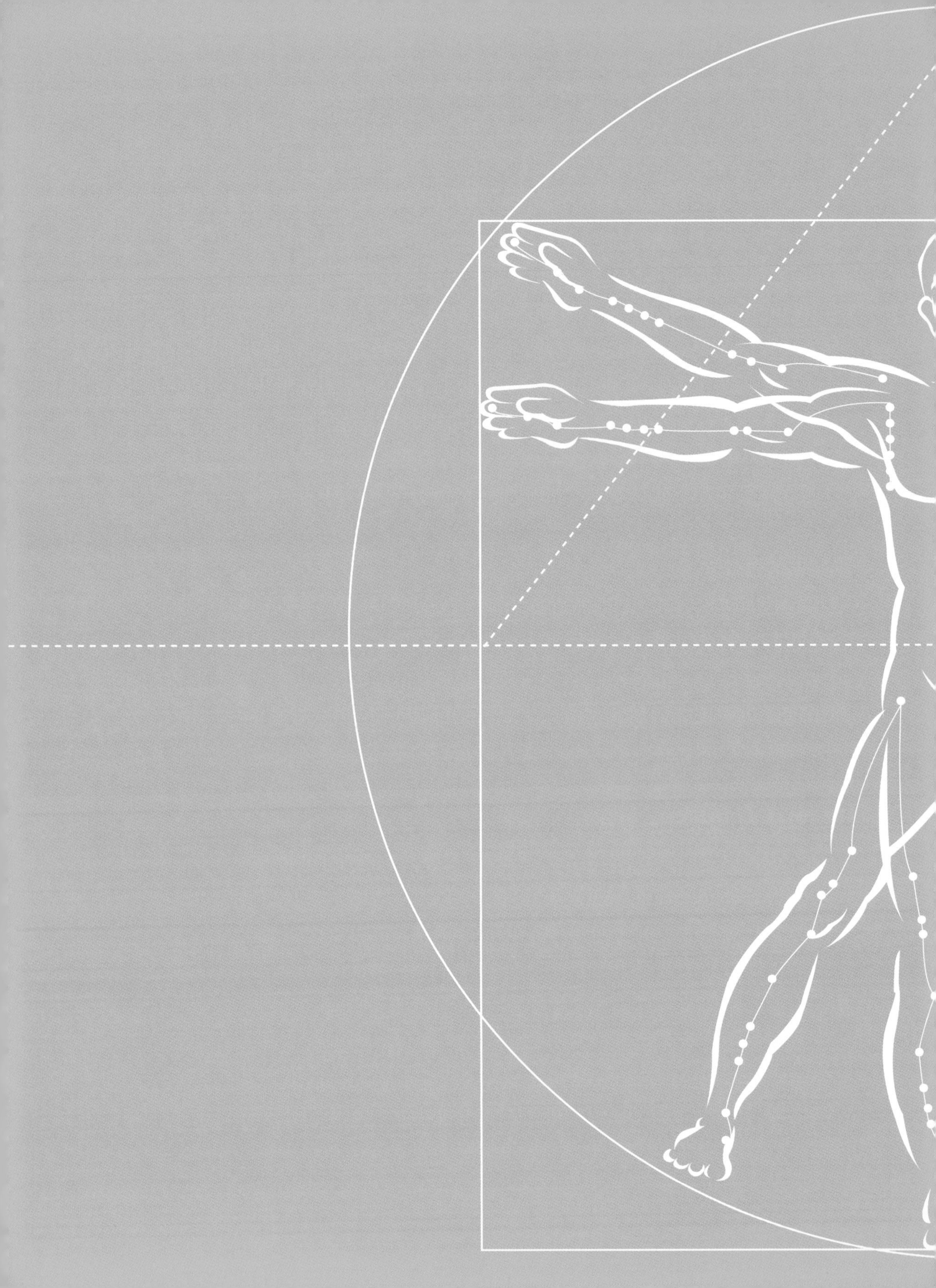

part 3

쾌장경락을 위한 준비

손이나 발로 장부를 직접 만져 어떤 이상이 있는지 진단하고, 나아가 치료까지 하는 신비한 쾌장경락마사지. 슬쩍 어깨너머로 배워서는 제대로 된 효과를 보기 어렵다. 본격적인 쾌장경락마사지를 하기 전, 몇 가지 수련법을 몸에 익혀야 한다. 기 수련법, 호흡 활용법, 전신 경락법, 에너지 증진법, 약손 강화법, 외기발사요법 등을 본격적으로 배워보자.

쾌장경락마사지를 위한 준비

● 육체적·정신적으로 건강하고 에너지가 충만되어 있어야 한다

쾌장경락마사지를 하려면 우선 육체적, 정신적으로 건강해야 하며 에너지가 충만해 있어야 한다. 손으로 치유하는 스포츠마사지나 경락마사지, 추나요법, 활법 등 각종 맨손 요법사들이 겪는 가장 큰 어려움과 문제는 자신의 건강을 돌보지 않아 나이가 들면 각종 질병에 시달리게 된다는 것이다.

특히 기를 운용하지 못함으로써 자신의 원기를 소모하여 신장에 병이 생기는 경우가 많다. 또한 건강하지 않은 몸으로 환자의 육체를 만져 치유는커녕 오히려 질병을 악화시키거나 심한 부작용을 일으키게 만드는 경우도 있다. 이러한 문제점을 해결하기 위해서는 자신을 단련시켜 항상 에너지가 충만한 상태를 유지하여야 한다. 또한 육체뿐만 아니라 정신적인 면, 영적인 면에서도 건강해야 하다.

● 신체와 근력 단련은 물론 정신적인 깨달음까지 추구한다

건강을 위한 운동이나 수련 프로그램은 매우 다양하다. 최근에는 인도의 요가부터 시작하여 우리나라의 단전호흡, 중국 기공 등 다양한 심신수련 프로그램을 일반인들도 쉽게 접할 수 있다.

이러한 수련 프로그램은 일반적인 운동과는 다소 차이가 있다. 수영이나 등산 등 일반적인 운동은 신체를 단련하고 근력을 단련하는 데 중점을 두지만 단전호흡, 요가, 기공 등은 육체뿐만 아니라 정신까지 단련시켜 궁극적으로 깨달음을 추구하는 데 목적을 두고 있다.

　최근 이와 같은 수련 프로그램이 붐을 이루는 것은 현대사회의 물질만능주의를 뛰어넘어 인간성을 회복하고 진정한 건강과 행복을 찾고자 하는 사람들이 점점 더 늘고 있음을 보여 주는 것이기도 하다.

● 강한 체력과 정신에너지를 보유하고 있어야 한다

　쾌장경락마사지를 하는 사람은 일반인들보다 더 높은 체력과 정신에너지를 보유해야 한다. 막힌 경락을 뚫은 다음 양질의 기가 흐르도록 하기 위해서는 마사지를 하는 사람의 에너지가 맑고 강해야 한다.

　그래야 아픈 사람을 치유할 수 있고 자신을 독소나 스트레스로부터 보호할 수가 있다. 그러므로 쾌장경락마사지를 하려는 사람의 길은 끊임없는 수련의 길이라고도 할 수 있다.

　이 파트에 소개하는 수련 프로그램은 마사지를 하는 사람들이 겪을 수 있는 여러 문제점을 근본적으로 해결해줄 수 있는 준비 수련 프로그램이다. 이 프로그램에 따라 꾸준히 수련하면 치유사뿐만 아니라 일반인들도 건강을 증진하고 질병을 예방하는 데 큰 도움을 받을 수 있을 것이다.

하단전에 원자로 만들기

원기의 생성

원기는 누가 만들어 주는 것이 아니다. 스스로 만들어야 한다. 원기를 만드는 원리는 들이마신 공기 속의 기를 아랫배에 농축하는 것으로, 이렇게 축적된 원기는 그 능력에 따라 두 배에서 수십 배 이상 수천 배까지도 증폭될 수 있다. 인간은 누구나 태어날 때부터 부모로부터 어느 정도의 원기를 받아 태어난다.

또 성장하고 활동하면서 원기를 만들게 된다. 즉 물건을 들거나 끌거나 메거나 할 때 아랫배에 힘을 주게 되는데 이것이 원기를 만드는 자연적인 방법이다. 그러나 생활이 편리하고 윤택해짐에 따라 아랫배에 힘줄 일이 점차 없어지는 실정이다. 과거에는 생활 속에서 자연스럽게 원기를 만들 수 있었으나 지금은 아래와 같은 훈련을 통해 의식적으로 원기를 만들어야만 한다. 다음은 〈대한전통기공회〉에서 전수하는 원기를 만드는 기공법이다.

원기를 만드는 기공법

* **긴장을 풀고 편안하게 정좌한다**
① 어깨의 긴장을 풀고 몸을 자연스럽게 한다.
② 양 손바닥을 무릎 위에 얹어 하늘을 향하게 한다.
③ 고개를 수직으로 세우고 얼굴 표정은 화기를 띠고 자연스럽게 한다.

＊ 허리를 천천히 앞으로 구부린다

① 머리를 서서히 30° 각도로 숙인다.

② 무릎 위에 얹은 손바닥은 그대로 둔다.

＊ 소변을 볼 때처럼 아랫배에 은근히 힘을 준다

＊ 공기를 천천히, 은근히 들이마신다

① 호흡을 하되 숨이 답답해져서는 안 된다.

② 아랫배(단전 부위)가 은근히 튀어나오게 한다.

③ 위 두 가지 동작을 동시에 행한다.

＊ 왼손은 주먹을 쥐어 아랫배에 얹고 오른손은 손바닥으로 왼쪽 주먹을 감싸 잡는다

그리고 구부린 허리를 조금 편 후 양손을 당기면서 다시 허리를 굽혀 "얏"
소리를 내며 기합을 넣으면서 원기를 축기한다.

＊ 손을 풀고 다시 손바닥이 하늘을 향하게 하여 무릎 위에 얹고서 서서히 허리를 펴면
서 조용히 코로 숨을 내쉰다

＊ 숨을 다 내쉬지 말고 약간의 공기를 남겼다가 가슴이 편한 상태가 되도록 숨을 약간
들이마시면서 아랫배에 은근히 힘을 주고 원상태로 되돌아온다

이 동작을 10회 정도 되풀이한다. 하루에 이 동작을 세 번만 해도 족하다.
원기는 외기를 들이마셔 아랫배 쪽으로 몰아 기합을 넣어 농축하면 된다. 여
러 번 하는 것보다 한 번의 동작이라도 정성껏, 정확하게 하는 것이 중요하다.
즉, 양보다는 질이 중요하다. 원기를 만들지 않고는 기를 배울 가치가 없다. 원
기를 만드는 것이야말로 기의 기본이요, 건강한 생활의 첫걸음이기 때문이다.

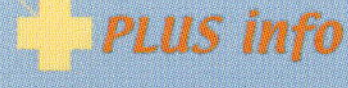

원기의 효과

원기가 100%가 되면 아랫배에 주머니가 생기고, 원기가 200~300% 정도가 되면 단전 부위
가 조금 단단해져 비지주머니같이 손에 잡힌다. 이때 수면시간은 5시간 정도. 원기가 500%
정도 되면 아랫배가 볼록 튀어나오고 단전 부위(원기주머니)가 더 단단해지며, 3시간만 자도
개운하다. 또 원기가 1000% 정도 되면 단전 부위가 돌덩어리같이 단단해지며, 1시간만 자도
거뜬하다. 이때의 신진대사는 평상시보다 10배 정도나 빨라진다.

축기법

하단전에 기 뭉치를 비교적 신속하게 만드는 방법이다.
먼저 하단전에 두 손을 포갠다. 이때 남자는 왼손이 밑
으로 오른손이 위로 가게 하고, 여자는 반대로 한다. 손
바닥 중앙의 노궁혈이 겹쳐지도록 해야 하며 노궁이
하단전에 가도록 해야 한다.

호흡은 단전체호흡으로 아랫배를 밖으로 밀면서 전
신의 땀구멍으로 호흡을 들이마시고, 아랫배가 들어가
면서 양손의 노궁혈로 숨을 내쉰다. 이렇게 함으로써 하
단전에 직접 기를 넣어 기를 쌓는다. 며칠 수련하면 하
단전에 땀이 많이 나고 하단전이 빨리 뜨거워져 단이
신속히 만들어진다.

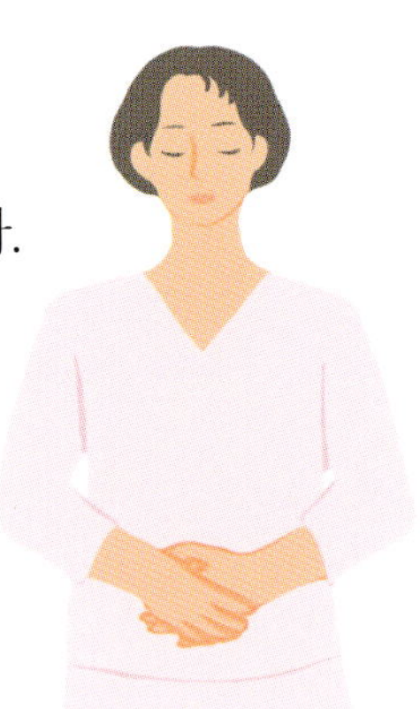

항문 기회전법

항문 기회전법은 우리 민족 고유의 심신수련법
인 국선도의 축기법이다. 단전호흡과 병행하면 축
기에 큰 도움이 되는데, 단전호흡으로 원기를 축적
해 항문을 조이면서 하단전에 단전을 만들고 단전
을 단단하고 튼튼하게 한다. 소주천, 대주천의 기초
가 되는 수련법이라고 할 수 있다.

수련하는 요령은 단전호흡으로 호흡을 크게 들
이마신 후 정지 상태에서 회음, 장강, 명문, 단전, 회
음 순으로 항문을 조이면서 기를 말아 준 후 호흡을
내쉬면서 항문을 풀어 준다.

제신공법

　제신공은 신장을 강화할 뿐만 아니라 회음을 단련하여, 백회를 통해 들어온 기가 회음을 통해 빠져나가지 않게 하기 때문에 항상 원기왕성하게 살아갈 수 있는 장수의 밀법이다. 회음이 강화되면 죽고 싶어도 죽을 수 없다고 한다. 몸속에 진기가 밖으로 빠져나가지 못하기 때문이다. 하루에 1~2회 정도의 수련만으로도 효과는 매우 높다. 단, 첫 수련 시에는 20회 이상을 초과하지 말아야 한다. 일반적으로 격한 운동을 하여도 내장은 1~3cm 움직이나 제신공은 3~5cm 정도로 내장이 움직일 정도로 격렬한 운동이기 때문이다.

● 제신공 수련법

⇝ **방법** 바르게 선 자세에서 숨을 들이마시면서 항문과 음부를 신장까지 끌어올린다. 호흡을 들이마실 때는 배를 뒤로 당기는 역복식 단전체호흡을 한다. 최대한 호흡을 끌어올린 다음 호흡을 내쉬면서 가볍게 내려놓는다.

⇝ **효과**
① 신장이 튼튼해지고 신염 치료에 특효가 있다.
② 오장육부가 마사지되어 건강해진다.
③ 생식기가 튼튼해지고 활력이 생겨 일체 생식기 계통의 질병이 치료되며 회춘한다.
④ 상체의 양기가 새어나가지 못하므로 장수한다.

복부기공법

　손가락으로 배꼽을 눌러 물리적인 자극을 가하면서 허리를 굽히며 호흡을 조절하는 오장육부 정화운동이다. 이 운동을 하면 장의 운동이 원활해져 소화기계의 모든 장기가 활성화된다. 즉, 장벽 내의 혈액순환을 촉진시키는 것이다. 이를 '문맥순환(소화기관에서 모아진 정맥혈을 간으로 보내는 피의 흐름)'이라고 한다.

● 복부기공 수련법

➤ **방법**

① 양 무릎을 꿇고 정좌한다.

② 두 손의 장지로 배꼽을 3~4회 눌러 준다.

③ 두 손의 장지를 배꼽 부위에 댄 채 아랫배에 은근히 힘을 주면서 허리를 45°까지 천천히 굽힌다. 이때 아주 천천히 코로 숨을 들이마신다.

④ 두 손의 장지를 배꼽에 댄 채 허리를 45° 각도로 굽힌 후 숨 들이마시기를 잠깐 멈추었다가 허리를 앞쪽으로 45° 각도 더 급하게 굽히면서 입과 코로 숨을 다 내뱉어 버린다. 이때 허리는 전부 90° 각도로 굽혀지게 된다. 두 손의 장지는 배꼽을 힘껏 눌러 엄지 외의 네 손가락이 배 안으로 들어갈 정도까지 만든다.

⑤ 허리를 천천히 펴면서 숨을 들이마신다.

⑥ 거의 정상으로 돌아왔을 때 숨을 내쉬면서 아랫배에 힘을 주고 가슴을 펴 한 동작을 끝낸다. 이 운동은 한 번에 10회 정도 하는 것이 이상적이다.

➤ **효과** 이 운동을 통해 문맥의 혈액순환이 원활해지면 몸 전체의 혈압이 하강되어 뇌압이 없어짐으로써 정신이 맑아진다. 또한 장벽의 혈액순환이 원활해지면서 대변 배설 작용을 강화시켜 직장 내의 숙변까지 제거해 준다. 그리고 체내에 축적되어 있는 노폐된 기체(바람), 즉 독가스를 체외로 배출시킨다. 이때 발가락 사이로 바람이 빠지면서 역한 냄새를 풍기기도 한다(발가락 냄새).

이처럼 숙변이나 노폐 기체인 독가스까지 체외로 배설시키면 신진대사 또한 원활해진다.

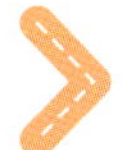 # 호흡 활용하기

단전호흡 | 오장육부를 강화하고 축기에 도움이 된다

배꼽 밑 3cm 기해혈을 중심으로, 호흡을 들이마실 때는 배를 볼록하게 앞으로 내밀고 내쉴 때는 배를 뒤쪽 신장 방향으로 당기면서 호흡하는 것을 '단전호흡'이라고 한다.

처음 한 달 정도는 5초간 들이마시고 5초간 내쉬기를 반복하여 기초를 다진 후 〈5초간 들이마시고 5초간 정지, 5초간 내쉬고, 5초간 정지〉를 한 사이클로 20초 호흡을 한 달 정도 연습한다. 이 과정이 숙달되면 10초간 들이마시고 30초 정지, 10초간 내쉬는 호흡법을 연습하도록 한다. 이 과정까지 숙달되면 1분대의 호흡도 가능하다.

단전호흡은 내장을 안마하고 하단전을 강화함으로써 단을 형성하는 데 가

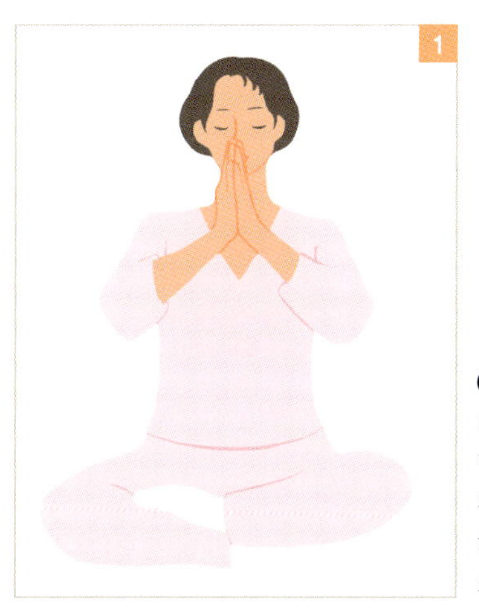

❶ 경건한 마음으로 합장하는 자세를 취한다. 이때 하단전에 모든 의식을 집중한다.

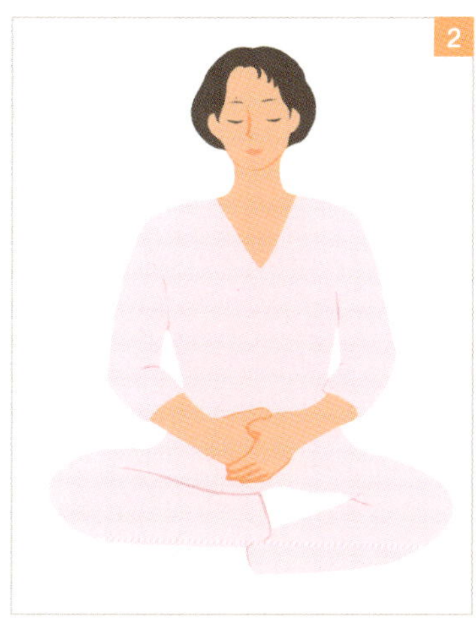

❷ 양손바닥을 포개 노궁혈을 단전에 두고 5초간 숨을 들이마셨다가 5초간 정지하고, 5초간 숨을 내쉰 다음 5초간 정지한다.

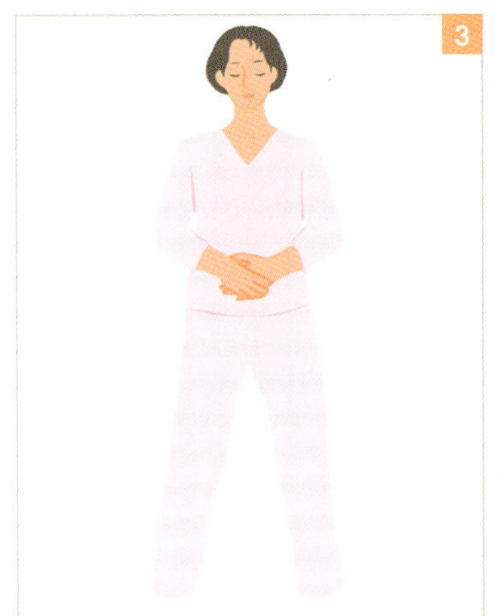

⬆ 발은 어깨너비로 벌리고 단전에 두 손을 포갠 후 수련한다.

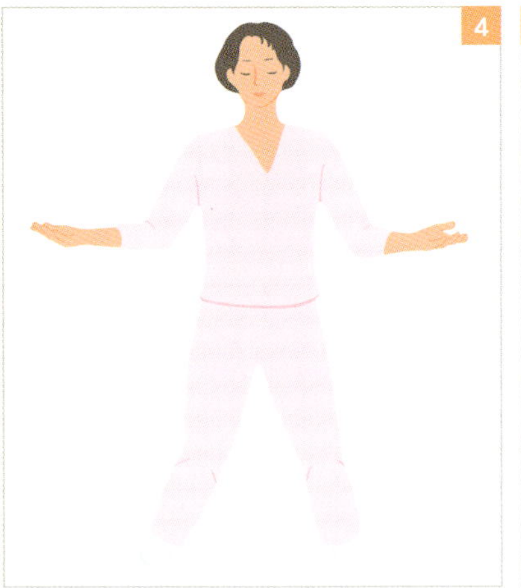

⬆ 양발을 어깨너비로 벌리고 양손바닥이 하늘로 향하게 하여 수련한다.

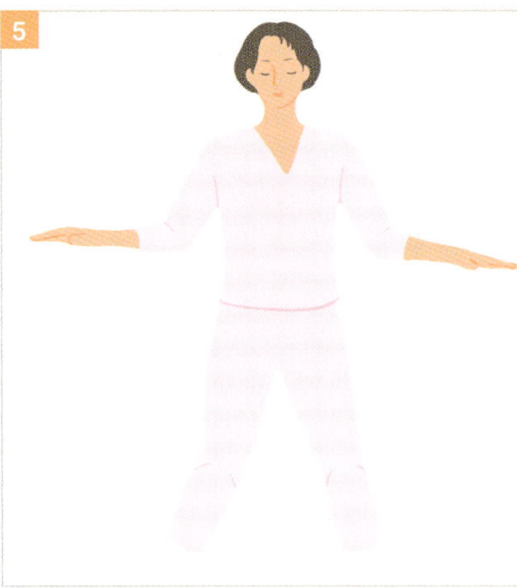

⬆ 양발을 어깨너비로 벌리고 양손바닥이 땅을 향하게 하여 수련한다.

장 효과적인 방법으로, 나중에는 피부호흡으로 발전되어 자신도 모르게 초능력자가 될 수도 있다. 한 동작에 10분씩 연속동작으로 자세를 취하면서 단전호흡을 하거나 매동작 각각 실정에 맞도록 수련한다.

피부호흡 | 건강을 회복하고 초인적인 힘을 기른다

피부호흡은 전신 모세공호흡이라고도 하며 고차원의 호흡법으로 자신의 건강을 지키고 외부의 독소나 사기로부터 자신을 보호하기 위해서, 치유사라면 반드시 수련해야 하는 중요한 부분이다.

피부호흡은 온몸에 있는 8만4,000개의 모세공으로 호흡을 하는 방법으로 처음에는 잘 되지 않으나 며칠만 수련하면 땀구멍을 통해 기가 출입하는 것을 누구나 느낄 수 있다. 호흡에서 중요한 것은 의념이다. 의념을 통해 들숨에는 우주의 기가 들숨에 나의 땀구멍으로 들어오고, 날숨에는 몸속의 독소, 사기, 불필요한 기가 체외로 배출된다고 생각하면서 호흡을 하노라면 저절로 피부호흡을 하게 된다.

풍호흡 | 암 치료 및 난치병 예방에 탁월하다

암 치료에 효과가 탁월한 것으로 알려진 풍호흡은 호흡을 두 번 마시고 한 번 내쉬는 호흡방법이다. 코로 두 번 들이마시고 입으로 한 번 내쉬는데 들숨과 날숨의 시간은 같아야 한다. 들숨과 날숨은 평행이 되어야 하는데 들숨이 많고 날숨이 적으면 트림을 하거나 방귀가 나오고, 날숨이 많고 들숨이 적으면 딸국질이 난다.

걸으면서 호흡하는 것도 좋은데 '흡-흡-호'하고 한 발 한 발 걸으면서 호흡한다. 이렇게 호흡하면 약간의 소리가 난다. 걸으면서 호흡할 경우 머리가 정면에 있을 때 '흡-흡' 하고 머리를 옆으로 돌리면서 '호-' 한다. 발은 뒤꿈치부터 딛고 엄지발가락으로 무게중심을 옮겨 간다. 이렇게 하면 간장과 비장이 동시에 강화된다. 팔은 외기를 모아 단전과 신장으로 끌어오는 동작을 한다.

풍호흡은 우거진 숲속 등 산소가 많은 곳에서 하면 더 좋다. 풍호흡을 하면 중추신경으로 하여금 흥분된 부위는 잠시 억제시키고, 너무 억제된 부위는 잠시 흥분되게 하여 평형을 조절해 준다. 산소 소모량을 감소할 수 있고, 대량으로 공기를 들이켜 산소를 보충함으로써 신체 내부에 산소를 충분히 불어넣을 수 있을 뿐만 아니라 혈액순환 개선에도 좋다.

또한 연습 도중 산소 소모량을 감소시켜 양화반응(좋은 반응) 체계를 다시 세우고 탄기(연탄이나 석탄가스의 기운)를 낮춤으로써 파괴된 전자망을 다시 이어놓아 파괴된 미성숙세포인 암을 정상세포로 환원시켜 암을 치료하는 데 도움을 주게 된다.

전신 경락 뚫어 주기

소주천 수련

소주천 수련은 기초적인 체력을 단련하는 데 매우 중요한 역할을 할 뿐만 아니라 성 에너지 배양과 활용에도 매우 중요하다. 소주천을 무시하고는 건강이나 성 에너지를 논할 수 없을 정도로 그 효과가 크다. 과거에는 100일 축기 과정을 거친 후에야 소주천을 시도하였으며 몇 년을 수련해도 소주천이 개통이 안 되는 경우가 많다. 이는 수련법을 잘 모르기 때문이다. 여기에 소개하는 방법으로 수련하면 빠른 시일내에 소주천의 막힌 회로를 열 수 있다.

● 소주천의 의미와 중요성

소주천 회로는 몸의 다른 부위에 활기찬 기를 공급하는 거대한 저수지다. 소주천 회로는 먼저 기경팔맥에 기를 공급한다. 그 다음으로는 12경맥에 기를 공급한다. 따라서 소주천 명상을 하면 몸 전체에 기를 공급하게 되는 것이다.

소주천은 사춘기까지는 깨끗하고, 열려 있다. 성인이 되면 각종 스트레스로 회로가 막히게 된다. 소주천 회로를 다시 열면 에너지 소비효율을 높이고 부족해진 기를 보충해 줄 수 있다.

모든 양의 경락은 '독맥'과 연결되어 영향을 받는다. 독맥을 통한 기의 흐름이 강하면 6개의 양경락도 많은 에너지를 받게 된다. 독맥은 회음에서 시작하여 미골 끝으로 간다. 다음은 척추의 중앙선을 따라 장강, 명문, 대추, 머리의 옥침혈을 지나 정수리의 백회에 이른다. 다시 이마 앞의 상단전을 지나 코 중앙의 인중혈과 입술 위의 태탄혈까지 연결된다.

'임맥'은 음의 통로다. 6개의 음경락은 임맥에 연결되어 있고 임맥에서 에너지를 받는다. 임맥과 독맥은 양쪽 끝에서 연결되어 있다. 임맥과 독맥은 연결되어 하나의 완전한 순환로를 이루는데 이것이 바로 '소주천'이다.

임맥은 입술 아래 승장혈에서 시작하여 가슴의 전중혈, 하단전을 지나 회음까지 연결된다. 소주천을 유통시키면 몸이 건강하고 기가 충만해지며 소주천 회로에 있는 혈자리들이 장기와 내분비선에서 넘쳐 나오는 에너지를 받아들인다. 이 에너지가 순환하면서 에너지가 적은 혈자리를 충전해 준다. 이를 통해 인체의 에너지를 조화롭게 만든다. 임맥과 독맥의 모든 혈들이 충분히 활성화되면 대주천으로 자연적으로 연결된다.

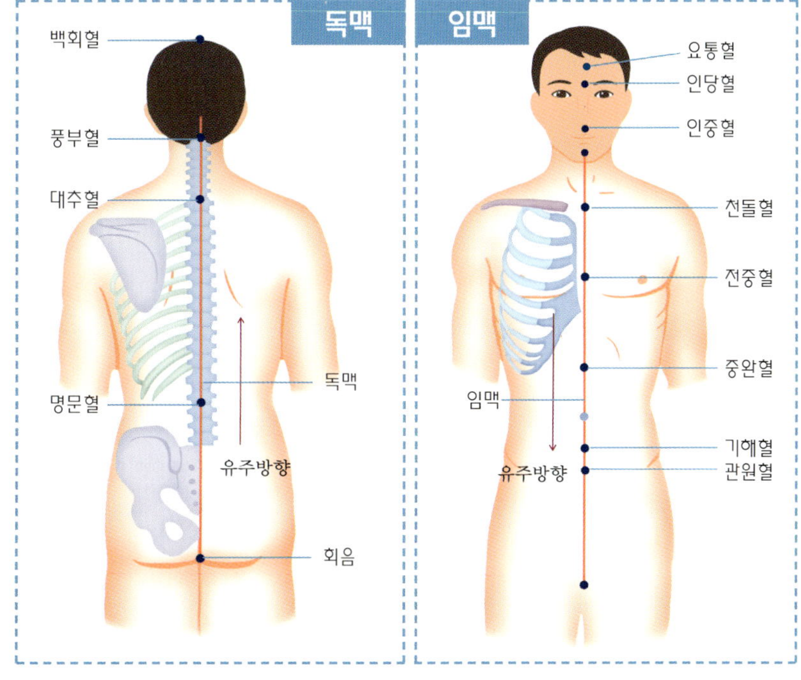

● 소주천 수련의 효과

소주천은 기경팔맥 중 독맥과 임맥을 뚫어 주는 수련으로 소주천을 통과하는 주요 혈, 하단전에 단을 형성하는 취기법, 기를 축기하는 축기법을 병행하여 수련하면 누구나 빠른 시일내에 소통이 가능하다.

소주천 수련은 자신의 기장을 높여 건강을 회복하거나 유지하는 데도 필요할 뿐만 아니라 기 치유, 성 도인술을 위한 환정보뇌(밖으로 나가려는 정액을 되돌려 뇌를 보강한다는 의미) 등에도 필수적인 수련법이다. 때문에 소주천을 수련하지 않고 성 도인술이나 기 치유, 수련을 한다고 하는 사람들은 기의 신비한 비밀을 이해하지 못한 사람들이라 할 수 있다.

〈수련 효과〉

→ 임맥과 독맥이 열려 전신의 경락이 소통됨으로써 건강한 체질로 변모된다.

→ 하단전의 정 에너지가 뇌를 자극하여 막힌 뇌를 뚫어주어 건강한 뇌로 변모되며 뇌가 젊어지고 집중력과 업무성과가 극대화된다.

→ 에너지장이 강화되어 기치유능력이 개발된다.

→ 대부분의 난치병이 저절로 치유된다.(암은 대주천이 활성화되어야 한다)

→ 신장의 차가운 기는 머리로 가고, 심장의 뜨거운 기는 아래로 내려오는 수승화강작용이 저절로 발생하여 근본적인 건강을 회복하게 된다.

→ 조루 등 성기능이 회복된다.

→ 나이가 든 사람은 청춘을 회복하게 되고 나이가 어린 사람은 아름다운 몸매와 피부를 갖게 된다.

→ 송과체가 자극되어 특수능력이 개발된다.

소주천 완성은 수련인으로 볼 때 가장 작은 산을 하나 넘는 것에 불과하다. 앞으로 대주천, 빛수련 등 넘어야 할 수련의 단계가 많이 있다. 하지만 건강차원에서 소주천의 효과는 매우 높다고 할 수 있다.

● 소주천 주요 혈 찾기

소주천 수련을 하면 임맥과 독맥을 열어 주는 효과뿐만 아니라 인체에서 가장 중요한 경혈을 열어 주어 특이공능을 갖게 해 준다. 소주천의 9개 혈은 상체의 임맥과 독맥 선상에 있다. 경혈은 태양에너지와 우주에너지와 신비스러운 접촉이 이루어지는 곳이다. 이곳의 주요 혈이 막히면 관련된 장부나 기관에 치명적인 질병을 일으킨다. 소주천 수련을 할 때는 임맥, 독맥뿐만 아니라 반드시 9개 혈을 열어 주는 수련을 병행해야 소주천 개통에 의미가 있다.

먼저 9개의 주요 혈을 이해하는 것이 중요하다. 이해 없이 수련하면 목적의식이 없어 효과도 미미할 수밖에 없다. 그러므로 수련을 할 의도와 목적을 분명히 하는 것은 매우 중요하다.

9개 혈을 개통시키는 방법은 9개 혈에 잠시 의념을 머무르면 된다. 소주천 수련은 점을 선으로 연결해 주는 과정이라고 할 수 있다. 하단전에서 시작하여 주요 혈에 의념을 주고 잠시 머무르면서 다음 혈로 이동하는 식으로, 점을 선으로 연결하는 것이다

● 소주천 9개 주요 혈

하단전　온몸의 기가 들어오고 백병을 치료하는 혈이다. 하단전은 외하단전과 내하단전으로 구별한다. 외하단전은 배꼽 아래 4cm에 있으며 임맥이 통과하는 지점이다. 내하단전을 가로로 보면 배꼽과 신장의 중앙 부위에 있으며 중맥선상에 있다. 내하단전에 기를 모으고 기를 돌릴 때는 외하단전으로 운행해야 한다.

내하단전을 세로로 보면 배꼽, 명문, 회음혈 사이의 공간에 있는데, 이곳에는 선천지기(태어날 때 부모에게 받은 기)가 있으며 외부에서 끌어온 주요 에너지를 다시 저장할 수 있다. 이 과정을 '축기'라고 한다.

하단전은 임맥, 독맥, 충맥의 경락이 흐르기 시작한 출발점이며 곧 12정경의 뿌리로 호흡과 삼초의 근원으로 남자들에게는 양기를 기르는 곳이며, 여성들에게는 임신을 할 수 있게 하는 곳이다. 따라서 하단전을 수련하면 질병 예방과 질병 치료에 탁월한 효과가 있다.

하단전은 앞으로는 배꼽과 통하고 뒤로는 콩팥과 통한다. 또한 하단전은 몸의 중심선 근처에 있는 대동맥과 연결되어 있으며, 하복부의 주요 림프절과 연결되어 있어, 림프순환에도 매우 중요한 역할을 한다.

게다가 하단전은 정·기·신의 인체 3가지 보물 중 정에 해당되며 기뭉치인 단을 형성할 수 있는 장소이다. 이곳에 단이 형성되면 젊음을 찾고 장수에 큰

도움이 된다. 소주천 수련 시 이곳에 기뭉치인 단을 형성해야 한다. 단을 형성하는 과정을 '축기' 라고 하며 과거에는 단전호흡 등 내기를 통해 축기를 했으므로 많은 시일이 소요되었으나 외부의 기를 이용하여 기 채집 후 축기를 하면 빠른 시일내에 단을 만들 수가 있다. 하단전에 단을 만들지 않고 소주천을 돌리는 것은 빈솥에 불을 지피는 것과 같다.

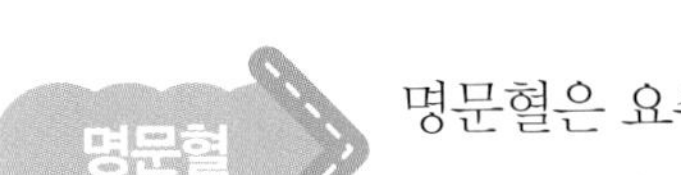

회음이 약하면 위의 기가 내려가기 때문에 몸이 약해지고 회음이 강하면 신장이 튼튼해진다. 회음혈은 성기와 항문 사이에 있다. 회음은 정수리, 용천, 배꼽, 미골에 이르기까지 인체의 상, 하, 전, 후를 연결하고 있으며, 정수리와 연결된 통로에는 천기가 들어온다. 용천과 연결된 통로에는 지기가 흐르고 내하단전에는 인체의 원기가 흐른다.

회음은 강화되면 기가 모이고, 약해지면 기가 흩어지는 혈로 건강에 매우 중요한 혈자리다. 남성의 전립선이나 성기능장애를 해소하려면 회음을 열어야 한다. 요가에서는 회음을 쿤달리니가 일어나는 곳이라 하여 중요한 자리로 여기고 있다. 회음은 수련 시에 항상 열어두어야 한다. 앉아서 수련할 때는 방석의 뒷부분을 두텁게 하여 회음이 노출되도록 해야 한다. 회음이 강화되면 죽고싶어도 죽을 수 없는 장수체질로 바뀌게 된다. 몸의 기가 밑으로 빠져 나가지 않기 때문이다. 항문의 기회전법과 회음마사지, 회음 두드리기는 회음을 강화하는데 효과적이다.

사람의 꼬리뼈 끝 부분 즉, 독맥이 시작되는 부위를 '미려혈' 이라 한다. 미려혈에는 12개의 신경이 있는데 지기와 연결되어 있다. 또한 천골과도 연결되어 있으며 천골펌프가 있는 곳이다. 이곳이 활성화되어야 척추를 타고 하단전의 에너지가 강력하게 뇌로 올라가게 된다. 신경과 교감신경이 집중적으로 흐르는 곳으로 균형감각을 느끼게 한다.

명문혈은 요추 2~3번 사이에 위치하며 양옆에는 신장이 있다. 왼쪽 신장은 차가운 음기를 만들고 오른쪽 신장은 뜨거운 양기를 만든다. 두 신장이 함께 모여 음양의 균형을 잡게 된다. 신장은 성에너지를 저장하고 피를 정화하는 기능을 한다.

명문은 오장육부의 기를 공급하는 곳으로 명문이 막히면 대추가 막혀 질병이 발생한다. 이곳에는 선천적인 기가 모여 있기 때문에 명상을 통해 선천의 기를 재충전할 수 있다. 따라서 명문을 신장 센터, 생명의 문이라고도 한다. 신장은 야망과 의지의 근원이다. 신장이 약하면 추진력과 개성이 약하다.

신장은 원기의 일부를 저장하고 있다. 하늘과 우주의 에너지가 배꼽으로 들어올 때 배꼽을 통과한 에너지는 신장으로 가서 다시 회음으로 내려간다. 그 후에 에너지는 배꼽, 신장, 회음 사이에 있는 지점에 저장된다.

대추혈 대추혈은 경추 7번 아래에 있다. 이 혈은 상반신과 하반신의 에너지가 만나는 곳이다. 다리의 양의 경락과 독맥이 만나는 곳이고 손과 다리의 신경이 만나는 접합부이기도 하다. 이곳이 막히면 에너지가 높은 곳으로 올라가지 못하고 다시 손과 다리로 돌아간다. 그렇기 때문에 수련 중 이 부분에 특히 집중을 해서 기가 위로 올라가도록 해야 한다. 머리의 혈이 열리지 않은 채 이곳이 열리면 팔로 에너지가 분산되므로 주의한다.

대추혈은 스트레스에 민감하다. 스트레스를 받으면 대추혈이 혹처럼 커지기도 한다. 대추혈 바로 옆에 있는 풍문혈을 통해 외부의 사기가 들어오므로 이곳을 수시로 문질러 주면 각종 바이러스의 침입을 막아 감기 등도 예방된다.

옥침혈(소뇌) 경추 1번 위, 두개골 밑 부분이 시작되는 곳이 옥침혈이다. 옥침혈은 대뇌에 에너지를 공급하는 혈로 이곳이 막히면 각종 뇌기능이 떨어지게 된다. 옥침혈은 소뇌와 연수가 위치해 있는 곳으로 호흡, 근육조절, 심장박동을 조절한다.

소주천 수련 시 옥침혈이 막히면 머리가 무겁고 두통이 발생하게 된다. 이때 후두골 이완마사지를 통해 후두골과 경추 1번 사이의 협착된 곳을 이완시켜주면 해소가 된다. 다른 방법으로는 손바닥의 노궁혈로 옥침혈을 툭툭 치면서 두드려주면 옥침혈이 열리게 된다. 옥침혈이 열리게 되면 대뇌로 하단전의

에너지가 들어가게 되므로 뇌력이 생기고 막힌 혈이 뚫리게 되어 수련이 급속
도로 진전된다. 평소에 턱을 당겨주는 생활을 하면 옥침혈이 열려 뇌가 건강
해진다.

백회혈은 하늘에서 기가 들어오는 문, '천문'이라고 한다. 태어나서 18세까지는 우주공간의 기가 자연적으로 들어오기 때문에 큰 질병이 없다. 하지만 18세 이후에는 백회가 닫혀 자연 에너지가 들어오지 못하므로 난치성 질병에 노출이 된다. 백회는 두뇌 해부학상 대뇌피질체지각령과 같은 위치에 있다.

백회는 두뇌 중앙의 상단전인 송과체와 연결되어 있으며 아래로 중단전, 하단전, 회음까지 일직선으로 연결된다. 예로부터 많은 수련인들은 백회혈을 열어 우주의 기를 몸에 받아들이고 특히 상단전에 자극을 줌으로써 천목을 열었다. 백회가 열리면 우주의 에너지가 몸속에 충만해지기 때문에 각종 난치병과 불치병이 자연히 치유되고 건강을 회복하게 된다.

두 눈썹 사이에서 한 치 위에 위치하며 하늘의 눈이라고 하여 천목혈이라고도 부른다. 이곳은 뇌하수체, 송과체와 밀접한 관련이 있다. 음성세계를 보고 미래를 예측하는 능력은 이곳의 개발과 밀접한 관련이 있다. 상단전은 송과체와 직접 수직으로 연결되어 있기 때문에 중요하다. 송과체는 상단전에서 머리 중앙으로 수직으로 그은 선과 백회에서 밑으로 수직으로 그은 선이 만나는 가운데 지점에 있다. 상단전을 개발하려면 천문도 동시에 열려야 한다.

중단전은 양 젖꼭지 중앙에 있는 혈로 심장혈이라고도 한다. 경혈로서는 전중혈에 해당된다. 대부분의 현대인들은 중단전이 막혀 있는데, 경쟁하듯 사는 삶의 결과라고 볼 수 있다. 인정이 메마르고 인간미가 없는 사람이나 그런 사회일수록 중단전이 막히게 된다.

이곳을 열려면 단순히 물리적인 자극뿐만 아니라 마음의 세계가 열려야 한

다. 이곳을 엄지손가락으로 지그시 누르면서 시계 반대 방향으로 돌려 주면 통증을 어느 정도 해소할 수 있으나 근본적인 치유를 위해서는 자연과 우주, 타인에게 사랑의 마음을 갖는 것이 중요하다. 이곳의 정체가 해소되면 대부분은 부정적인 감정에너지가 사라지며, 그 부정적 감정도 해소된다. 사랑, 기쁨, 행복, 정직, 존경 같은 미덕은 심장의 아주 중요한 특성이다. 심장을 열려면 이런 미덕을 다른 사람에게 표현해야 한다. 미덕은 명상을 통해 개발할 수 있다.

여성들에게는 성 에너지, 월경주기, 정신적인 성장과 밀접한 관련이 있다. 심장혈은 사랑의 자리이고, 우주적 사랑의 에너지와 연결되는 장소다. 이곳에 내적인 충만과 균형이 생긴 후에 다른 사람에게 에너지를 주어야 정신적으로 건강해진다. 질병 및 감염과 싸우는 백혈구 생산을 촉진하는 흉선도 이곳에 있으므로, 심장의 혈을 열기 위해서는 흉선을 잘 마사지해야 한다. 여성의 경우 월경 시 하단전 수련은 피한다. 출혈량이 많고 생리기간도 오래 가며 빈혈과 저혈압이 생길 수 있기 때문이다.

위에서 살펴본 9개 혈은 소주천 수련을 할 때 가장 핵심적일 혈로서 소주천 수련을 하면 저절로 열리게 된다.

● **소주천 수련법**

소주천 수련은 잠자는 시간을 이용하는 것이 가장 효과적이다. 잠자는 상태는 무념무상의 상태이기 때문이다. 이 방법은 수련하면 잠자다가 신선이 된다고 해서 '신선공'이라고 불린 밀법이다. 소주천 수련을 할 때는 반드시 쾌속 기 채집이나 축기법을 통해 하단전에 기 뭉치가 형성되어 있어야 한다. 수련시간은 취침 시간에 맞추면 된다. 밤 11시부터 아침 6시까지 취침하는 경우를 예로 들어 보겠다.

먼저 편안한 자세로 누워 혀를 입천장에 붙이고(이 동작은 임맥과 독맥을 연결하는 중요한 자세이다) 다음과 같은 절차에 의해 수련한다.

〈 수련 방법 〉

① 밤 11시부터 오전 6시까지 주천(독맥에서 임맥으로 혈을 돌리는 것)을 하겠다고 생각한다.

② 하단전에 커다란 불덩어리를 상상한다. 임맥과 독맥을 연결하는 경락이 둥그렇게 이어져 있다고 생각한다. 하단전 – 회음혈 – 미려혈 – 명문혈 – 대추혈 – 옥침혈 – 백회혈 – 상단전 – 중단전 – 하단전 순으로 의념을 주면서, 하단전부터 주요 혈마다 약간의 의식을 머물면서 커다란 불덩어리를 독맥과 임맥을 따라 돌린다. 누구나 2~3회 정도 소주천을 돌리면 저절로 잠이 들게 된다.

③ 사전에 프로그램을 입력하였기 때문에 잠이 든 후에도 경락주천은 저절로 계속된다.

④ 아침에 깨어나면 잠을 잤다고 생각하지 말고 1~3분 정도 주천을 돌렸다고 생각하고 의념이 오면 마무리공을 한다. 그러면 7시간 주천을 돌린 것이 된다. 마무리공은 심호흡을 3회 실시하면서 하단전에 기를 모으는 것을 말한다. 마무리공을 하지 않으면 수련한 기(氣)가 대지로 흩어져 버리므로 공이 오르지 못한다.

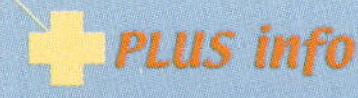

PLUS info

암 예방하는 타액 삼키기 수련

소주천 수련을 할 때 혀를 입천장에 붙이면 임맥과 독맥이 연결되어 에너지가 강화된다. 이런 이유로 혀를 '기의 다리'라고 하여 '기교'라고도 한다. 수련을 할 때나 평상시에도 항상 혀를 입천장에 붙이고 생활하면 건강에 큰 도움을 얻을 수 있다. 혀를 입천장에 붙이면 침샘을 자극하여 침이 많이 나오게 된다. 특히 혓바닥 아래에서 나오는 타액은 감로수, 자가수라고 하며 인체에서 가장 중요한 약이라 하였다.

황제내경에서는 타액을 백맥과 혈액을 여는 시작이며 얼굴색이 좋고 치아나 머리카락을 좋게 한다고 하였다. 수련할 때 나오는 타액을 세 번 나누어 하단전으로 삼키고 의념으로 하단전에 집중하면 타액이 정액으로 변한다. 이를 연진화정(練津化精)이라고 하는데, 타액을 연마하여 정액으로 변하게 한다는 말로 모든 병을 회복하고 치료하는 데 사용된다.

일본의 서장 교수는 타액이 암을 예방하고 신체를 건강하게 하는 작용을 한다는 연구 결과를 발표한 바 있다. 타액은 여러 가지 효소를 함유하고 있고 그중에서 15종은 암의 독성제거에 탁월하다. 타액 중에는 비타민, 격소, 무기염, 단백질도 함유돼 있고 특히 비타민 E는 노화방지 작용이 있고 격소는 인체 기능 조절 작용을 한다. 비타민과 격소의 작용으로 소화흡수가 잘되므로 타액 삼키기 수련을 하면 얼굴이 붉어지고 정기가 충만하게 된다.

운기명상

　　운기명상은 기공운동 중 최고의 운동이며 양생기공과 의학기공이 겸비된 불가사의하고 신비한 방법이다. 건강뿐만 아니라 세상 모든 일이 이것에 의해 좌우된다. 앞에서 소개한 모든 기공운동은 운기명상을 하기 위한 준비운동에 불과한 것이다. 원기가 충만하게 만들어진 후 전신의 기능이나 근육이 이완되어야만 운기가 완벽해질 수 있기 때문이다.

　　기공운동 1번부터 6번까지는 전신을 이완시키는 운동이다. 그 다음부터는 대기 중에 있는 기를 체내에 수용하여 큰 힘으로 만들어 사용하는 방법이다. 대기 중의 기는 사람의 머리 부위 백회로부터 흡입되는데, 필요에 따라 무한히 들어와 초인간적 기풍으로 승화되는 것이다.

　　운기는 한마디로 말하면 '무소불위'다. 건강에 사용하면 건강에 유익하며 운명에 대입하면 운명도 바꿀 수 있으며, 하고자 하는 일에 사용하면 성사가 되고, 그 외의 어떠한 일이나 다 해결하는 해결사이기도 하다. 특히 초과학적인 분야와 염력 계통에서도 큰 힘을 발휘하므로 이 계통 전문가들의 수련법으로 좋다.

〈수련 방법〉

① 정좌한 상태에서 미소를 띤 채 무릎 위에 손을 얹고 손바닥이 하늘을 향하게 한다.

② 호흡에는 신경 쓰지 말고 무릎 위에 얹은 양손의 엄지, 검지, 중지, 세 손가락을 3지법으로 잡고 손가락들이 접촉한 부위의 미세한 움직임에 신경을 모은다.

③ 손가락의 미동이 점점 강해져 몸 전체가 은근히 흔들리는 듯한 진동을 느끼게 되면 양손을 펴서 손바닥을 바구니 모양이 되게 손끝을 오므려 손바닥에 감각을 모은다.

④ 손바닥에 신경을 모으다 보면 손바닥이 더워지며 전신에 열감이 감돌게 되고 사람에 따라 조금씩 다른 반응이 오게 된다. 이때 신진대사가 빨라지면서 몸이 은근히 흔들리는 사람도 있고 심하게 흔들리는 사람도 있다. 이것은 체내 어느 곳에서 기가 잘 흐르지 못하여 반사적으로 진동이 오는 것이다. 이런 반응에 신경 쓰지 않고 며칠을 계속 하다 보면 막힌 부위가 제거되고 흔들림이 없어지게 된다.

⑤ 그 후부터는 손이 커진다거나 몸이 무한대로 늘어나는 느낌을 받거나 반대로 너무
작아져 콩알만 하게 느껴지는 수도 있다. 하지만 이런 일들은 자연스러운 일이므로
걱정하지 말고 계속 수련한다.

⑥ 운기 도중 몸이 늘어나고 하늘로 날아가는 느낌이 들면 정신과 육체가 잘 교류되는
것이다. 그러나 반대로 낭떠러지로 계속 떨어지는 느낌이 들면 정신만 쫓아가고 육체
는 못 쫓아가는 절름발이 운기이므로 다시 고쳐 정신과 육체를 통일해야 한다.

⑦ 운기 도중 몸이 부풀면서 몸이 정신적으로 부상한 느낌을 갖게 될 때 정말 몸이 뜬다
고 생각하면서 긍정적으로 강요하면 실제로 부상하게 된다. 대부분 1m 이내지만 간
혹 많이 떠서 천장에 머리가 닿도록 뜨는 경우도 있다. 이때 자연스럽게 손바닥을 뒤
집어 손바닥이 지면을 향하게 하면 언제 그랬냐는 듯 지면에 앉아 있게 된다. 이때는
몸의 신진대사가 수천 배가 되므로 아무리 난치병인 암환자라 하더라도 즉시 치유된
다. 또 몸 전체에서 휘광(빛)이 발생하여 감히 접근을 할 수 없을 정도이고, 신선의
위치까지도 도달하게 되는 것이다. 이때 한 걸음이 수백 미터까지 가게 되는데 이것
이 축지법이다. 또 지면 위에서 걷듯이 수면 위에서 걸을 수도 있다.

⑧ 더 발전하다 보면 사람이 아닌 신선으로 거리와 시간과 공간을 초월하여 물체를 투
과하는 신의 경지에까지 도달하게 된다. 이와 같은 능력은 개인의 능력에 따라 되는
것이니 너무 욕심내지 말고 능력껏 꾸준히 노력하여 자기능력에 맞게 수련하는 것이
바람직하다.

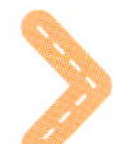 # 에너지 증진시키기

절 수련

이 운동법은 가슴을 펴 심폐기능을 강화하고 하체를 단련시켜 준다. 또한 회음을 열게 하여 장수에도 크게 도움이 되는 수련법이다. 하루 100회 정도 꾸준히 수련하면 전신에 내기가 충만하고 각종 난치병을 극복할 수 있는 체질로 변모된다.

〈수련 방법〉

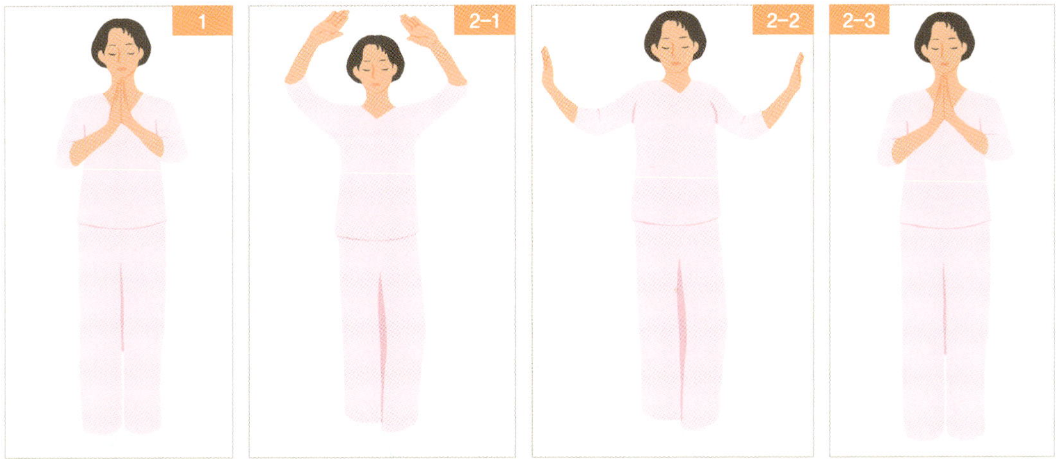

① 경건한 마음으로 발을 모으고 합장하는 자세를 취한다.

② 가슴을 펴면서 양팔을 올려 우주의 기를 크게 모아 돌리면서 다시 합장한다.

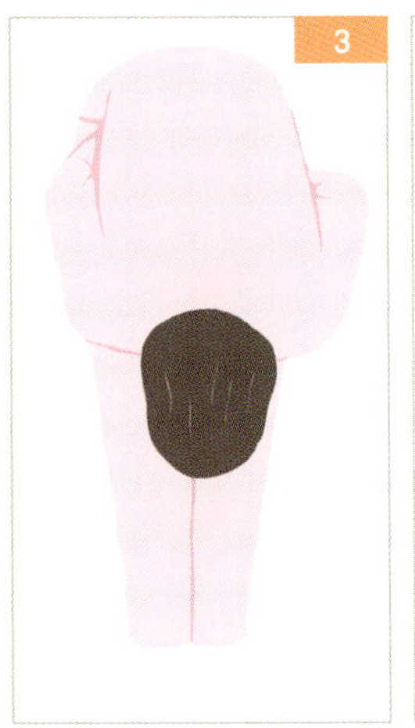 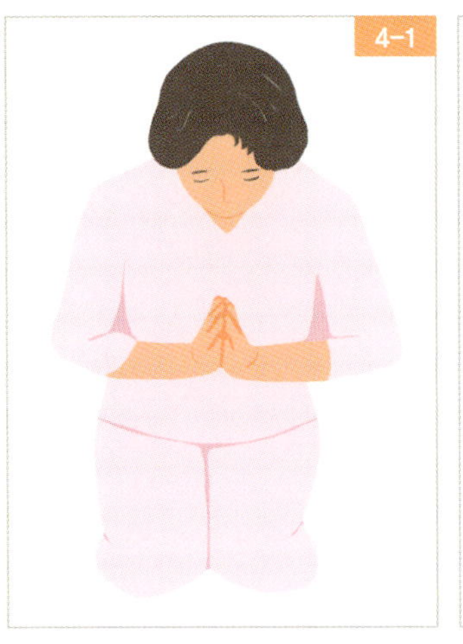 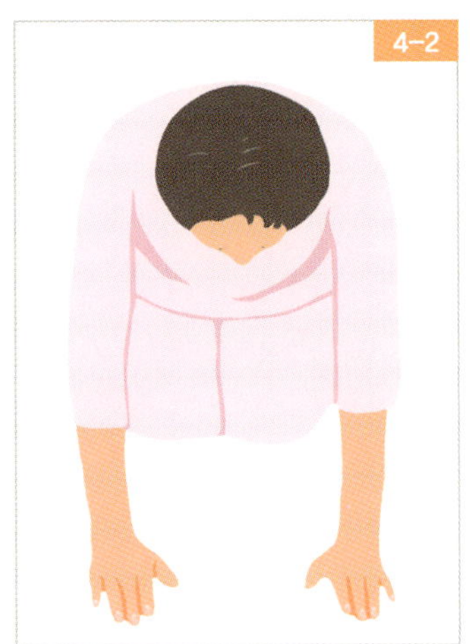 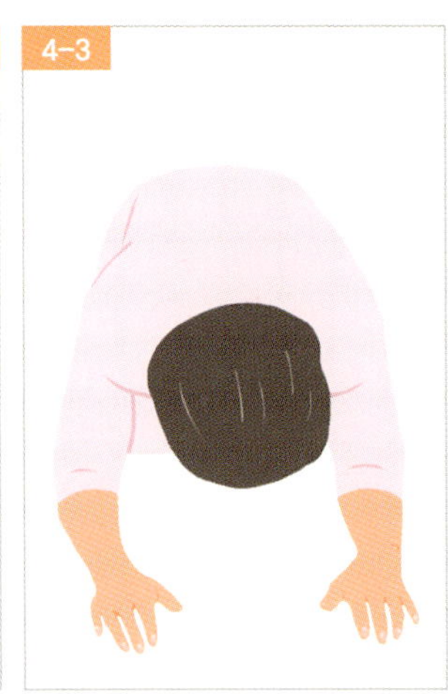

③ 합장한 후 다리를 쭉 펴면서 머리를 무릎에 닿도록 숙여 스트레칭한다.

④ 무릎을 꿇고 합장을 한 자세에서 양팔을 앞으로 내민 다음 절을 한다.

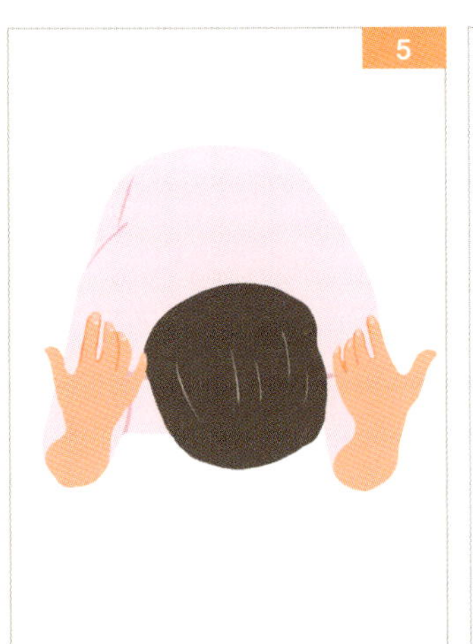 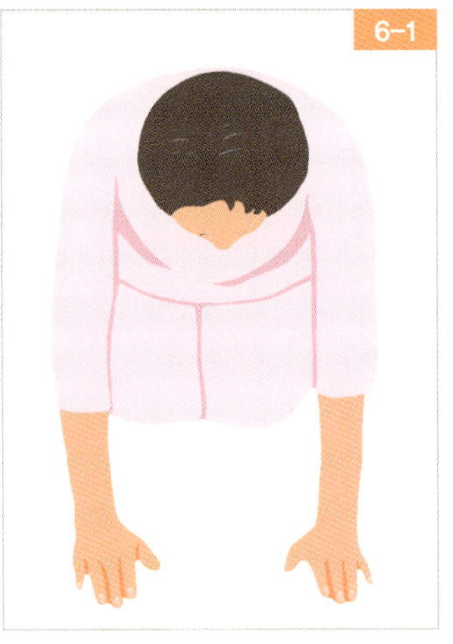 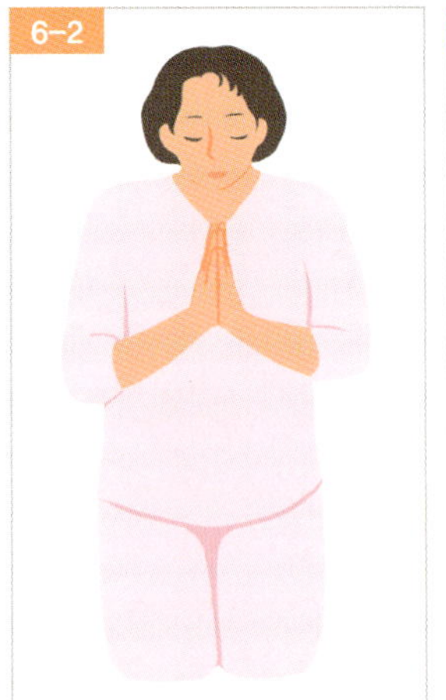 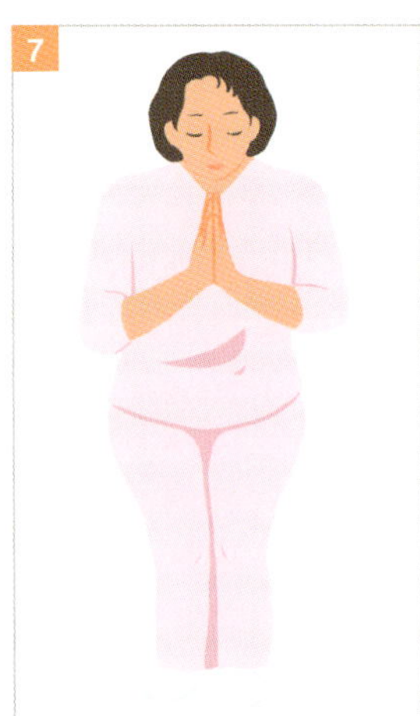

⑤ 엎드린 상태에서 양팔을 어깨너머로 돌린다. 이때 백회와 어깨의 견정혈에 에너지가 들어간다고 생각한다.

⑥ 팔을 편 다음 합장한 후 무릎을 꿇는다.

⑦ 일어설 때 항문을 강하게 조이면서 일어난다.

⑧ 다시 합장하고 처음부터 다시 반복한다.

15분 합장명상

합장은 음양의 조화를 가장 잘 활용한 기공운동의 대표적인 동작이다. 이 것이야말로 정신과 육체를 집중하는 기본동작이다. 합장은 양손바닥을 가볍게 맞추어 기도하는 자세를 취하되 손끝이 코 부위까지 올라가도록 하고 빙그레 웃으며 명상에 잠기는 듯한 동작을 한다.

⟿ **효과** 이 자세에서 기를 감지하고 기가 몸속에 돌게 되면 정신의 기와 육체의 기가 서로 교류하여 신진대사가 원활하게 촉진되며 초능력을 구사할 수 있는 힘까지 생긴다. 즉 염력 발휘는 물론 그 이상의 신비로운 현상까지도 체험할 수 있다. 또한 뇌파가 하강하여 마음이 선하게 된다.

⟿ **방법**

① 정좌하고 자연스럽게 앉아 온몸에 힘을 뺀다.(근육의 이완)

② 얼굴은 미소를 짓는다. 매사를 편안하고 기쁘게 받아들이는 마음가짐의 표시다.

③ 두 손바닥을 기도드리는 자세로 합쳐서 손가락 끝이 코끝 부위까지 올라오도록 한다.

④ 자연스럽게 숨을 쉬면서 손가락 끝과 손바닥에서 일어나는 미동을 느끼기 위해 정신을 집중시킨다. 이때 전기 자극 같은 짜릿짜릿한 감각이나 맥박의 진동이 느껴질 것이다.

이렇게 정신을 집중시키면 손바닥에 열이 나고 땀이 촉촉하게 난다. 이 열감은 손바닥뿐 아니라 등 부위에서도 일어난다. 이러한 현상이 몸에서 일어나면 신진대사가 수 배에서 수백, 수천 배까지 촉진되고 초능력을 발휘할 수 있는 경지에까지 들어간다.

정신의 집중이 더욱 진척되면 발열은 물론 손과 몸이 흔들리게 되는 사람도 있고 몸이 부풀어 손과 발이 커지는 느낌이 오기도 한다. 때로는 몸 전체가 우주만큼 커지다가 폭발하는 감각에 빠지는 사람도 있다. 합장명상은 열량소모가 많아 쉽게 피로감을 느낄 수도 있다.

음파기공 수련하기

음파기공은 소리의 진동을 이용하여 차크라를 열고 막힌 혈도를 뚫어 주는 방법으로 필수적인 기공수련법이다. 최상층공법으로 알려진 티베트 수련 중 장밀공법은 '옴마니반메훔', '웅아옹' 수련을 통해 막힌 차크라와 중맥을 개통시켜 건강뿐만 아니라 깨달음에 이르게 하는 수련법으로 알려져 있다. 우리나라에도 전통적인 소리 수련법이 있는데, 대표적인 것은 '거병연수 육자결'로 여섯 가지 소리를 입으로 토해내고 코를 통해서 취하는 방법이다.

장부	간장	심장	비장	폐장	신장	삼초장
육자결	휴	훠	후	스	취	히

● 육자결 소리 내는 법

→ **휴** 한숨 쉬는 것처럼 한다. 심장이 병이 들면 시고 매운맛을 좋아하고 눈이 붉어지며 눈물이 많이 난다.

→ **훠** '하하' 하고 크게 웃듯이 한다. 심기가 어지럽거나 조급해질 때 급히 '훠' 하면 신통한 효험을 볼 수가 있다.

→ **후** 추울 때 입김을 불듯이 한다. 비장이 병에 걸리면 장이 부글부글 끓고 설사와 구토를 하게 되는데 처방이 어렵다. 이때 급히 '후' 해서 단전을 따뜻하게 한다.

→ **스– 스–** '스– 스' 하고 소리를 낸다. '스' 하면 침이 많아지므로 가슴이 답답하고 상초(흉막)에 가래가 많거나 폐에 병이 있으면 급히 '스' 한다.

→ **취** 촛불을 훅~ 불어 끌 때처럼 한다. 신장의 병은 물로 인해 생긴다. 병이

들면 얼굴색이 검어지고 눈썹이 일그러지고 귀에서 소리가 나는데 '취'
소리를 자주 내면 사기를 내보내고 장수할 수 있다.

→ **히** '히히' 웃는 모습이다. 막힌 곳을 뚫는 데 가장 좋은 의원이라고 한다.

● 질병 치료에 사용되는 소리

질병 치료를 위해 소리를 낼 때에는 목구멍에서 나오는 소리가 아니라 하
단전의 기를 이용하여 소리를 낸다. 기공, 명상 상태에서 일정한 주파에 의해
진동할 때 경락이 뚫리고 음양의 균형유지, 인체의 면역능력이 강화된다.

→ **하** 암을 공격하는 음으로 암덩어리를 축소시키거나 암세포를 없애는 데
효과가 좋다. 고음의 '하'는 없애는 작용이 있어 염증, 암 등 고열중병에
적합하다. 단 백혈병, 고혈압에는 사용해서는 안 된다.

→ **시** 신체 보양 시에 쓴다.

→ **아** 뇌의 종양을 제거하는 데 사용된다.

약손 만들기

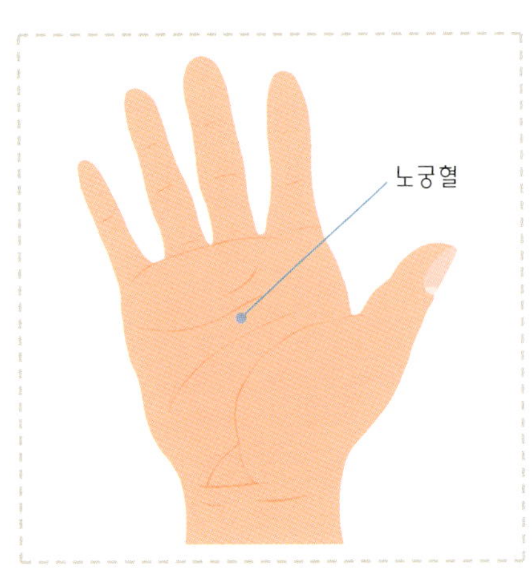

약손이란?

약손은 치유 에너지가 나오는 손을 말한다. 약손요법의 효과는 손의 치유 에너지에 달려 있다고 할 수 있다. 누구나 조금만 수련하면 약손을 만들 수 있다. 몇년 전에 한강 건너편에 사람을 세워 놓고 손바닥에서 나오는 기를 이용하여 사람을 쓰러뜨리는 장면이 TV에 방영된 적이 있다. 마술처럼 느껴졌을 수도 있겠지만, 앞서서 소개한 단전호흡과 기공명상을 하고 손의 중심인 노궁혈을 개혈하면 누구나 이러한 외기 방사가 가능하다.

손바닥에 기를 품는 '약손'

기에는 부드러운 기와 거친 기가 있다. 사람을 쓰러뜨리는 기는 거친 기로 투과성이 없어 치유에는 활용하지 않는다. 부드러운 기는 고급 기로, 녹이는 성질을 가지고 있다.

인체의 경락이나 경근을 만져 보면 좁쌀처럼 작은 결절이 느껴지는 곳들이 많이 있다. 인체의 독소와 사기가 고체로 변화된 결과이다. 이들 결절은 기혈 순행을 방해하여 질병을 일으키는 주범이다. 결절은 좁쌀처럼 작은 덩어리가 있는가 하면 달걀 크기의 종양으로 변화된 곳도 있다. 특히 여성들의 자궁근종은 대표적인 종양이다. 약손요법으로 단순히 짚는 것만으로 이들 결절이나 종양을 없애는 것은 무리가 있다. 이들 종양이나 결절 등은 노궁에서 나오는 고급 기인 부드러운 기로 녹여 없앨 수가 있다.

약손의 효과

약손이 되었는지 확인하는 방법은 자신의 양손바닥을 마주 대 보았을 때 짜릿한 자력이 느껴져야 한다. 또한 자신의 피부에서 10cm 정도 떨어져서 밀어 보았을 때 피부가 밀려날 정도의 압력이 느껴져야 한다. 환자의 얼굴이나 피부에 댔을 때 뜨거운 느낌이 들면 약손이 되었다고 할 수 있다.

약손이 개발되면 매우 유용하게 활용할 수 있다. 종양을 없앨 뿐만 아니라 막힌 혈을 뚫어 주는 데도 매우 유용하다. 또한 배가 아프거나 통증이 있을 때 손바닥을 환부에 얹어 주기만 하여도 신기하게 통증이 없어진다. 약손이 되었을 때 드디어 만지면 낫는다는 기적 아닌 기적이 일어날 수 있다. 그러므로 약손의 중요성은 아무리 강조해도 지나치지 않는다.

일회용 약손 만들기

약손 만들기는 약손요법을 기공식으로 계속한다면 누구나 개발될 수 있다. 기 치료를 많이 한 사람들은 저절로 노궁이 열려 약손으로 변모되기 마련이다. 따라서 기 치료를 많이 하면 할수록 기공효과가 높아지고 시간이 단축되는 것은 약손이 되어가고 있다는 증거이다.

약손요법을 하는 사람의 손이 차갑다면 자신의 건강에 문제가 없는지 다시 점검해 보아야 한다. 배가 차가우면 일반적으로 손이 차갑다. 약손요법을 원칙에 맞도록 꾸준히 하면 이런 문제는 대부분 해결될 수 있다.

약손 수련이 부족하여 에너지가 부족한 사람들은 일회용 약손을 만들어 사용하면 된다. 일회용 약손이란 손바닥을 뜨겁게 열이 나도록 비빈 다음 200회 정도 박수를 친다. 이렇게 하면 노궁혈은 저절로 열리게 된다. 이와 같은 일회용 수련을 반복하면 몇 달 안 가서 노궁혈이 열리고 약손으로 변화된 것을 발견할 수 있을 것이다.

고급약손 만드는 법

앞으로 소개할 약손 만들기와 활용은 고급 단계로 전문적인 약손 요법사를 위한 것이다. 약손 만들기가 완성되면 피부를 만지거나 혹은 만지지 않고서도 느낌으로 몸속의 상태를 정확하게 진단할 수 있게 된다. 또한 약손으로 수맥이나 지하광물 탐지까지 가능해져 실생활에 큰 도움이 된다. 일반적으로 환부를 만졌을 때는 차가운 느낌이나 따가운 느낌, 서늘한 느낌 등 정상적인 체표면과 다른 느낌을 갖게 되는데 경험하면 할수록 그 진단이 정확해진다.

●1단계 양손을 비빈다

① 양손바닥을 마주 붙이고 조금 뜨거워질 때까지 잘 비빈다.

② 양손바닥을 3cm쯤 떼고 손가락에 힘을 뺀다.

③ 눈으로 양손을 주시한다.

이것만으로 양손바닥에 무언가 독특한 느낌을 얻을 수 있다면 대성공이다. 사람마다 체질이 다르기 때문에 처음부터 모두 느끼는 것은 무리가 있다. 체질의 종류는 극민감형, 민감형, 보통형, 둔감형 등으로 구분된다. 보통형 이상이면 대부분 느끼게 된다. 독특한 느낌이란 찌릿하고 정전기에라도 감전된 것 같은 기분, 자석에서 나오는 자력선 같은 느낌, 손바닥에서 열이 나오고 있는 듯한 느낌 등이다. 어떤 것도 전혀 느끼지 못하는 사람은 둔감형이다. 둔감형은 다시 한 번 손을 강하게 마찰하거나 박수를 수회 친 다음 다시 한 번 시도해 본다. 처음부터 너무 많은 것을 기대하지 않는 것이 좋다. 조금이라도 느낌을 받았다면 다음 단계로 넘어간다.

●2단계 호흡과 병행해 손의 개폐동작을 반복한다

양손을 마주한 상태에서 손바닥을 약간씩 벌렸다 닫았다를 수회 반복한다. 손에서 나오는 느낌을 잃지 않도록 집중한다. 숨을 들이마실 때는 손을 벌리고, 숨을 내쉴 때는 손의 노궁혈로 내쉰다. 손에서 나오는 느낌에 따라 자신의

능력 범위에서 팔을 점차 더 벌려
나간다. 눈을 감고 호흡과 손의
중앙에 집중하고 자연스럽게
5~10분 정도 계속하다 보면 자
신도 모르게 초월의식상태(명상상
태)에 들어 있는 것을 알 수가 있
다. 이 동작을 수회 반복하면 누
구나 노궁혈에서 외기를 발사할
수 있는 기초를 갖추게 된다.

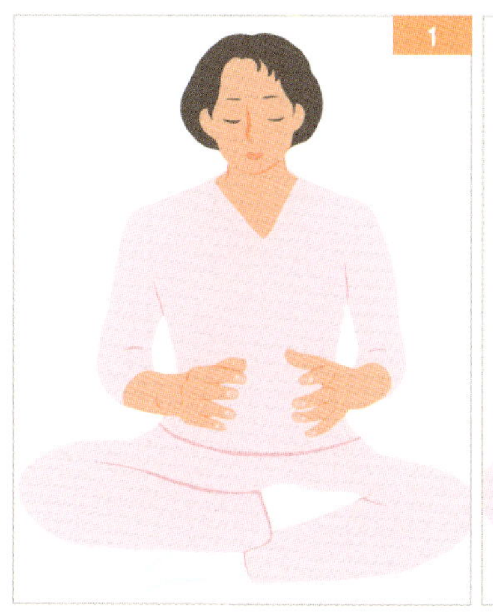
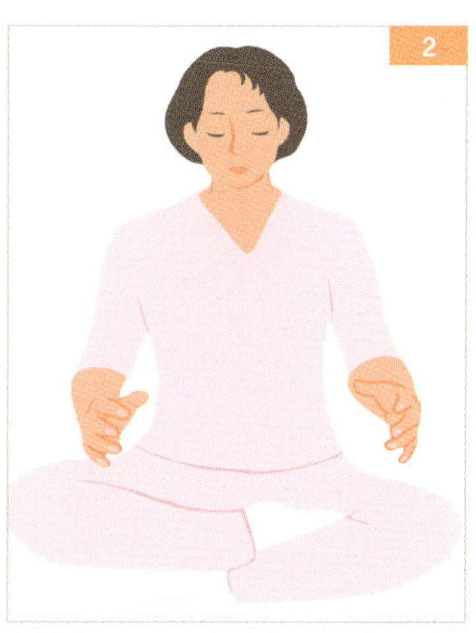

●3단계 하단전에 강한 치유기를 만든다

다음은 양손바닥 사이에 파란 공이 있다고 생각한다. 파란 공이 커졌다 작
아졌다 한다고 생각하며 손의 개폐동작을 반복한다. 수회 반복하면 명상상태
에 들어가는데 커다랗게 된 파란 공을 자신의 아랫배 단전에다 넣는다 생각한
다. 양손을 단전에 겹쳐 놓아 파란 공이 단전에 자리 잡도록 한다. 이 파란 공
은 자신의 건강을 지켜 주고 치유 시 강력한 치유력을 발휘한다. 환부를 치유
할 때 하단전의 파란 공을 생각하고, 파란색 기가 손으로 나온다 생각하면서
환부를 만져 주면 치유효과가 높아진다.

●4단계 식물을 대상으로 기감을 연습한다

세상의 모든 것들은 고유의 기를 가지고 있으며 이를 발산한다. 무생물도
마찬가지다. 따라서 식물을 대
상으로 기감을 느끼고 식물로부
터 기를 채집할 수도 있다. 집
안의 꽃이나 주변의 소나무 등
을 대상으로 연습하면 좋다. 연
습할 때는 식물이나 나무로부터
30cm 정도 떨어져 손바닥을 대

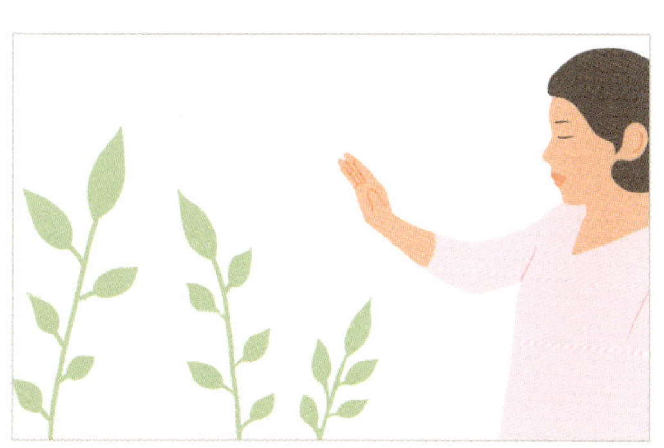

고 손바닥 연습할 때처럼 밀었다 당겼다 하는 것을 반복해 본다. 식물마다 다른 기를 갖고 있음을 느낌을 통해 알 수가 있다. 기 채집을 할 때는 식물이나 나무에 먼저 기를 준 다음 남는 에너지를 얻어야 한다. 무리하게 한 나무나 식물로부터 많은 에너지를 채취하면 안 된다. 식물에서 기 채집을 할 때는 독초는 반드시 피해야 한다. 독초는 손을 대어 보면 짜릿한 느낌이 든다. 사전에 독버섯 등을 대상으로 잠깐 연습해 보면 그 느낌을 알 수 있다.

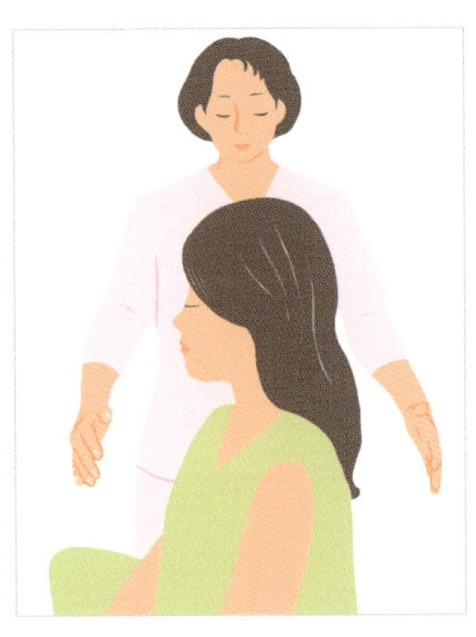

● 5단계 **사람을 대상으로 연습한다**

사람은 생체에너지장으로 둘러싸여 있다. 생체에너지장을 '오라' 라고 한다.

오라는 내부오라와 외부오라가 있는데, 내부오라는 피부에서 30cm 정도 떨어져 인체를 둘러싸고 있고 외부오라는 1m 정도 떨어져 있다. 이는 물론 사람에 따라 다르다. 에너지장이 약한 사람은 에너지장이 매우 미약하고 작다. 손바닥으로 멀리서부터 사람을 향해 감지하면서 다가서면 외부오라, 내부오라를 느낌으로 모두 찾을 수 있다.

● 6단계 **환부를 찾아본다**

일반적으로 인체의 심장은 따뜻한 느낌, 신장은 차가운 느낌, 기타 부위는 온온한 느낌이 들어야 한다. 이러한 느낌 외에는 '병기' 라고 보면 된다. 인체를 수직으로 5등분하여 머리부터 발끝까지 1개 면씩 손바닥으로 천천히 이동해 가면서 병기를 찾는다. 차가운 기운이 들면 쇠퇴성 질환이다. 만약 위 부위가 차가운 느낌이 든다면 위 기능이 저하됐다고 볼 수 있다. 반대로 뜨끈뜨끈한 느낌이나 찌릿찌릿 하는 느낌이 들면 항진성 질환으로 통증이나 염증이 있다. 위 부위가 그렇다면 급성위염을 앓고 있을 것이다.

환부 찾는 훈련을 계속하면 두 달이 안 돼 손이 민감해지고 고급약손으로 변모될 수 있다. 약손이란 기공 수련을 통해 기가 나오는 사랑의 손을 의미한다. 손이 차갑거나 기가 나오지 않는다면 일반적인 효과 이상은 기대할 수 없다.

약손 에너지 강화법

① **기 채집하기** 양팔을 자연스럽게 벌리고 온몸을 느슨하게 한 상태에서 손가락을 펴면서 손가락 사이로 우주의 에너지가 들어온다고 생각하며 기를 채집한다. 손가락 사이에 전기적인 에너지가 느껴진다.

② **기 압축하기** 양손바닥을 마주대고 손바닥 안에 큰 공이 있다고 생각하고 압축한다. 공을 작게 만든다고 생각하며 계속 압축하면 강한 압축이 느껴진다.

③ **기 끌어올리기** 의자에 앉아 양손 노궁혈로 허벅지 살을 위로 끌어올린다고 생각하고 올린다. 약손이 형성된 사람은 살이 올라오는 느낌이 든다. 이 방법은 허리전만증 환자를

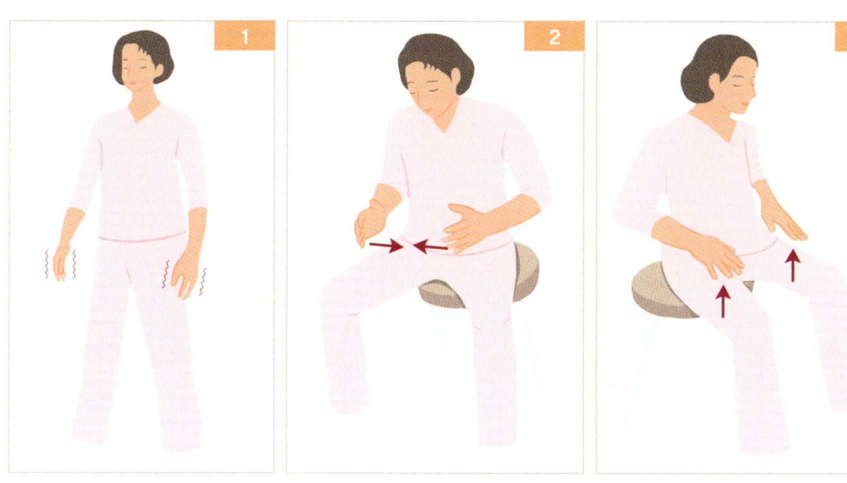

치료하는 효과적인 방법이다.

④ **허벅지 살 밀기** 양손바닥으로 허벅지 살을 밑으로 쓸어내린다. 허벅지 살이 밀리는 느낌이 들어야 한다.

⑤ **기 발산하기** 의자에 앉아 양발을 바닥에 대고 무릎 끝에서 발뒤꿈치까지 기를 발산한다. 발뒤꿈치에 강한 반응이 와야 한다.

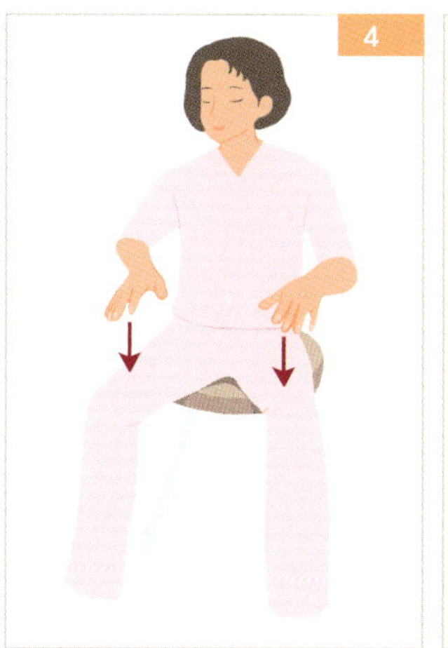

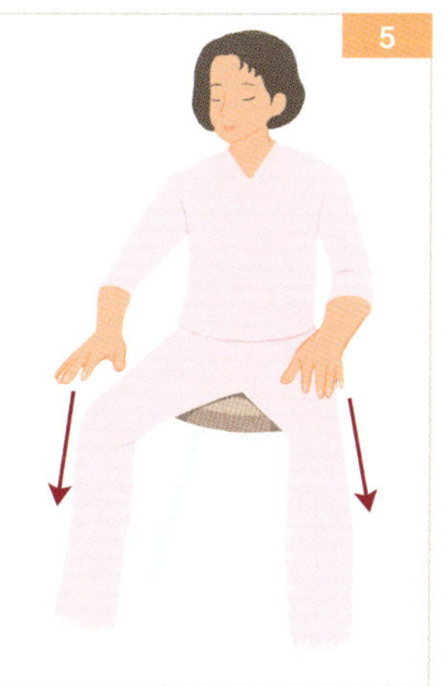

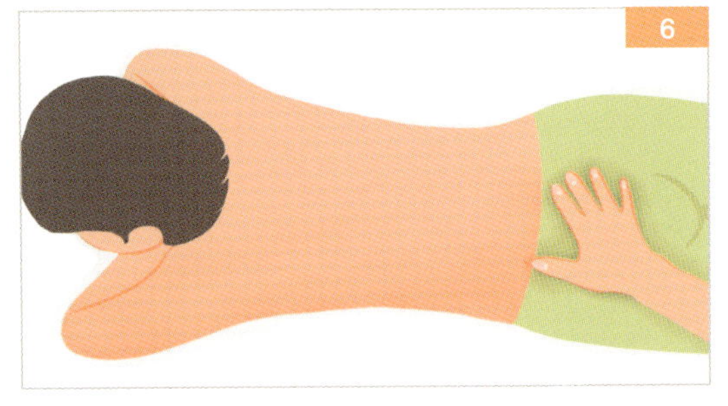

⑥ 경락 따라 기 창통시키기 손바닥 노궁으로 경락을 따라 발바닥 쪽으로 기를 쓸어 주면서 경락을 뚫어 준다. 이때 피시술자는 강한 득기감을 느끼게 된다.

약손 에너지의 실체

1 원적외선 파장, 생체자기장, 광자(빛의 미소립자), 적외선, 정전기, 자기 또는 그 밖에 어떤 성질을 갖고 있다.

2 손에서 발사되는 파동은 단지 물리적인 힘이 아니다. 이온, 자기, 미립자, 기타 여러 가지 물질을 품고 있다. 이는 기공사의 정신에너지로 전달된다.

3 대장균, 적리균 또는 백색 포도상구균들을 외기 발사로 없앴다는 연구보고가 있다.

4 쥐를 대상으로 실험한 결과 외기를 받은 쥐는 면역력이 50%나 증가했다.

5 외기를 받아 느껴지는 여러 가지 현상을 '감전' 이라고 한다. 일반적으로 이런 현상은 몸이 뜨거워지거나 서늘하게 느껴지기도 하고 손이 저리거나 무겁게, 또는 가볍게 느껴지기도 하며, 때로는 나는 것 같은 느낌으로 나타난다.

6 기공외기는 물질성, 에너지, 정보에너지 외에도 사유센서를 가지고 있는 '생명성', 전체 치료가 가능한 '전체성', 기공의 정보를 변화시키고 드나들 수 있는 '운동성', 생명체의 극히 일부분이라도 그 생명체 전부의 정보를 받는 것 같은 효과를 주는 '전식성', 방향성을 가진 '목표성', 환자의 증상도 듣지 않고 외기를 발공하여 병을 고치는 '원거리성', 발공한 외기가 단순한 물질이 아니라 많은 성분이 함유되었을 가능성이 있는 '통합성' 등의 속성을 가지고 있다. 또한 신체를 강하게 하여 병을 예방하고 병을 고치기도 한다.

7 기공사가 발공한 외기는 생명정보를 갖고 있어 기공외기의 물질 기초라고 한다. 또 기공사가 발공한 외기 속에는 뉴트론(중성자) 효과가 있고, 뉴트론 효과와 유사한 현상을 측정한 사람도 있다. 뉴트론은 어떠한 장애라도 통과하는 능력이 있다는 것은 고에너지 물리학에서 이미 증명되었다.

외기발사요법

외기발사요법이란?

외기발사요법은 기공사의 체내 에너지와 우주 가운데의 치유물질이 결합해 환자의 체내에 작용하여 치료하는 방법으로, 기공 치유의 한 수단이다. 이는 숙련된 기공사가 기의 대소 강약을 적절히 조절하여 정확한 자세와 합당한 수법으로 환자의 병 부위에 외기를 발사하여 병이 치료되거나 호전되게 한다.

외기발사란 시술자가 의념으로 체내·외 진기를 조정하여 진기(**마음의 집중을 통해 발생하는 기**), 원기(**마음을 집중하지 않아도 발생하는 기**), 5장지기(**5장의 기**)와 우주의 광활한 정기들을 피시술자의 눈, 입, 귀, 코 전신 각 부위 혈에 집중시켜, 아주 높은 강도의 기, 아주 높은 밀도의 에너지를 초속으로 발사하는 것이다. 시술자가 발사하는 기에는 생물전기, 생물에너지, 에너지장, 소리 에너지가 전부 내포되어 있다.

이러한 외기는 자신과 타인의 기체기능을 변화시킬 수 있으며 근육, 경락, 장부기관을 억제하거나 흥분시키며, 체내의 순환 계통과 내분비 계통을 조정한다. 또 기체의 음양 조화를 이루어 병을 예방하고 치료하는 데 이롭다. 따라서 외기발사요법에서는 시술자의 의념이 아주 중요하다. 의념은 곧바로 물질이며 그 변화는 무궁무진하고 그 에너지도 무한하다. 때문에 의념을 어떻게 단련하는가 하는 것은 외기발사요법의 관건이고 기초이다.

시술자가 의념을 꾸준히 단련하고 또 정확한 의념과 정확한 자세로 집중하여야(**의도기도 기도역도(意到氣到 氣到力到) - 의념이 도착하면 기가 도착하고 기가 도착하면 힘(에너지)이 도착한다**) 외기발사요법의 뚜렷한 효험을 보게 된다.

외기발사 수법과 작용

외기발사 수법을 정확하게 익히고 활용하면 치료 시간이 단축되고 치료 효과도 높아진다. 예를 들어 간기가 상승하고 장폐쇄, 간구동통, 눈이 노래지고 입이 마르고 편두통증 등이 있는 환자를 외기발사로 치료하는데, 이때 수인이 제대로 이루어지지 않으면 시술자의 에너지 소모만 커지고 좋은 효과를 거두지 못한다. 외기발사는 검지로 간경의 기를 이끌어야 하는데, 이는 노궁으로 외기를 발사하여 이끄는 것처럼 좋은 효과를 거두지 못한다. 때문에 아래에 정확한 외기발사 수법을 숙지해야 할 것이다.

●1지선 외기발사 수인법

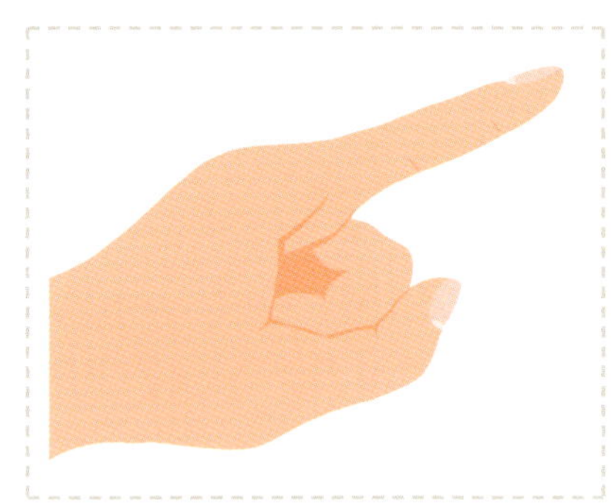

⤳ **동작요령**　검지를 펴고(**양손 모두 가능**) 다른 네 손가락을 구부려 맨주먹을 쥐고 엄지는 중지 외측면을 누른다. 다른 한 팔은 내리고 주먹을 쥔다.

⤳ **의념**　단전에 기를 이끌어 회음혈을 지나 독맥을 따라 대추혈까지 올리고 대추에서 어깨와 팔을 지나 검지로 발사한다고 생각한다. 의념은 기가 진입된 부위를 지키면서 이끌어 기를 발사한다.

⤳ **외기발사 치료의 효과**　1지선은 1개 경혈에 주요하게 쓰인다. 기를 검지 끝에 이끌어 경혈에 발사하면 마치 침이나 뜸과 같은 작용을 한다. 이 방법은 기체 어혈로 인해 기혈이 순통되지 않거나 경락이 불통하고, 국부에 기가 뭉쳐 있는 경우, 어혈동통 등에 쓰인다.

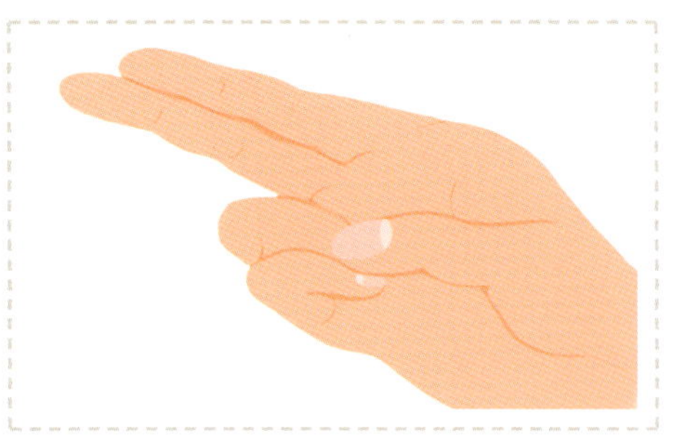

●2지선 (검지와 중지) 외기발사 수인법

⤳ **동작요령**　검지와 중지를 모아서 펴고(**양손 모두 가능**) 나머지 세 손가락을 굽힌 다음 엄지는 무명지와 새끼손가락 바깥쪽 관절 부위에 놓는다. 다른 팔은 자연스럽게 내리고 주먹을 쥔다.

→ **의념** 단전에 기를 이끌어 회음혈을 통과하고 독맥을 따라 대추혈로 올려 경부와 어깨를 지나 검지와 중지로 외기를 발사한다. 의념은 발기 부위에 따라 진입시키며 외기를 발사한다.

→ **외기발사 치료의 효과** 검지와 중지로 하는 외기발사는 경락이 순통하지 못할 때 기를 이끌어 하행시켜 준다.

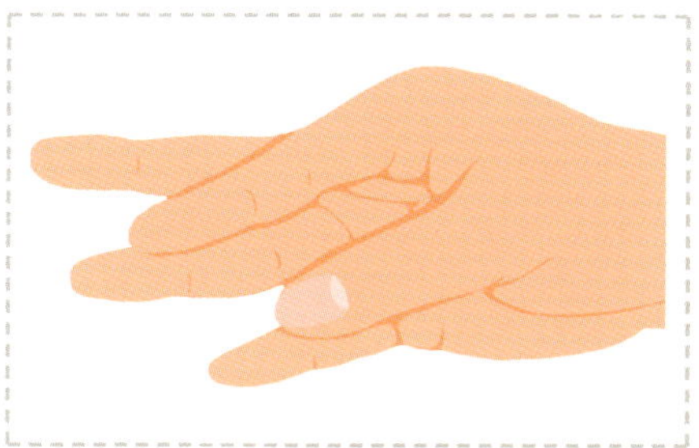

● 5지선(용조선) 외기발사 수인법

→ **동작요령** 손을 독수리발 모양으로 펴고 손가락은 스피커 모양으로, 손끝 평면은 매화꽃 모양으로 한다. 노궁혈은 안으로 오므리고 손목은 느슨히 한다. 다른 팔은 자연스럽게 내리고 주먹을 쥔다.

→ **의념** 단전에 기를 이끌어 회음혈을 지나 독맥을 따라 대추혈까지 올리고 대추에서 어깨와 팔을 따라 다섯 손가락 끝으로 외기를 발사하면서 '병기를 잡아 뽑아내어 땅속에 깊숙이 묻는다'라고 생각한다.

→ **외기발사 치료의 효과** 용조선(독수리 발톱모양) 외기발사법은 국부에 있는 병기, 탁기, 사기를 체외로 끄집어내는 발사방법이다. 기체 어혈을 녹이고 통증을 멈추게 하며 부종을 제거하고 병기를 배출한다.

● 정심선(定心禪) 외기발사 수인법

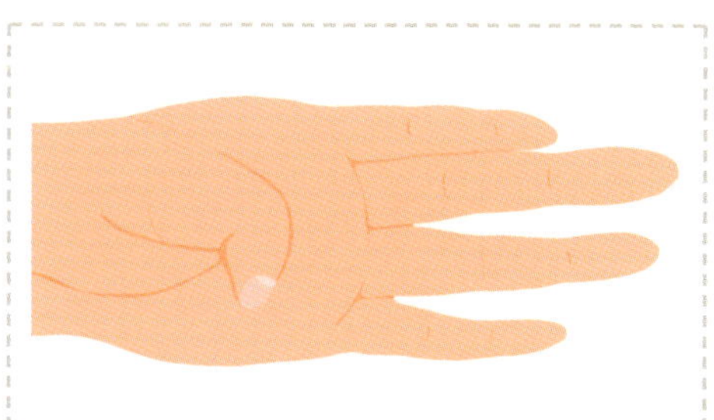

→ **동작요령** 엄지손가락은 구부려 노궁혈에 붙이고 무명지는 약간 벌리고 편다. 손가락 끝은 너무 힘주어 펴지 말고, 다른 한 팔은 느슨하게 자연스럽게 내리고 주먹을 쥔다.

→ **의념** 단전에 기를 이끌어 회음혈을 통과하여 독맥을 따라 대추로 끌어올린 다음 어깨와 팔을 통해 무명지 끝으로 외기를 발사한다.

→ **외기발사 치료의 효과** 정심선법은 환부의 면적이 큰 병을 치료하는 방법으로, 병기를 끌어내거나 풀어 주는 효과가 있다. 고혈압을 강하시키고 저혈압을 승압시키며 승청강탁(丞淸絳濁) 작용에 아주 좋다.

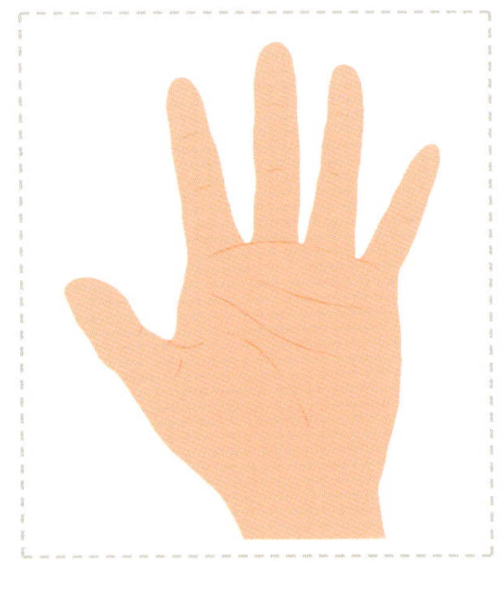

● 오행선 외기발사 치료법(木火土金水)

➜ 동작요령 다섯 손가락을 자연스럽게 약간 구부려 부채 모양을 만든다. 다른 팔은 자연스럽게 내리고 주먹을 쥔다.

➜ 의념 단전에 기를 이끌어 회음을 지나 독맥을 따라 대추로 올리고 어깨와 팔을 따라 노궁혈까지 이끌어 노궁혈로 외기를 발사한다. 의념은 기 발사 부위와 동작의 움직임에 따라 지켜야 한다.

➜ 외기발사 치료의 효과 오행선은 기혈이 부족하거나 약한 환자들에게 좋다. 환자의 백회에 직접 기를 불어넣어 정기로 사기를 누르고 몸에 있는 사기와 병기는 용천을 통해 배출한다. 또는 피부, 근육, 근골, 장기 등 부위에 기를 발사하여 인체 정상에너지를 회복시킨다. 특히 심장병 환자들의 돌발성 발작 시 응급치료에 빠른 효과를 본다.

외기발사 자세

외기발사 자세는 다양하다. 여러 종류의 외기발사 자세 가운데 환자의 병 부위에 따라 적절한 자세를 조합하여 취하면 치료효과를 높일 수 있다. 대표적인 외기발사 자세로는 참장식, 좌식, 돈식, 자유자세 등이 있으며 이 가운데 참장자세를 많이 취한다.

● 참장자세

➜ 평행보법 기 발사 요령 시술자는 두 발을 나란히 하고 서서 혀는 윗니 뿌리에 붙이고 얼굴에는 미소를 머금는다. 그리고 마음을 가라앉히고 온몸을 느슨히 한 상태에서 3단전(상단전, 중단전, 하단전)은 일직선을 이루고 양 발의 열 발가락으로는 땅을 잡는다. 숨을 들이쉬어 기를 하단전에 가라앉히고 숨을 좀 꺾었다가 아랫배가 부풀어 오르는 감이 들 때 단전의 기와 늘 사용하는 수법과 의념을 배합하여 용동식 동작(용이 상하로 움직이는 모양)으로 기를 발사한다.

➥ **정(丁)자 보법 기 발사 요령**　오른손으로 기를 발사한다면 오른발을 앞으로 내밀어 궁형(화살모양) 혹은 정(丁)자 자세를 취한다. 만약 왼손으로 기를 발사한다면 왼발을 앞으로, 오른발은 뒤로 하여 궁형 혹은 정(丁)자 자세를 취한다. 혀끝은 윗니 뿌리에 놓고 얼굴에 미소를 머금고 마음을 가라앉혀 3단전을 한 손에 놓이게 한다. 양 발의 열 발가락은 땅을 잡고 숨을 들이마시며 하단전에 떨구고 숨을 잠시 꺾었다가 아랫배가 부푸는 감이 있을 때 단전에 기를 이끌어 늘 쓰이는 수법과 의념을 배합하여 용동식 동작으로 기를 발사한다.

● 좌식자세

의자에 두 발을 나란히 하고 앉아 혀끝을 윗니 뿌리에 올려붙이고 얼굴에 미소를 머금는다. 마음을 가라앉히고 온몸을 느슨히 하면서 3단전이 일직선이 되게 하고 열 발가락은 땅을 잡는다. 숨을 들이마시며 기를 하단전에 가라앉히고 숨을 잠시 꺾었다가 아랫배가 좀 부푸는 감이 날 때 단전에 기를 이끌어 늘 쓰고 있는 수법과 의념을 배합하여 용동식 동작으로 기를 발사한다.

● 자유자세

환자의 병 부위에 따라 적절한 수법과 적절한 자세를 취한다. 혀끝을 윗니 뿌리에 붙이고 얼굴에 미소를 머금고 마음을 가라앉히고 온몸을 느슨히 한다. 숨을 들이마시며 기를 하단전에 가라앉혀 아랫배가 부푸는 감이 날 때 숨을 잠시 꺾었다 단전에 기를 이끈다. 늘 쓰고 있는 수법과 의념을 배합하여 기를 발사한다.

기를 발사할 때의 자세와 수법은 환자의 구체적인 상황과 병 부위에 따라 달라진다. 예를 들면 점적치료(1개 경혈치료)를 할 때는 1지

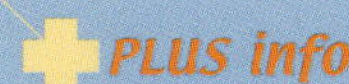

선법을 쓰고 기를 이끌 때는 2지선법, 병기를 끄집어 낼 때는 용조선법, 전신병 혹은 혈압을 내리거나 혈압을 올릴 때는 정심선법, 허증을 보기할 때는 오행선을 쓴다. 또 윗몸에 있는 병에는 참장자세, 중초와 장부질환 치료에는 좌식 혹은 돈식자세, 하반신 병은 전돈식자세로 한다.

● 특수 발기법

외기발사에는 손으로 기를 발사하는 것 외에도 신체 각 부위로 기를 발사할 수 있는 에너지가 있다. 그러나 이 같은 능력은 오랫동안 꾸준하게 연마하고 노력하지 않으면 갖기 어렵다. 예를 들면 공력이 높은 기공사들은 팔꿈치, 어깨, 가슴, 복부, 무릎, 발, 머리, 손가락, 발가락 등으로 기를 발사한다. 또 천목, 백회, 명문, 노궁, 용천, 입, 코, 귀 등의 규혈로도 기를 발사할 수 있다. 아래에 몇 가지 특수 발기 치료법을 소개한다.

⟶ **규혈 발기법** 규혈 발기법은 신체 각 부분으로 외기를 발사하기도 하고 채우기도 하는 것으로, 이는 꾸준히 공부하고 연마해 최고의 경지에 도달해야 가능한 발기법이다. 기를 이끌어 신체의 기 발사 부위와 경혈에 보낸 다음 의념으로 환자의 병 부위에 보내어 치료한다.

⟶ **단거리 발기법** 기공사들이 늘 사용하는 발기법이다. 환자가 가까운 곳에 있거나 눈앞에 있다면 어떠한 수법으로든 환자에게 효응을 일으켜 치료한다. 그러나 이러한 방법은 에너지 소모가 비교적 크므로 치료 후 시술자의 눈이 마르고 머리가 어지러운 현상들이 나타난다.

⟶ **취기 치료법** 취기 치료법은 간단하고도 쉽게 할 수 있으면서도 효과가 빠른 치료법

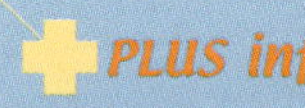

이다. 취기 치료법은 코로 깊게 숨을 들이마셔 아랫배에 기를 넣은 다음
환자의 병 부위에 천천히 기를 불어넣어 침투되게 하는데 의념을 잘 배합
하여 환자의 병기를 불어 없앤다.

⟶ **원격 발기법** 원격 정향발기는 상당히 수준이 높은 발기법이다. 그러므로
시술자가 상당한 정도의 공력이 있어야만 이 발기법을 사용할 수 있다. 원
격 발기법은 환자가 아무리 먼 곳에 있더라도 시술자가 의념으로 자신의
모든 능력을 환자의 병 부위에 발기하여 치료하는 것이다. 만약 시술자의
공력이 부족하면 시술자도 무력해지고 치료효과도 얻기 힘들다.

⟶ **합일 발기법** 합일 발기법은 시술자가 기를 이끌어내어 자기 몸에 환자의
신호를 합일시켜 환자의 병 부위를 치료한다. 그 다음 자기 체내에 부당한
기와 느낌을 자아조정 방법으로 배제한다.

외기발사 단련법

외기발사는 의념이 중요하다. 의념의 힘은 무궁무진하기 때문에 정확한 의
념을 운용하여야 정기가 생긴다. 만약 사념일 때에는 곧바로 사기가 생긴다.
예를 들면 겨울에 남방의 열기를 가져오면 곧바로 더워지고 여름에 북방의 차
가운 기를 가져오면 바로 차가워지는 것이 바로 정념의 작용이다. 만약 여름
에 열기를 가져온다면 그것은 사념인 것이다.

사람들이 필요로 하는 것은 정념이다. 때문에 기공사가 어떤 의념을 운용
해 기를 발사하느냐 하는 것은 아주 중요하며 그것이 치료의 관건이 된다. 의
념은 곧 시술자의 에너지이며, 의념을 일으킬 때 그 속에는 소리, 파장, 미립
자, 에너지 등이 내포되어 있다. 의념을 방출하기 전에는 진기가 곧바로 일어
나며 기의 기동 뒤에는 각종 에너지가 생긴다.

예를 들면 환자가 복부 통증을 호소할 때 시술자는 그것이 열병에 속하는
지, 한병에 속하는지를 먼저 알아내야 한다. 만약 환자가 열병이라며 냉기로
없애고 묵념으로 소염, 지통시켜야 한다.

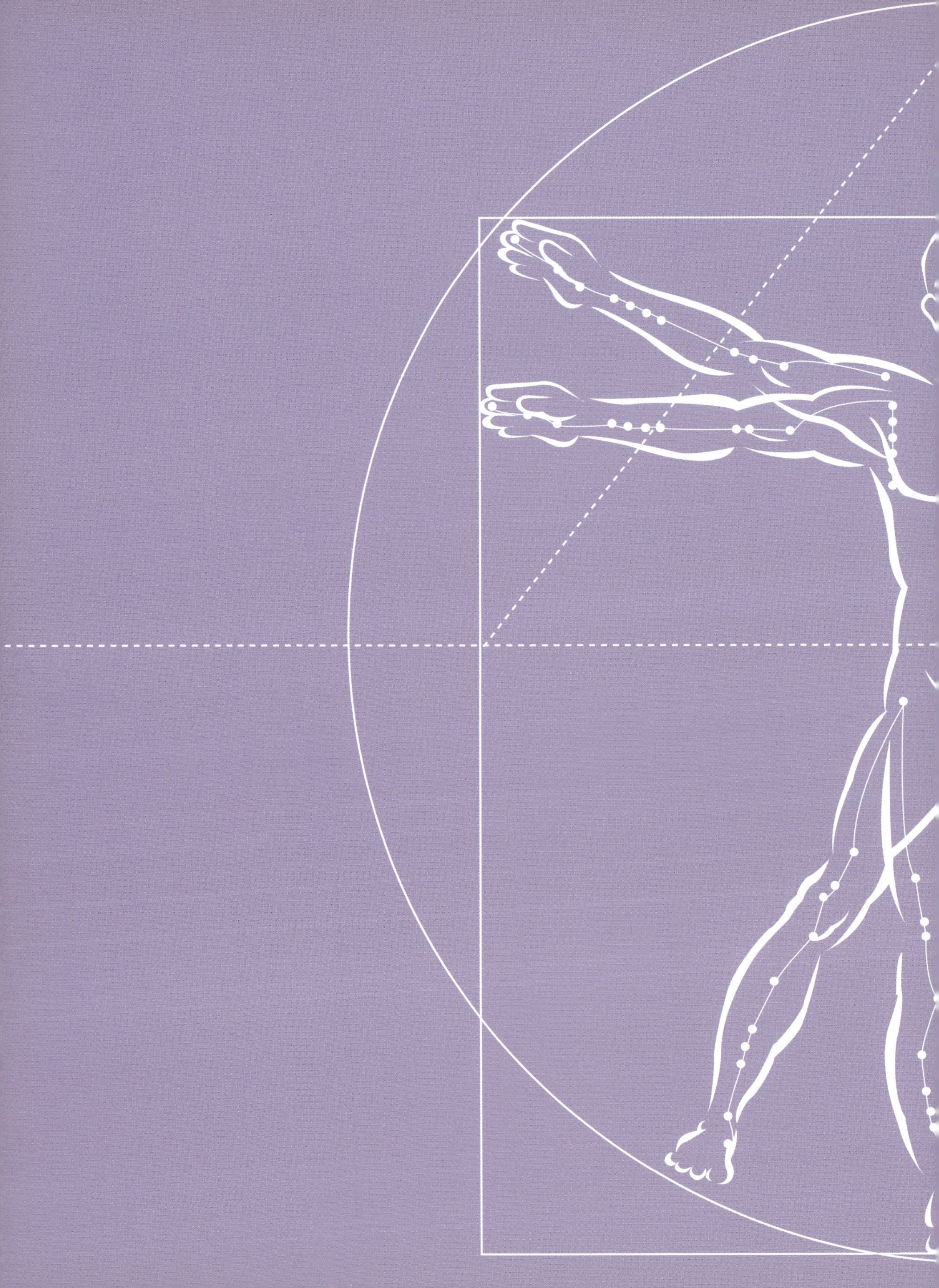

part 4

실전편

신체 부위별 쾌장경락

쾌장경락마사지는 신체 뒷면의 하체부터 시작한다. 다리, 엉덩이, 등

순서로 전신경혈을 풀어준 다음 신체 앞면으로 넘어와 복부, 가슴, 다리

순으로 마사지해 내려간다. 마지막으로 팔과 얼굴을 풀어 준다.

쾌장경락마사지는 병기와 사기를 미리 제거하여 근원적으로 질병을

예방하는 최고의 마사지로 평소 꾸준히 관리하면 큰 효과를 얻을 수 있다.

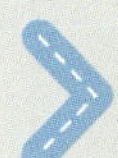 # 쾌장경락마사지 워밍업

기본수법

쾌장경락마사지는 엄지발가락의 족심혈을 주로 많이 사용하나 손이나 발뒤꿈치, 무릎 등을 사용할 수도 있다. 눌러 줄 때의 강도는 피시술자가 득기감을 느낄 수 있는 정도로 하는 것이 중요하다. 득기감은 시큰함, 무직함, 뿌듯함, 저림, 시원함 등으로 표현된다. 득기감은 경맥 깊숙한 곳의 신경을 자극할 때 느낄 수 있는 것으로 지각신경과도 연관된다. 이러한 득기감이 척수와 뇌간에 연결되어 진통 또는 치료 효과를 내는 것이므로 득기감이 없는 자극은 치유력이 없다.

● 손 수법

➡ **짚어 주기** 자신의 체중을 이용해 손바닥 뿌리나 엄지손가락으로 경근이나 경줄기를 깊숙이 짚어 주는 방법으로 주로 등이나 다리 등을 풀어 줄 때 사용한다.

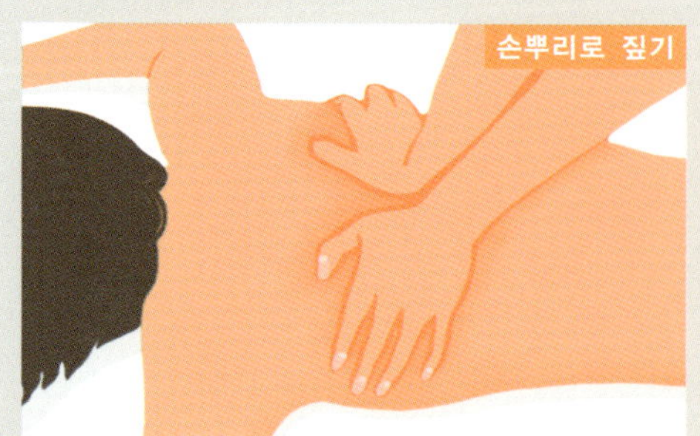

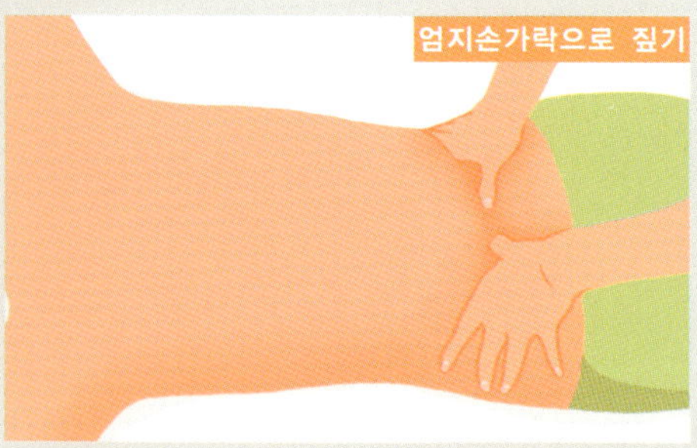

→ **잡아 주기** 잡아 주기는 팔이나 다
리의 경줄기를 양손으로 잡고 엄지
손가락을 이용해 경줄기를 깊게 풀
어 주는 방법이다.

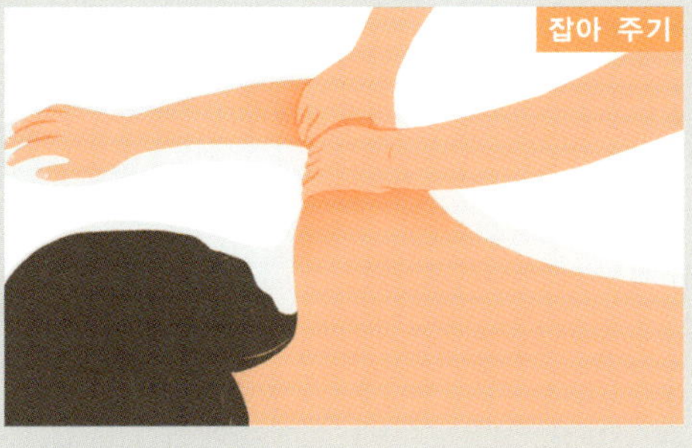

→ **풀어 주기** 복부나 등에 뭉친 부위
가 있을 때 손바닥이나 팔, 다리를
이용해 풀어 주는 방법으로 시계 반대 방향으로 돌리면서 풀어 준다.

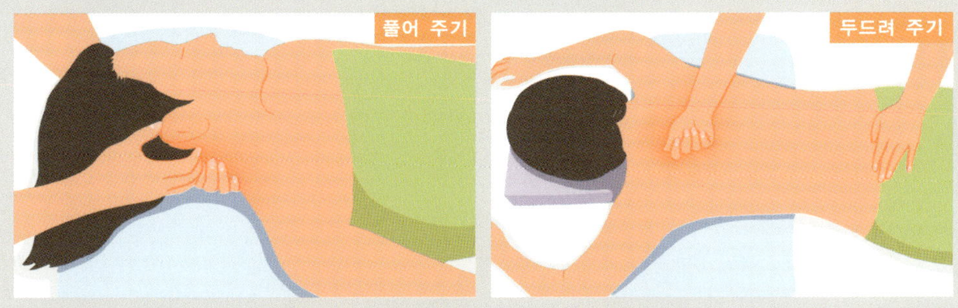

→ **두드려 주기** 손바닥이나 손등을 이용해 등이나 가슴을 두드려 뼈에 진동을 주어
막힌 경락을 뚫어 주는 방법이다. 음양의 원리를 이용해 등은 손바닥으로, 가슴
은 손등으로 두드려 주는 것이 효과적이다. 두드려 주기는 보통 경줄기나 경근
을 풀어 준 다음 마지막 정리차원에서 하는 것이지만 효과는 매우 뛰어나다.

→ **사기(邪氣) 쓸어 주기** 손가락을 펴
고 다섯 손가락의 힘으로 등을 긁
어 주면서 독소나 사기를 배출해
주는 수법이다. 의념으로 손가락에
기 기둥이 있다고 생각한 후 온몸
의 독소와 사기를 전부 쓸어낸다고
생각하면서 6회 정도 사기를 빼 준다.

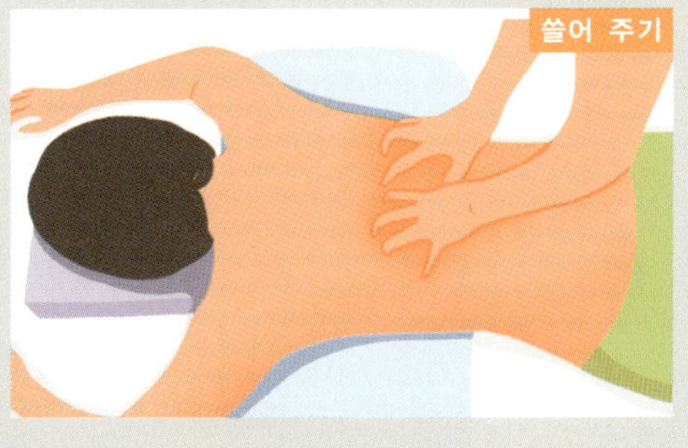

→ **에너지 넣어 주기** 질병이 있는 곳이나 장기에 우주의 에너지를 넣어 주는 방법으로 양손바닥의 노궁혈을 가볍게 올려놓고 반향 의념을 주면서 기를 넣어 준다. 즉, 냉기가 있는 곳은 뜨거운 태양을 생각하면서, 열기가 있는 곳은 빙하의 얼음을 생각하면서 고급에너지를 넣어 준다.

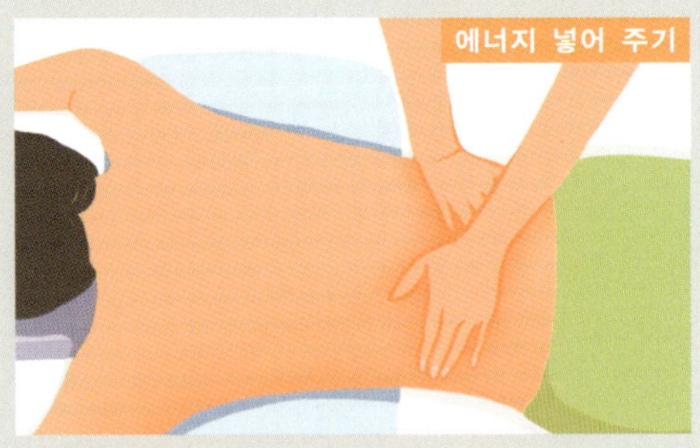

● 족심혈 수법(발 수법)

→ **엄지발가락으로 짚어 주기** 족심혈의 가장 중요한 수법으로 엄지발가락을 구부려 경줄기를 풀어 준다. 넓은 부위는 뒤꿈치까지 활용해 발을 아치형으로 만들어 동시에 짚어 주면서 풀어 준다. 지그시 몸무게를 이용해 경줄기까지 짚어 주고 경줄기를 끌면서 깊은 곳까지 뚫어 주는 것이 핵심이다. 누르는 속도는 호흡과 일치하도록 하는 것이 가장 효과적이다. 복부를 풀어 줄 때는 지그시 누른 후 5초 정도를 멈추면서 풀어 주면 효과적이다.

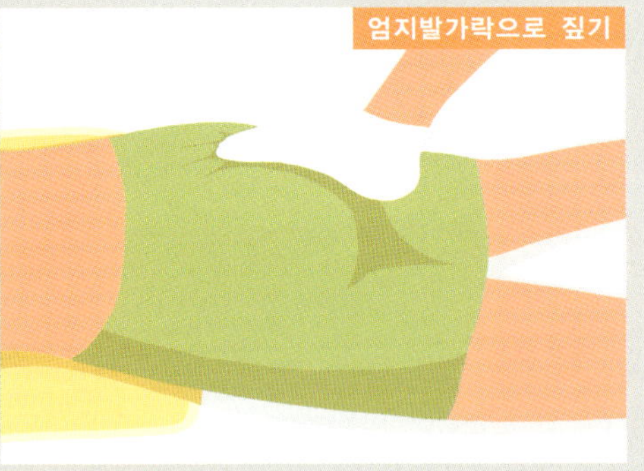

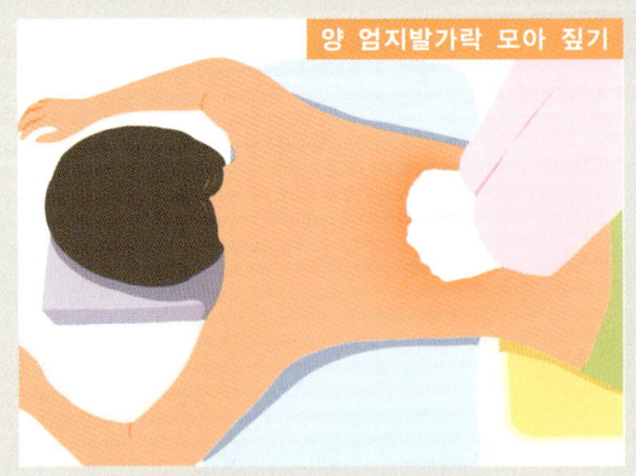

→ **양 엄지발가락 모아 짚어 주기** 양 엄지발가락을 모아서 짚어 주는 수법으로 척추를 교정하거나 신장을 풀어줄 때 사용한다. 노약자나 골다공증 환자는 등 부위에 온몸의 체중을 이용해서 올라가는 것은 삼가야 한다.

➜ **엄지발가락으로 짚고 밀어 주기** 주요 경줄기를 뚫어 주는 데 가장 효과적인 방법으로 엄지발가락으로 몸무게를 이용해 지그시 짚어 준 후 끌면서 풀어 주는 수법이다. 경혈보다 경줄기를 뚫어 주는 데 중점을 두어야 한다.

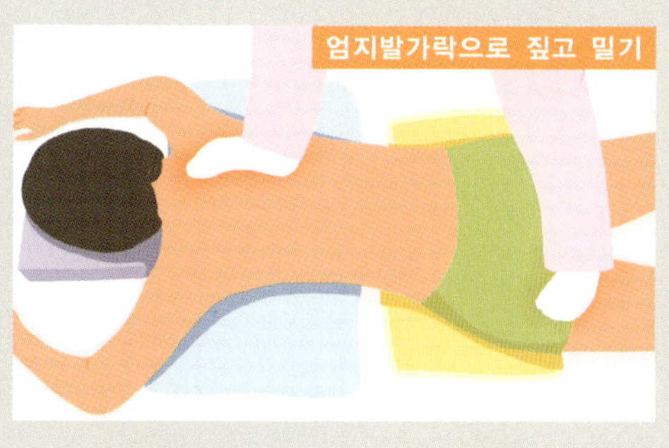

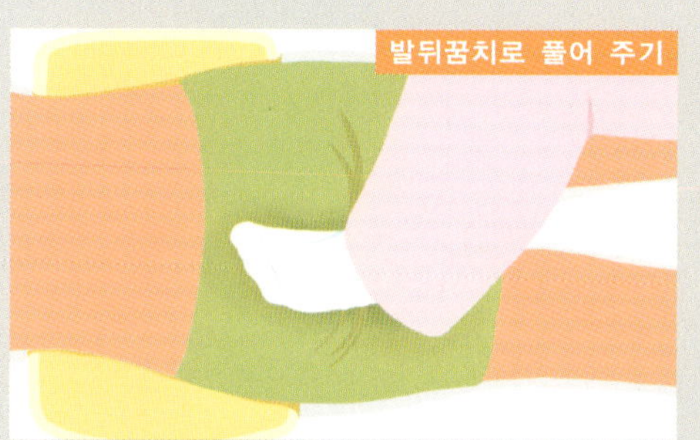

➜ **발뒤꿈치로 풀어 주기** 발뒤꿈치로 복부나 엉덩이 대퇴부 등을 풀어 줄 때 사용하는 수법이다.

➜ **발바닥으로 밀어 주기** 협착된 척추 마디를 떼어 주는 수법으로 몸을 지지대에 기댄 후 양쪽 발로 서로 밀면서 척추마디를 이완시킨다. 등줄기나 종아리 등의 근육을 늘려 주면서 풀어 주는 수법이다.

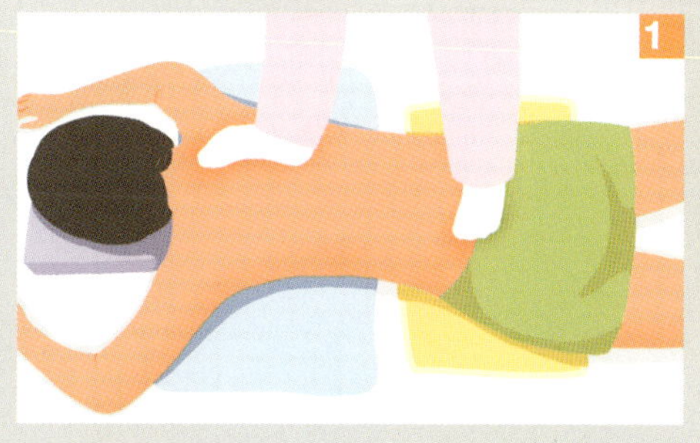

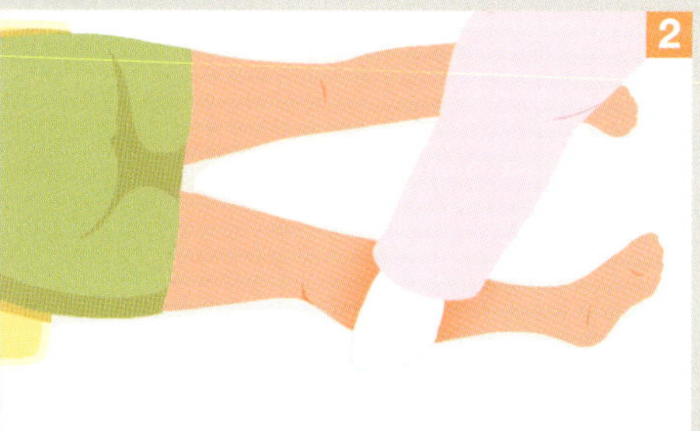

마사지 준비

● 마사지 효과를 높이는 도구들

쾌장경락마사지는 마사지 침대나, 오일 등이 필요 없다. 기공심신 수련을 통해 외기를 발사할 수 있는 능력을 갖춘 시술자와 어느 집에나 있는 담요, 베개, 그리고 체중을 받칠 수 있는 의자 두 개만 있으면 충분하다. 전문적인 치유실을 운영할 경우에는 봉을 맞춰 사용하면 편리하다.

→ **담요 · 방석 · 쿠션** 담요는 2인용 담요에 어느 정도 쿠션이 있는 솜 매트가 좋다. 그 위에 카펫을 깔아 사용하면 좋다. 방석은 가슴이나 허리를 받치는 데 사용되며 쿠션은 바로 누운 자세에서 다리를 올려놓는 데 사용된다.

→ **의자** 일반의자도 가능하나 전문적인 치유실이라면 손잡이가 시술자의 허리선 높이에 오는 것을 선택한다. 의자나 손걸이 봉 대신 벽이나 천장에 봉을 설치하는 경우도 있으나 쾌장경락마사지에는 부적절하다. 왜냐하면 몸무게 조절이 힘들어 시술자의 체중이 모두 피시술자에게 전달되어 사고가 날 위험이 있기 때문이다.

또한 일부에서는 받침 지팡이 등을 사용하는 경우도 있는데 이 또한 시술자의 몸을 견고하게 지탱할 수 없으므로 위험하다. 체중을 마음대로 조절할 수 있는 의자나 팔걸이용 봉을 사용하는 것이 가장 안전하고 효과적이다. 의자 손잡이가 시술자의 허리선까지 오지 않는 경우에는 손잡이를 약간 늘려서 사용해야 허리에 무리가 없다. 보통 여성인 경우 높이가 92cm 높이가 적당하다. 지지대는 미끄러지지 않도록 단선으로 된 것이 좋다.

→ **손걸이 봉** 길이 2.5m, 높이는 96cm 정도의 알루미늄 봉을 견고하게 제작하여 사용하는 것이 좋다.

→ **안면 받침대** 바닥에 엎드린 자세에서 척추골을 바르게 하기 위해서 사용한다. 받침대가 없는 경우 일반 베개를 사용하여 얼굴을 한쪽으로 돌린 상태에서

마사지를 하는 것도 가능하나 장시간 누워 있거나 목 디스크가 있는 경우 얼굴을 좌우측으로 돌릴 수 없으므로 불편하다. 단단한 쿠션이 있는 H형 받침대를 제작하여 사용하면 편리하고 효과적이다.

● 몸과 마음의 준비

쾌락경락마사지로 증상을 치료하는 시술자는 질병으로 인해 몸과 마음이 고통을 받고 있는 사람을 치유하는 사람이다. 환자들은 대부분 에너지가 약해져 있으며 경락이 막혀 몸속에 독소가 많다. 그러므로 시술자는 일반인보다 더 높고 고결한 도덕성과 희생정신이 필요할 뿐만 아니라 높은 에너지장을 보유해야 한다. 거지의 발바닥을 사랑스럽게 씻겨 줄 수 있을 만큼 사랑의 에너지가 충만해야 시술자로서 자질이 있다. 시술자는 또한 언행이 자연스러우면서도 부드럽고 신선이나 선녀처럼 고결해야 한다. 이와 동시에 마사지 공간에 사기가 접근하지 않도록 항상 신경을 써서 관리해야 시술자 자신의 에너지 장을 보존하여 마사지 치료 효과를 극대화할 수 있다.

현대인들은 독소 속에서 살아가고 있다고 해도 과언이 아니다. 직장에서는 상사나 동료간에 생기는 여러 가지 부정적인 에너지로 인해 에너지를 침해당하는 것은 물론 각종 수맥이나 환경호르몬 등에 의해서도 에너지를 침해당한다. 이러한 환경 속에서 자신의 몸과 힐링 공간을 건강하게 지키려면 에너지장을 높여 낮은 차원의 독소나 에너지가 접근하지 못하도록 하는 것이 가장 바람직하다. 에너지는 전기처럼 강한 곳에서 낮은 곳으로 흐르기 때문이다. 자신의 에너지장을 높여 두면 사기가 침습할 수 없다. 에너지장을 높이는 방법은 기공이나 명상 수련을 통해 자신의 에너지를 고에너지로 바꾸는 것이다. 다른 방법으로는 에너지가 높은 물질을 이용하여 차단하는 방법이다.

기본자세

● 엎드린 자세 – 다리 뒤, 엉덩이, 등 마사지를 할 때

엎드린 자세는 '독천향 자세' 라고도 하는데, 몸의 뒷부분을 풀어 줄 때의 기본적인 자세다. 마사지를 할 때 몸을 최대한 이완할 수 있도록 하려면 마사지를 받는 사람이 조금도 불편함이 있어서는 안 된다. 엎드린 자세에서 마사지 순서는 발바닥, 다리 뒤, 엉덩이, 등, 팔, 목 순으로 하고 문제가 있는 부위를 더욱 집중적으로 마사지한다. 주로 족심혈을 사용하지만 세부적인 곳은 손을 이용해 풀어 주고 마지막에는 에너지 처리를 해야 한다. 엎드린 자세에서는 하체와 상체를 구분하여 풀어 준다.

가벼운 면 옷을 입고 액세서리는 풀어둔다

마사지를 받는 사람은 반드시 양말을 신는 것이 좋은데, 양말을 신지 않으면 발바닥을 풀어줄 때 곤란하며 특히 치유실에서 마사지를 받을 때는 많은 사람들이 드나드는 곳이므로 위생적인 측면에서도 양말을 신는 것이 좋다. 마사지를 받을 때의 옷은 면으로 된 가벼운 것이 좋다. 허리띠나 브래지어 등 몸을 조이는 것은 풀고 목걸이, 귀걸이 같은 장신구도 푼다.

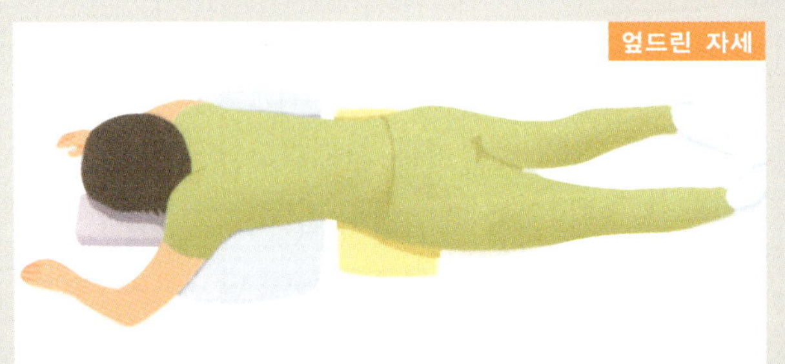

쿠션을 이용해 몸이 일직선이 되도록 한다

엎드린 자세에서 몸을 일직선이 되도록 하고 목과 가슴, 아랫배와 골반 사이에 쿠션을 넣어 안정감이 있도록 한다. 아랫배와 골반 사이에도 쿠션을 받치는 것이 매우 중요하다. 척추 질환은 대부분 허리가 앞으로 굽거나 척추가 협착되어서 생긴다. 아랫배에 적당한 쿠션을 받쳐 주어 족심혈로 허리를 밟더라도 허리가 앞으로 더 굽는 것을 방지해야 한다. 간혹 마사지를 받고난 후 허리가 더 아픈 경우가 있는데 이는 쿠션을 받치지 않고 허리를 풀었기 때문일 수도 있다. 또한 가슴과 목 사이에도 적절한 쿠션을 넣어 빈 공간이 없도록 한다.

팔은 앞으로 쭉 벋고, 다리는 발끝이 안쪽으로 향하도록 한다

얼굴은 안면 받침대로 지탱하고 팔은 앞으로 쭉 뻗는 것이 좋다. 안면받침대가 없는 경우에는 높은 쿠션을 이용하여 가슴에 받친 쿠션에 의해 얼굴이 땅에 닿지 않도록 하거나 베개를 이용해 얼굴을 한쪽으로 눕도록 하여 풀어 준다. 다리는 반드시 발끝이 안쪽으로 향하도록 하여야 한다.

● 바로 누운 자세 – 복부, 가슴, 다리 앞, 팔, 얼굴 마사지를 할 때

바로 누운 자세는 '임천향 자세'라고 하며 신체 앞면을 풀어 주는 기본자세이다. 피시술자는 전신에 힘을 쭉 뺀 상태에서 팔과 다리는 52° 각도를 유지하여 피라미드 에너지가 유입되도록 자세를 취하는 것이 중요하다. 팔과 다리 사이의 림프절에는 대부분 독소나 사기가 많이 쌓여 있다. 반드시 가슴과 다리를 벌려서 독소가 체외로 배출되도록 해야 한다.

머리에는 높지 않는 베개를 받치고 허벅지에는 쿠션을 넣어주어 허리를 편안하게 해 준다. 시술자는 피시술자가 몸을 쉽게 이완할 수 있도록 도와준다. 머리, 이마, 코, 입, 목, 어깨, 팔, 가슴, 배, 등, 허벅지, 종아리, 발목, 발등, 발바닥 순으로 힘을 빼도록 유도해 주면 쉽게 긴장이 해소되고 이완이 된다. 호흡은 편안하게 심호흡을 하도록 하고, 이완에 방해가 되는 소음을 차단하고 고요한 명상음악이나 자연음악으로 심신을 편안하게 한다. 불빛은 눈에 직접 반사가 되지 않도록 한다. 신체 전면은 복부, 하체, 팔, 가슴, 얼굴 순으로 마사지한다.

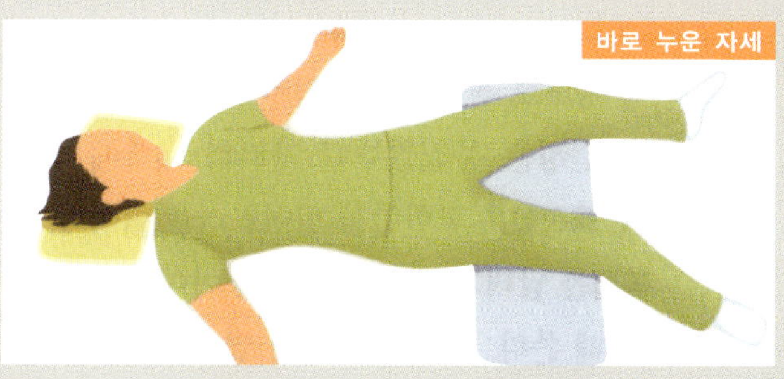

다리의 경락

등 뒤에는 내측부터 신경, 방광1선, 방광2선, 담경락이 흐르고 있다. 방광1선은 좌골신경 줄기가 지나가는 곳으로 하체건강에 매우 중요한 역할을 하는 곳이다.

방광1선 중 종아리 중앙의 **승근혈**은 전신의 근육을 평가하는 혈이고 대퇴부의 **은문혈**은 종양을 진단하며 다리에 힘이 없을 때 강하게 자극을 주면 다리에 힘이 생기는 신기한 혈자리다. 다리 밑으로 힘을 주면 다리의 힘을 강하게 하고 위로 강하게 자극을 주면 힘을 못 쓰게 된다.

곤륜혈은 풍을 없애고 낙맥이 잘 통하도록 하는 혈이다. **위양혈**은 몸이 붓거나 소변이 잘 나오지 않을 때 사용하며, 엉덩이와 대퇴부가 차갑고 심하게 아플 때 **승부혈**을 마사지하면 통증이 줄어들고 지팡이를 짚지 않아도 될 정도로 경락을 순통시켜 준다.

신경은 용천혈부터 다리의 내측에 흐른다. **용천혈**은 고혈압을 떨어뜨리는 혈이다. **연곡혈**은 남녀가 정이 넘치거나 아이를 갖지 못할 때 쓴다. 신장을 보하며 열을 내리고 습을 내보내는 효과가 있으며 역시 고혈압에 좋다. **태계혈**은 월경불순, 정액이 새어 나가는 양위증, 척추와 허리 통증에 도움이 되는 혈이다.

다리의 신경

하체 요추의 4번, 5번과 천골의 1~3번과 합하여 천골신경총을 이루며 다리 뒷면의 정중앙을 따라 발까지 길게 흐르고 있다. 기타 줄기신경으로는 천골하단부의 음부신경, 엉덩이로 가는 윗볼기신경, 아랫볼기신경이 분포한다.

● 요신경총

제12 흉신경으로부터 제4 요신경의 전지(前枝)들이 요측 양측에서 분합하여 형성, 다수의 신경들이 이곳에서 갈라져 나온다. 여기서 나오는 피지(皮枝)는 서혜부, 외음부, 대퇴의 전면과 내측, 하퇴의 내측에 분포하고 근지(根枝)는 복부하부, 골반근, 대퇴의 전면과 내측의 근육을 지배한다.

➝ **장골하복신경** 늑하신경 밑에서 전하방으로 나란히 이어져 복부 근육과 피부, 둔부 등에 분포한다.

➝ **장골서혜신경** 하복부의 근육이나 피부, 남자의 음낭과 여자의 대음순 등에 분포하여 외음부를 지배한다.

➝ **음부대퇴신경** 여성은 음순에, 남성은 고환거근을 따라 음낭 내에 분포한다.

➝ **폐쇄신경** 서혜인대 하방을 지나 외측대퇴부 피부에 분포하는 감각신경이다. 피지는 대퇴의 내측과 고관절 부위의 피부, 근지는 대퇴의 내전근들에 분포한다.

➝ **대퇴신경** 요신경총의 분지 중 가장 큰 신경으로 피지는 대퇴부의 피부에 분포한다. 근지는 대퇴전면부의 대퇴사두근과 봉공근을 지배한다.

● 천골신경총

⤳ **좌골신경**　길이가 1m나 되는, 전신에서 가장 큰 말초신경이다. 이 신경은 골반후벽의 대좌골공을 지나 대퇴 후방으로 나와서 슬와상방에서 내측의 경골신경과 외측의 총비골신경으로 갈라진다. 좌골신경이 마비되면 골반근과 대퇴굴근도 마비된다.

⤳ **경골신경**　슬와 중앙선을 따라 하퇴로 내려가서 후경골동맥과 같이 넙치근의 하방을 지나고 경골내과의 후방을 거쳐 발바닥에 이른다.

⤳ **총비골신경**　하퇴의 외측상방에서 비골두를 돌아서 앞쪽으로 나가 천비골신경과 심비골신경으로 갈라진다.

⤳ **상둔신경**　중둔근과 소둔근 및 대퇴근, 막장근 등에 분포한다.

⤳ **하둔신경**　이상근 밑에서 대좌골공을 나와 대둔근에 분포한다.

⤳ **후대퇴피신경**　대둔근 주변, 회음, 음낭의 외부, 대토, 슬관절 후측피부에 분포한다.

⤳ **음부신경**　항문, 회음, 골반심부조직, 항문 괄약근을 지배한다.

다리의 근육

● 엉덩이 근처의 근육

⤳ **대둔근**　엉덩이를 감싸고 있는 근육으로 요통에 관여한다. 대둔근은 보행할 때보다는 등산, 달리기, 계단을 오르내릴 때, 앉은 자세에서 일어날 때 많이 사용된다. 천골후면과 장골상둔선에서 시작하여 무릎 바깥쪽에 있는 장경인대와 연결된다. 고관절신전에 관여한다.

⤳ **중둔근**　장골능에서 시작하여 대퇴골의 대전자까지 연결되어 회전운동에 관여한다. 골반을 안정시키는 근육으로 상체를 바르게 하는 역할도 한다. 이상이 있을 때는 하부 중앙(천골), 허리띠를 중심으로 통증이 있다. 짝다리를 짚을 때는 긴장하게 된다.

⤳ **소둔근**　장골후부 중간볼기선과 아랫볼기선 사이에서 시작하여 대퇴골의

대전자 전면에 연결되어 고관절의 회전운동에 관여하며 중둔근과 같은 작용을 한다. 이상이 있을 때는 발뒤꿈치와 엉덩이까지 통증이 온다.

- **대퇴근막 장근** 장골능에서 시작하여 무릎 옆의 장경인대와 연결되며 보행 시 늘어난 슬관절이 무너지지 않도록 하고 고관절의 회전운동을 보조한다. 이 근육은 보행 시 무릎을 버텨 주는 역할을 한다.
- **장경인대** 대퇴근막의 전외측이 두꺼워져 있는 부분으로 상전장골극에서 경골 외측에 걸쳐 있다.

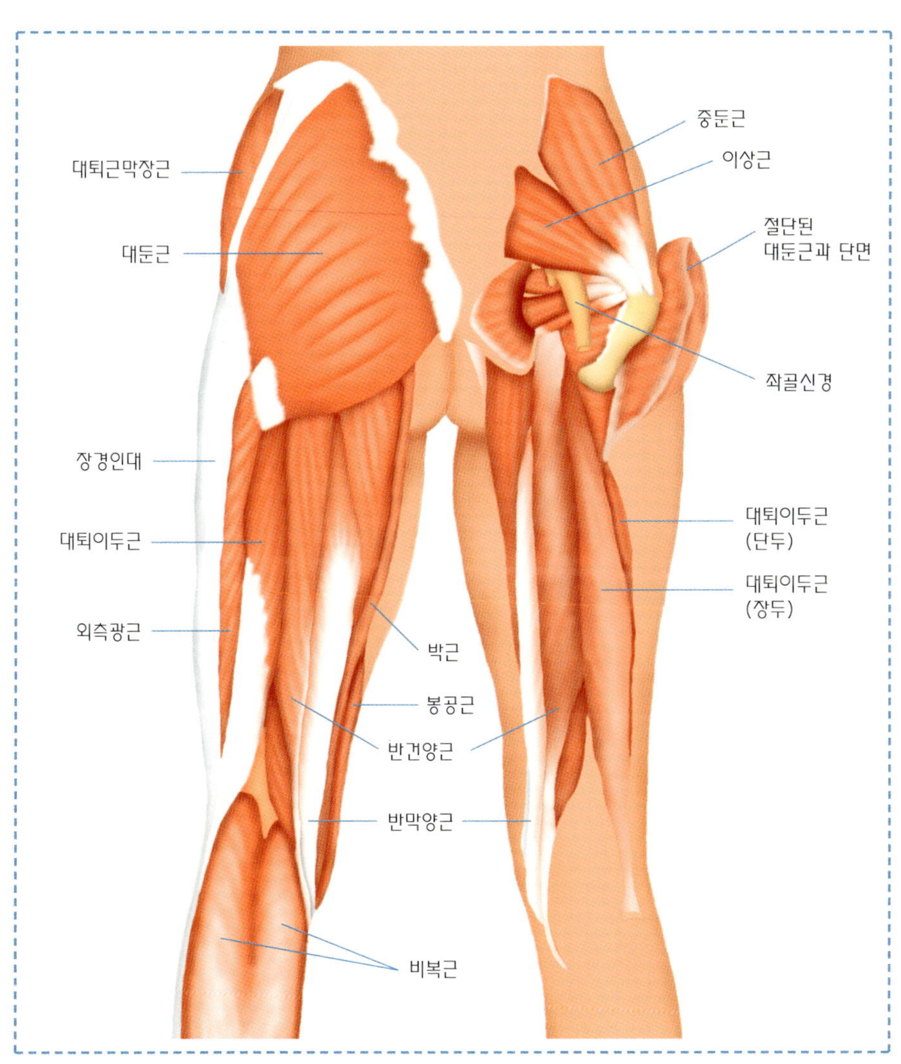

→ **고관절 외회전근** 엉덩이 심부에 있는 고관절 외회전근은 위로부터 이상근, 상쌍자근, 내폐쇄근, 하상지근, 외폐쇄근, 대퇴방형근 등 6개가 있다. 이상근은 고관절을 바깥으로 돌리는 근육이다. 이 근육 밑에 좌골신경이 흐르므로 잘 풀어 주어야 한다. 팔자걸음이나 발목이 밖으로 휜 경우는 이상근이 짧아진 경우다. 신경이 압박받지 않도록 주의하며 풀어 주어야 한다.

● 대퇴 뒤쪽의 근육

→ **대퇴이두근** 넓적다리 두갈래근이라고도 하며 좌골결절에서 종아리뼈에 연결되어 고관절과 슬관절 굴곡에 관여한다.

→ **반건양근** 대퇴 중앙에 있는 큰 힘줄과 같아서 이름이 붙여졌으며 대퇴의 뒤쪽에 위치하여 경골의 상부와 연결된다.

→ **반막양근** 대퇴부 뒤쪽에서 가장 중앙부에 있는 근육으로 좌골을 경골과 연결시켜 준다.

● 하퇴 후면의 근육

→ **비복근(장딴지근)** 종아리 근육으로 등산이나 보행 시 잘 뭉친다. 무릎관절과 아킬레스건이 연결되어 있다.

→ **넙치근(가자미근)** 납작한 물고기란 뜻으로 비복근보다 깊숙이 있어 발목을 구부리고 펴는 역할을 한다. 하이힐을 신을 경우 이 근육이 쉽게 피로해진다.

→ **슬와근(오금근)** 오금의 무릎 뼈를 연결하며 슬관절 후면의 가장 깊은 곳에 있다. 슬관절의 굴곡을 시작하게 하는 근육으로 무릎을 푸는 열쇠라고 한다.

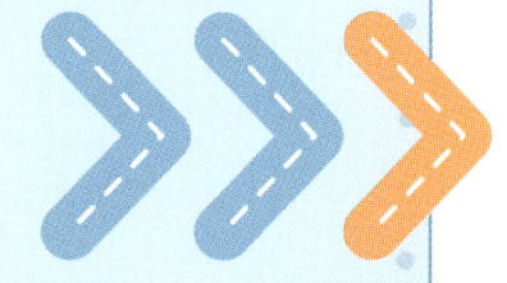

실전! 다리뒤 쾌장경락마사지

1식 | 발바닥부터 종아리 풀어 주기

발에는 신장, 간장, 비장, 위장, 담낭, 방광의 반사구가 있다. 발바닥 풀어 주기는 신경을 통해 전신 경락계통에 영향을 주어 전신의 경락을 조절하고 각 장부의 질병을 치료하는 효과도 있다. 특히 용천혈을 잘 풀어 주면 신기를 보충하여 신장 기능이 강화된다.

🖐 1단계 | 발바닥 밟아 주기

준비정보 발바닥은 모세혈관이 가장 많이 분포된 곳. 이곳이 막히면 혈액순환 장애를 일으킨다. 발의 손상은 13종류의 질병을 유발하고 척수에 고장을 일으킨다는 연구결과가 있다.

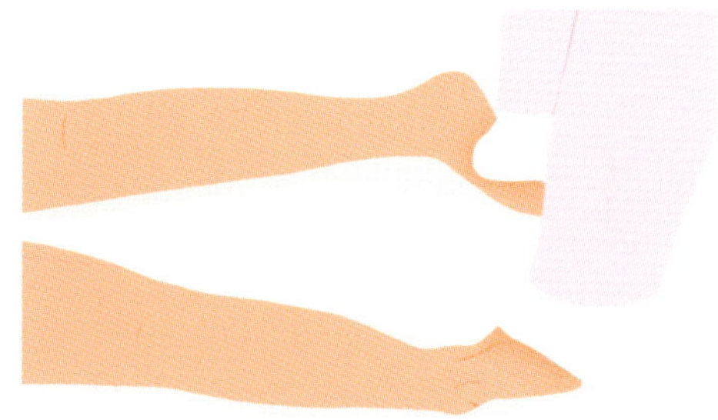

방법 발뒤꿈치로 발바닥을 전체적으로 골고루 밟아 주면서 막힌 경락을 뚫어 준다.

효과 피로가 회복된다. 발은 전신 반사구로서 발 반사요법 등으로 피로 회복 및 치료에 활용할 수 있는 중요한 부위이다.

🖐 2단계 | 발바닥 훑어 주기

준비정보 마사지 전, 시술자는 체중이 흔들리지 않도록 미리 준비해야 한다. 의자를 이용하여 지지대를 삼도록 한다. 한 쪽 손으로 의자를 잡고 몸을 지지한 상태에서 피시술자의 발바닥을 풀어 준다.

방법 발바닥이 많이 막혀 있는 사람은 발뒤꿈치로부터 발가락 방향으로 발바닥으로 누르며 수회 훑어 준다. 어느 정도 적응이 되면 바깥쪽 발날을 이용해 깊숙이 훑어 주면서 노폐물을 빼 준다.

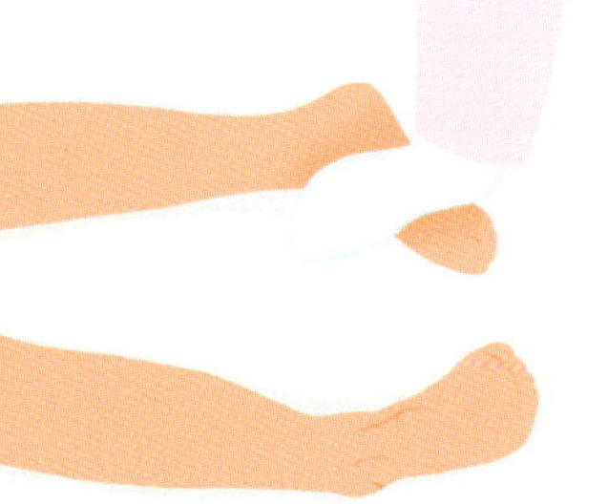

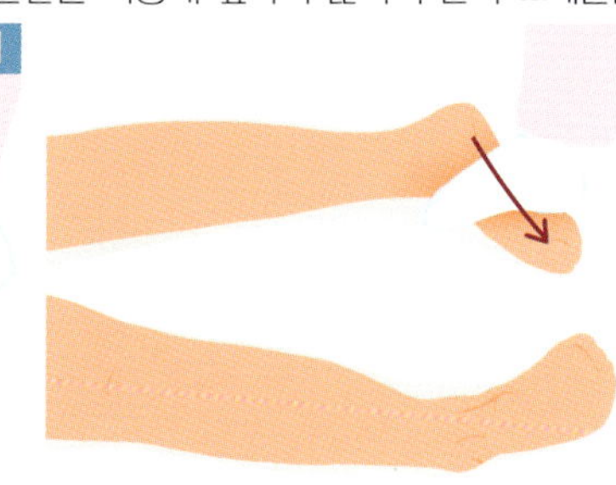

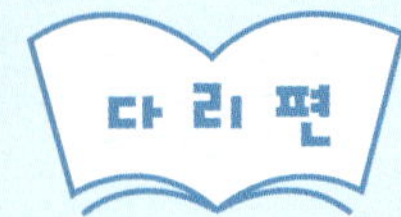

● 효과 발바닥에 쌓여 있는 노폐물과 피로물질을 제거해 주는 효과가 있다.

🖐 3단계 | 발뒤꿈치 늘려 주기

● 준비정보 발뒤꿈치를 밀 때 고관절이 굳은 사람은 처음부터 무리하게 하지 말고 서서히 강도를 높이도록 한다.

● 방법 피시술자의 발뒤꿈치를 양 발바닥으로 좌우측으로 밀면서 늘려 준다. 다음은 양 엄지발가락으로 복사뼈 위 3치(약 9cm 정도) 되는 곳에 있는 삼음교를 강하게 자극해 준다.

● 효과 고관절이 교정된다.

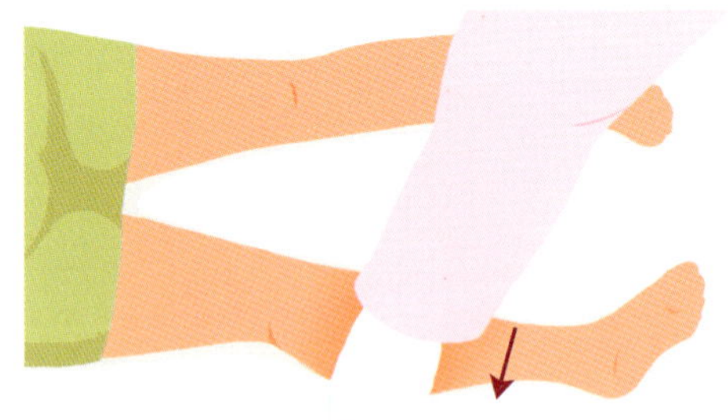

🖐 4단계 | 종아리 밀면서 풀어 주기

● 준비정보 근육을 풀다 보면 '뚝' 하고 소리가 나는 경우가 있다. 근육이 조정되는 소리이므로 놀라지 않도록 한다.

● 방법 발바닥을 이용해 종아리 장딴지 근육을 밖으로 밀면서 마사지한다. 왼쪽 종아리를 풀어 준 다음 오른쪽 종아리도 마사지한다.

● 효과 근육이 풀리면서 피로감이 해소된다.

2식 방광경 1선 풀어 주기

● 준비정보 장골뼈에서 시작하여 방광경 1선을 따라 발목까지 풀어 주는 방법이다. 이때 절대로 무릎뼈인 슬와관절을 밟지 않도록 주의한다.

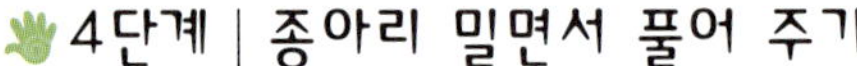

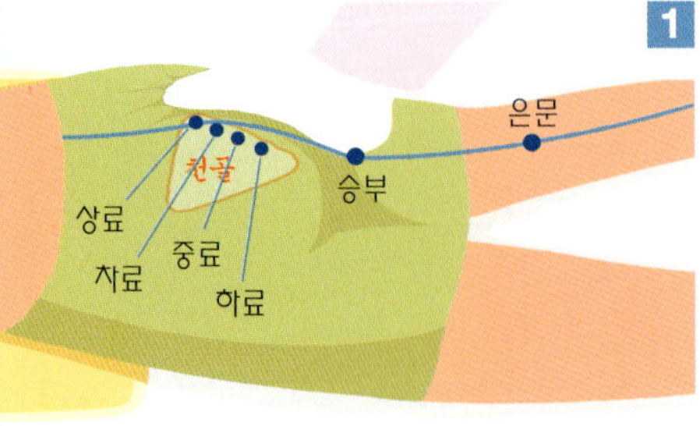

1 ● 방법 엉덩이부터 발목까지 방광 1선을, 발가락과 발뒤꿈치를 동시에 사용하여 깊숙이 훑어주듯 마사지한다. 방광 1선 각각의 혈자리는 꼼꼼히 엄지발가락으로 눌러 주며 지나간다. 골반 부위는 천골 구멍인 상료, 차료, 중료, 하료를 꼼꼼이 풀어 주고 승부혈에 자극을 주고 대퇴부의 방광경맥을 따라 은문혈, 위중혈, 승근혈, 승산혈까지 마사지한다.

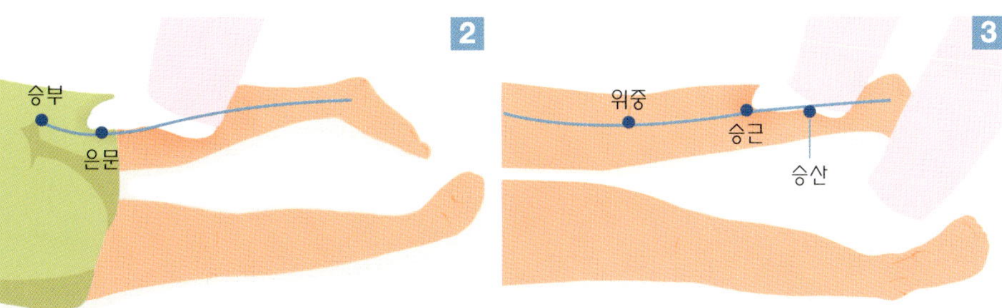

위중혈부터는 발가락을 세워 엄지발가락으로 가볍게 승산혈까지 마사지한다.

● **효과**　좌골신경통, 하지 마비, 요통, 하지 무력이 해소된다.

3식　방광경 2선 풀어 주기

● **준비정보**　몸의 외측에 있어 처음에는 경줄기가 잘 잡히지 않을 수 있다. 그림을 자세히 보고 따라하도록 한다. 숙달되면 누구나 쉽게 경줄기를 잡을 수 있다.

● **방법**　1 방광경 2선은 엉덩이 골반의 소장유부터 시작하여 포항혈까지 풀어 주듯 마사지하며 내려온다.

2 포항혈부터는 발뒤꿈치를 안쪽으로 45° 틀면서 무릎의 위양혈까지 대퇴부 바깥쪽을 마사지한다.

● **효과**　좌골신경통, 고관절 이상, 골반교정에 효과가 있다.

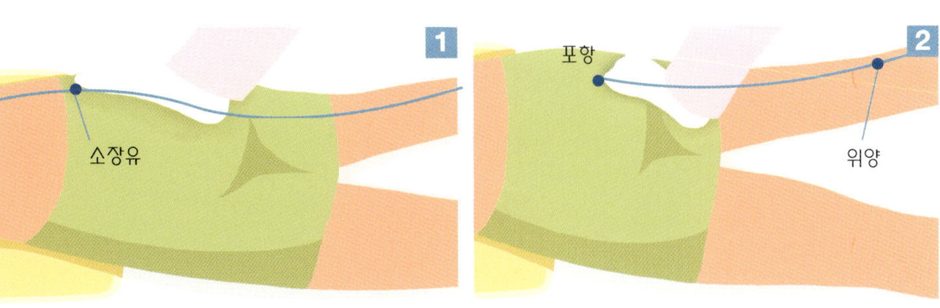

4식 신경 풀어 주기

신장은 사람의 본이고 오장육부는 신장의 양육을 받는다. 신장이 강하면 오장육부가 튼튼하고 신장이 약하면 오장육부가 약하다. 또한 신장은 정을 간직하고 뼈를 주관하며 기를 받아들이고 대소변을 조절하는 작용이 있다. 암 환자 대부분은 신장이 약하다.

준비정보 신장 경락을 족심혈로 풀어주기는 다소 어려우나 바깥 쪽 발날을 들어 발뒤꿈치를 45°로 유지하면 조금 쉽게 할 수 있다. 무릎 부근은 관절이 있으므로 너무 강한 자극을 주지 않도록 한다.

방법 **1** 독맥혈의 요양관혈부터 시작하여 항문 외측을 가볍게 마사지해 주고 대퇴부 안쪽을 마사지한다.

2 혈자리는 무릎 부위의 음곡혈과 복사뼈 위 삼음교혈을 충분히 풀어 준다. 무릎 밑 부분부터는 엄지발가락으로 가볍게 밖으로 밀면서 마사지하면 깊게 풀어 줄 수 있다.

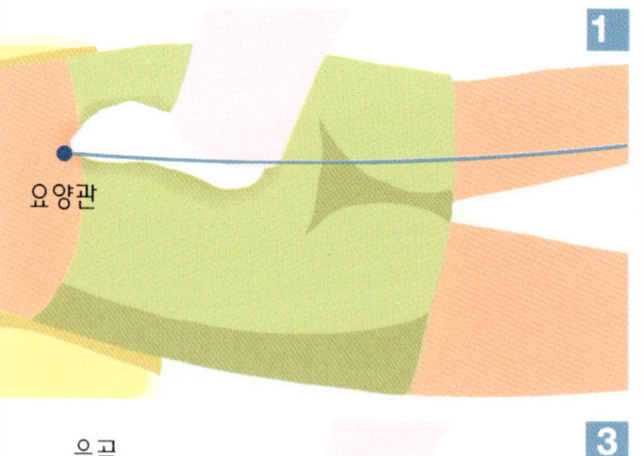

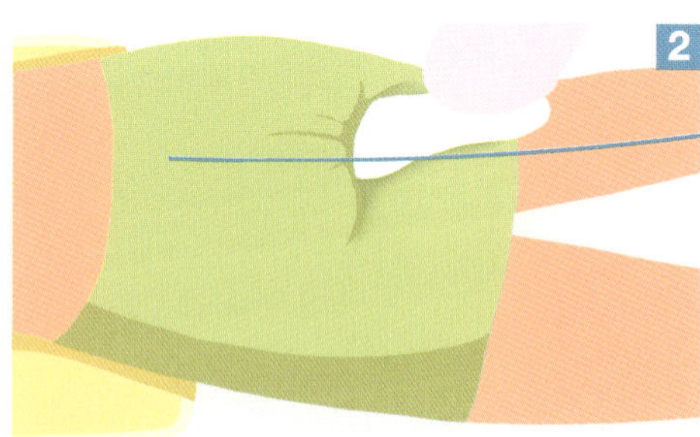

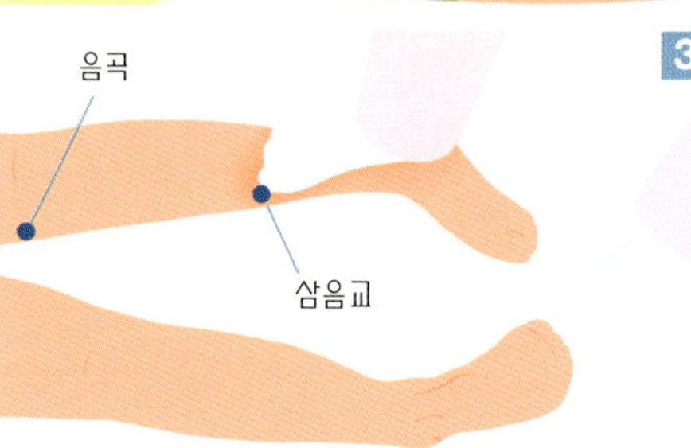

효과 신장기능 강화, 정력증진, 남녀 성기능 장애에 효과가 있다.

5식 담경 풀어 주기

● **준비정보** 담경을 풀어 줄 때는 골반이 들리지 않도록 하는 것이 중요하다. 피시술자는 그림과 같은 자세를 한 후 골반이 들리지 않도록 허벅지 앞쪽에 쿠션을 넣고 준비한다.

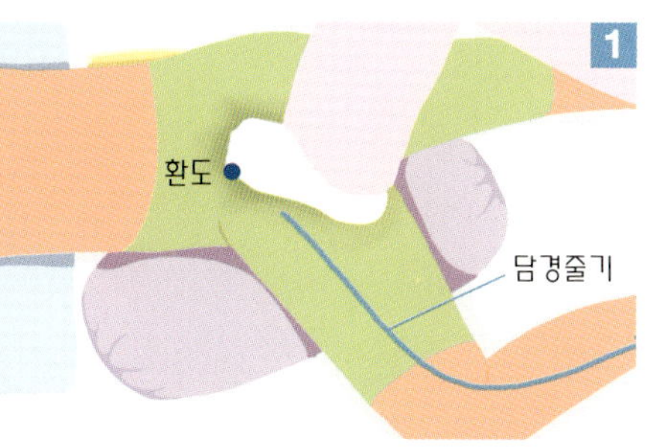

● **방법** 허벅지는 족심혈로 가볍게 마사지하고 무릎 밑은 발날을 세워서 다소 강하게 마사지한다. 혈자리는 환도혈, 복사혈, 족삼리 등을 집중적으로 풀어 준다.

● **효과** 좌골신경통, 골반통증, 옆구리·귀 관련 질환에 특효가 있다.

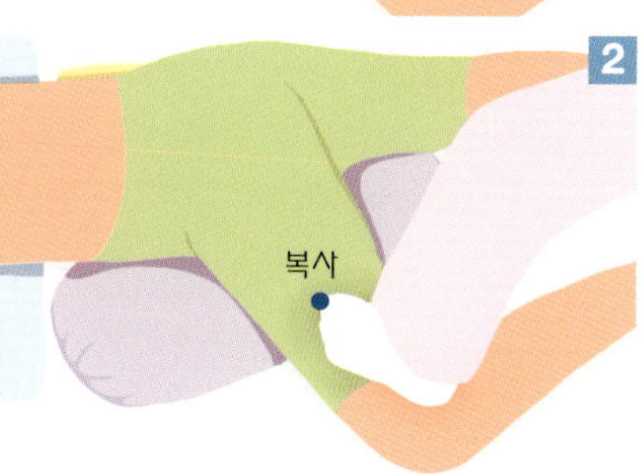

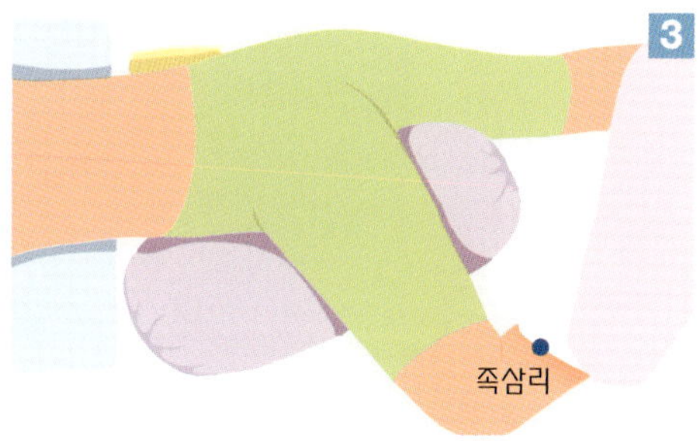

6식 스트레칭하면서 담경 풀어 주기

● **준비정보** 관절에 이상이 있는 경우 과도하게 꺾지 않도록 한다.

● **방법** 자세를 바꾸지 않고 담경을 풀어 주려면 피시술자의 한쪽 발을 반대쪽 무릎 안쪽에 올리게 하고 한손으로 지지하는 발을 잡고 발바닥을 이용하여 마사지한다.

● **효과** 골반교정을 하면 담 관련 질환이 좋아진다.

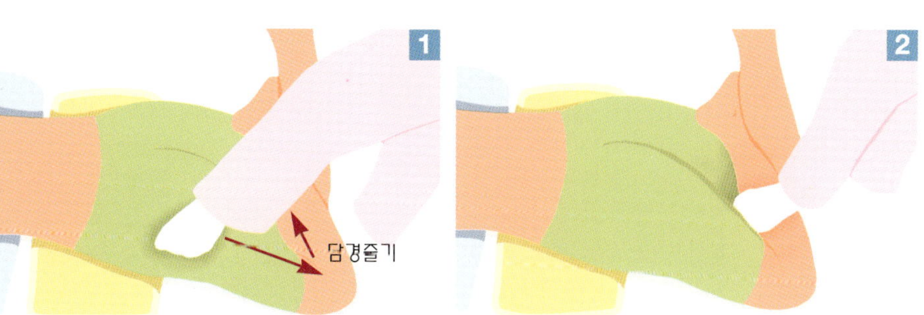

다 리 편

엉덩이의 근육&경락

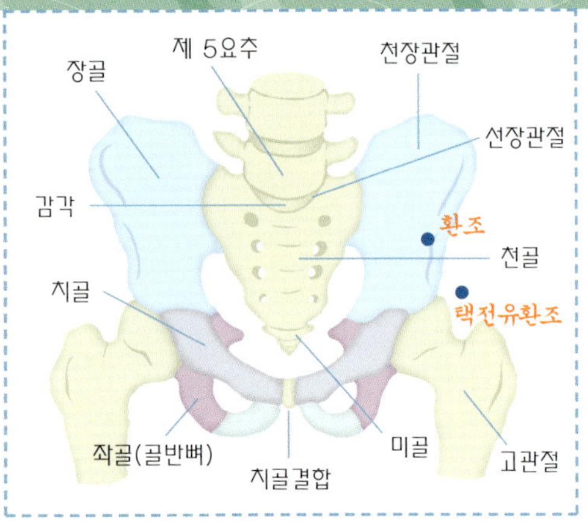

대둔근은 장요근과 길항관계로 강력한 신근으로 요통에 가장 일반적으로 관여하는 근육이다.

중둔근과 소둔근은 고관절을 외전시키는 강력한 근육 중의 하나로 걸을 때 골반을 안정시키는 역할을 한다. 내폐쇄근과 외폐쇄근은 고관절을 고정하는 중요한 근육이다. 따라서 근육은 대둔근, 중둔근, 소둔군, 이상근, 내폐쇄근 등을 충분히 풀어 준다.

경락은 환조와 택전유환조를 중심으로 풀어 준다. 엉덩이에는 골반뼈를 중심으로 천골, 고관절이 붙어 있다. 장골과 천골의 관절에 선장관절, 천골관절이 있는데 이들 관절이 틀어지면 척추 변형이 오게 된다. 따라서 각 관절이 틀어져 있는지 살펴보고 교정이 될 수 있도록 마사지를 해야 한다. 또한 고관절도 인체의 기둥으로 관절 이상 시 척추나 천골의 변형이 오므로 주변 근육과 인대를 충분히 풀어 주고 교정해 주어야 한다.

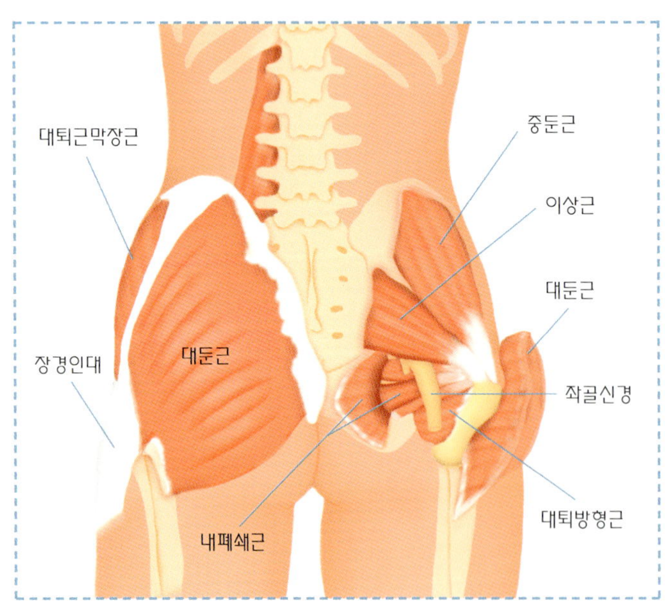

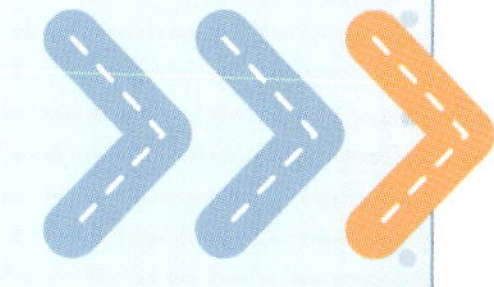

실전! 엉덩이 쾌장경락마사지

7식 엉덩이 풀어 주기

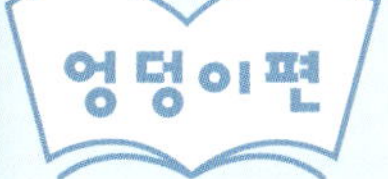

🖐 1단계 | 발의 족심혈(엄지발가락)로 풀어 주기

● 준비정보 족심혈이 아니라 팔을 사용해서도 마사지할 수 있다. 손을 이용할 때는 팔꿈치를 이용하여 풀어 주면 효과적이다.

● 방법 엉덩이는 다리를 앞으로 구부린 후 족심혈을 이용해 깊숙이 마사지한다.

● 효과 이상이 있을 때는 마사지 도중 심한 통증을 느끼게 된다. 족심혈로 잘 풀어 주면 이러한 통증은 일시에 제거된다.

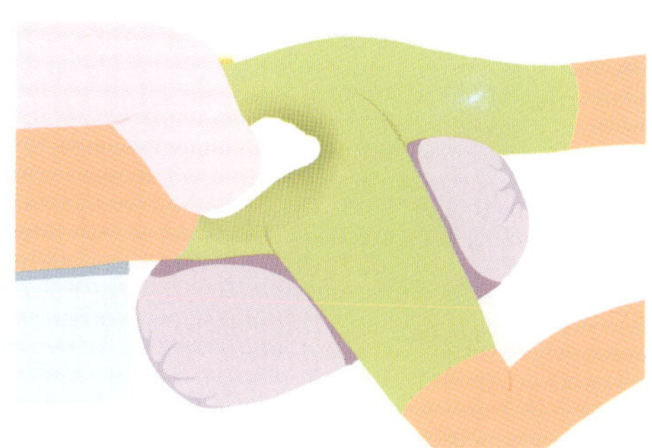

🖐 2단계 | 팔꿈치로 엉덩이 풀어 주기

● 준비정보 근육이 뭉친 경우 지그시 누른 후 시계 반대 방향으로 돌리면서 풀어 준다.

● 방법 1 그림과 같이 다리 한쪽을 구부리게 한 다음 팔꿈치를 이용하여 대둔근, 중둔근, 소둔근, 이상근 등 주요 근육을 충분히 마사지해 준다.

2 다리를 교차하여 그림처럼 다리를 잡고 팔꿈치로 골반과 대퇴부 등을 마사지한다.

● 효과 좌골신경통과 골반이 교정되고 요통이 개선된다.

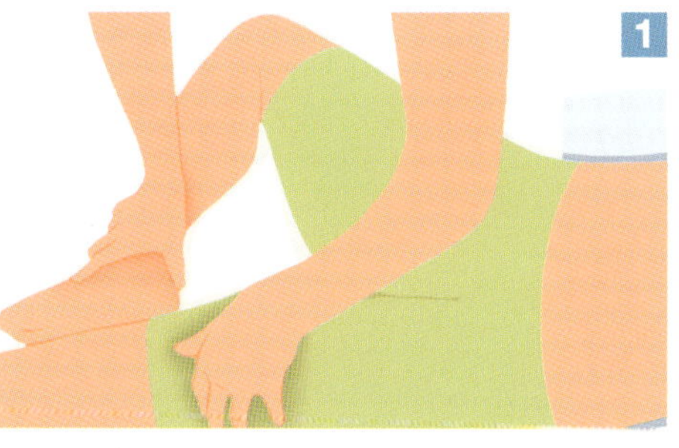
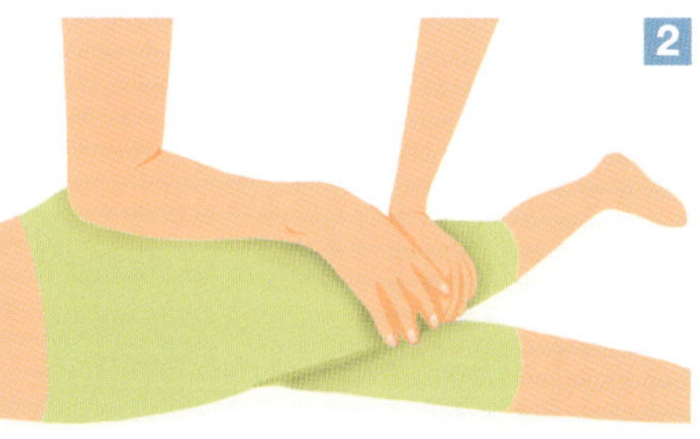

🖐 3단계 | 골반과 허리 스트레칭하기

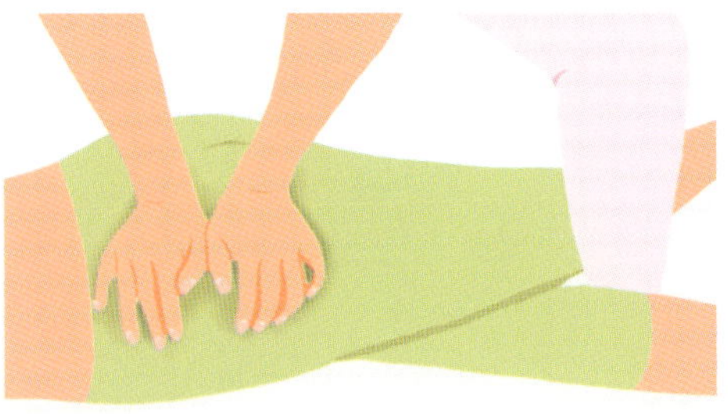

준비정보 시술자의 체중을 이용하면 효과적이다.

방법 양다리를 허벅지에서 교차시킨 다음 시술자의 발로 교차한 다리를 고정하고 양손바닥으로 양 엉덩이를 잡고 몸무게를 이용하여 수회 눌러 준다.

효과 허리 근육을 풀어 주는 데 매우 효과적인 수법이다.

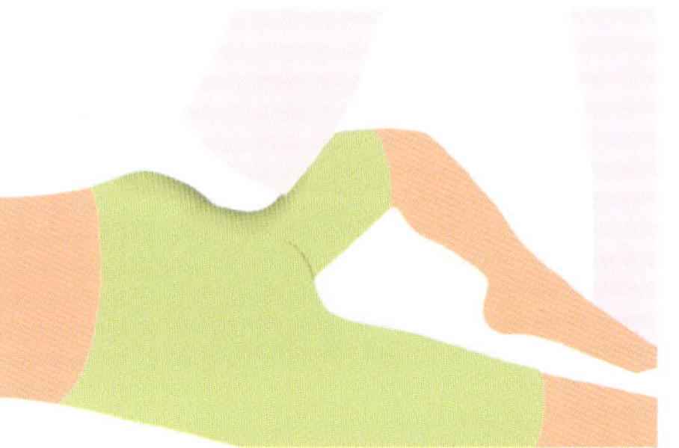

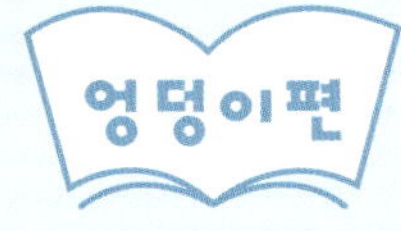

🖐 4단계 | 좌골신경 풀어 주기

준비정보 밖으로 밀면서 이상근이 풀리도록 한다.

방법 양다리를 그림처럼 개구리 다리 모양으로 만든 다음, 시술자의 발뒤꿈치를 이용해 밀면서 마사지한다.

효과 좌골신경으로 인해 엉덩이와 허벅지가 아픈 것은 대부분 좌골 아래 이상근이 수축해 좌골신경이 압박받기 때문이다. 좌골 신경을 풀어 주면 엉덩이와 허벅지의 통증을 해소할 수 있다.

🖐 5단계 | 스트레칭으로 골반 교정하기

준비정보 다리 길이를 재어보아 짧은 다리의 골반을 교정한다.

방법 한 손으로 천장관절과 장골연결접합부의 상단모서리를 누르고 다른 한 손으로는 무릎을 잡고 들어올리며 교정한다. 또는 팔꿈치를 접합부에 대고 다른쪽 팔에 피시술자의 다리를 끼워 들어올리면서 교정한다.

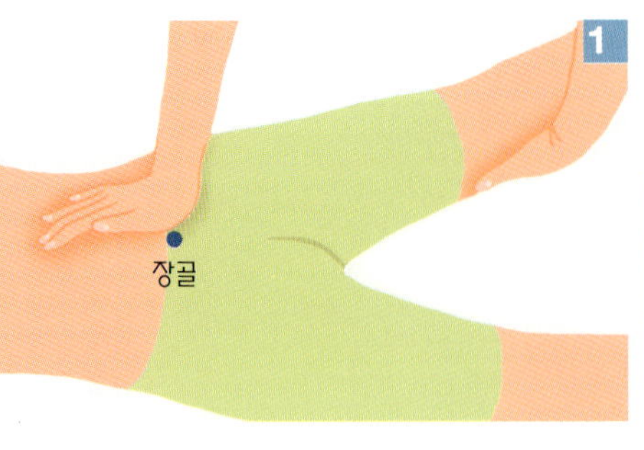

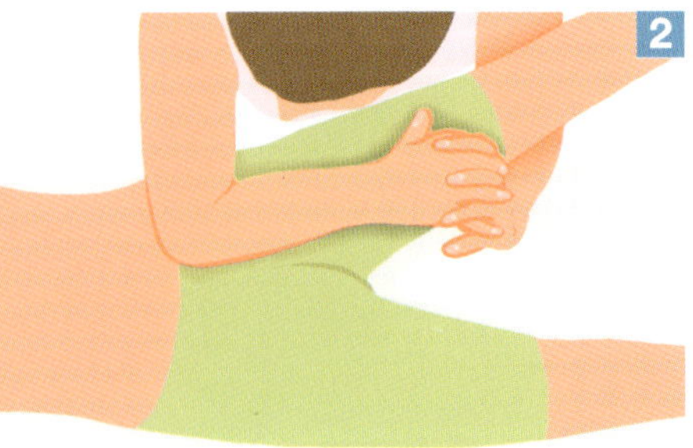

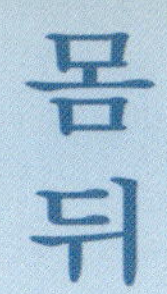

효과 대부분의 환자들은 골반이 틀어져서 척추가 비틀어진 경우가 많다. 이런 경우 골반을 교정하면 골반의 틀어짐도 쉽게 해소할 수 있다.

6단계 | 좌골신경 및 비경, 위경 풀어 주기

준비정보 관절에 이상이 있는 경우에는 무리하게 스트레칭을 하지 않는다.

방법 그림처럼 양손으로 피시술자의 양발을 잡고 엉덩이까지 밀어 스트레칭한 후 팔꿈치를 좌골에 대고 몸무게를 이용해 자극을 주면서 마사지한다.

효과 다리 대퇴부 전면의 대퇴사두근과 비경, 위경을 스트레칭해 주고 골반을 교정하는 데 도움이 되는 동작이다.

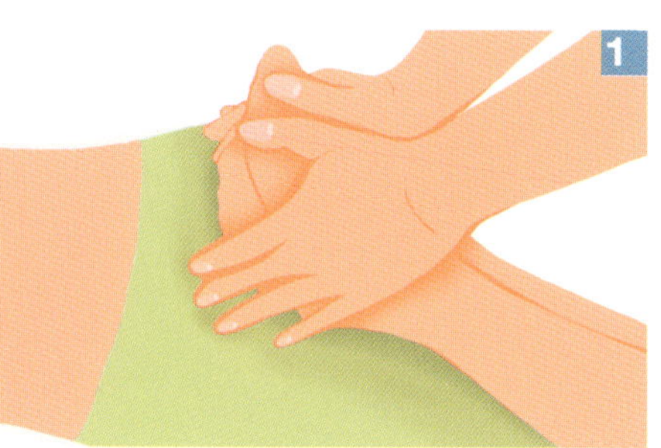

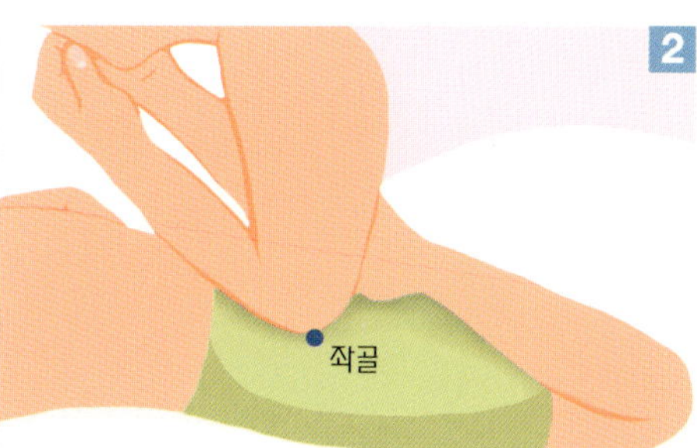

7단계 | 천골 교정하기

준비정보 허리를 밟지 않도록 한다.

방법 양손으로 오른쪽·왼쪽 발목을 각각 잡고 들어올린다. 한발은 그림처럼 천골 위를 디딘다.

효과 천골을 쉽게 교정할 수 있다.

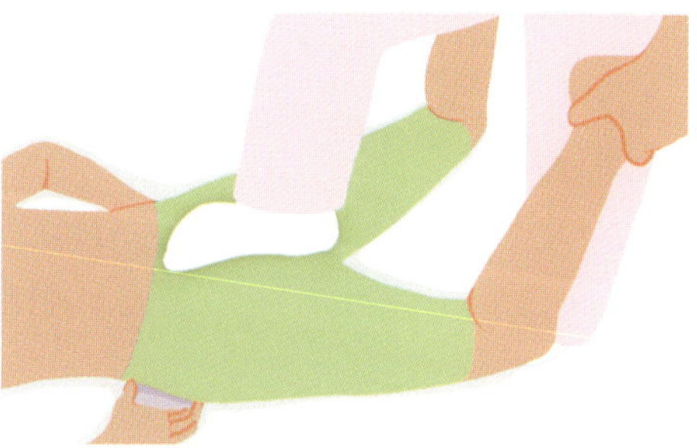

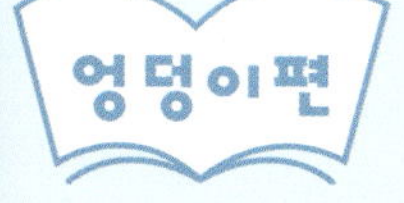

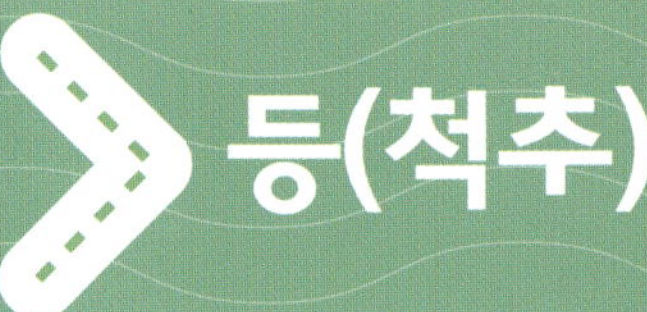

등(척추)의 신경 & 경락

척추는 경추 7개, 흉추 12개, 요추 5개, 천골 5개, 미골 5개로 구성되어 있다. 각 척추면 각의 기울기는 경추는 45°, 흉추는 1번부터 3번까지는 45°, 흉추 4번부터 8번까지는 60°, 흉추 9번부터 12번까지는 90°, 요추는 90°다. 각 척추는 기립근이나 인대에 의해 촘촘히 연결되어 있다. 칼슘 부족으로 뼈가 약해지거나 잘못된 자세를 오래 유지할 때, 교감신경 위주의 긴장된 생활로 주변 근육이 굳어지면 척추가 틀어지게 된다.

척추가 틀어지면 평형을 유지하기 위해 추간공이 튀어나와 신경을 압박하게 되므로 여러 가지 문제를 일으키게 된다. 이에 반해 척추골이 원만한 S자형 커브를 이루고 있다면 건강한 척추다.

등에는 척추골을 따라서 회음부터 머리 중앙을 지나 입술 위 태탄혈까지 독맥혈이 흐르고 있다. 독맥은 양의 바다로 양경락을 통제하고 있다. 독맥은 소주천 수련 시 하단전의 축기된 에너지를 이용해 뚫어 주게 되나 일반인들에게는 매우 어렵다. 척추골이 바르면 독맥의 흐름이 원활하게 된다. 독맥 중 오장육부에 에너지를 공급해 주는 명문혈, 맥문혈 등이 있고 인체의 기둥인 신주혈, 대추혈, 아문혈 등이 매우 중요하다.

　방광경 1, 2선은 독맥혈을 중심으로 좌우로 흐르고 있다. 방광경 1선은 독맥혈에서 1.5촌(4.5cm), 방광경 2선은 독맥혈에서 3촌(9cm) 좌우로 흐르고 있다. 골반뼈부터 방광유, 대장유, 신유, 부신, 소장유, 삼초유, 비유, 위유, 담유, 간유, 심유, 폐유 등 장기와 관련된 경혈이 흐르고 있다. 또한 인체의 양장기는 복부뿐만 아니라 등에도 있다. 따라서 복부에 문제가 생기면 복부뿐만 아니라 등도 함께 치료해야 근본 치유가 된다.

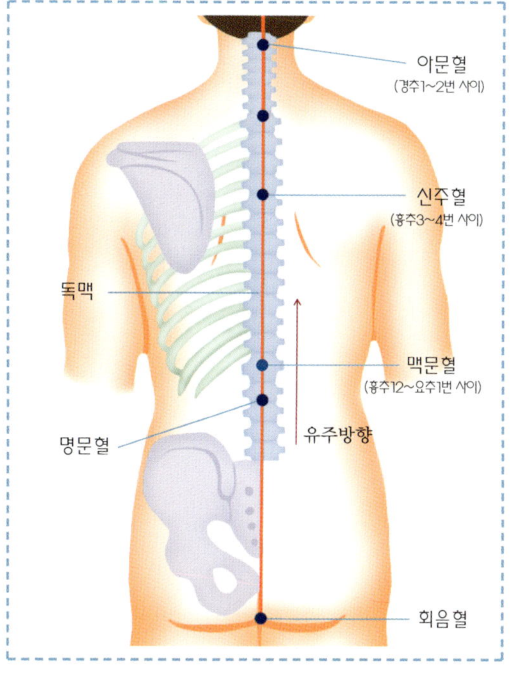

등(척추)의 근육

　등에는 승모근, 광배근 등이 있으며 각 척추 마디는 기립근과 인대에 의해 촘촘히 연결되어 척추를 세워 준다. 등 뒤의 근육은 다섯 겹으로 되어 있으며 모두 40쌍의 척추골에 잘 배열되어 있고 또 33개의 인대가 붙어 있다. 척추 문제를 해결하려면 기립근과 인대를 잘 풀어 주는 것이 우선이고 또 가장 중요하다. 촘촘하고 단단한 기립근을 풀어 주려면 엄지손가락이나 오일마사지로는 불가능하다.

● 목과 등 위쪽에 있는 근육

⤳ **후두하근**　두개골 바로 아래 가장 깊은 곳에 4개의 근육으로 후두골과 경추 1번, 2번 사이에 있으며 자세를 유지하는 역할을 한다. 이 근육에 이상이 있으면 두개골 내부를 관통해 머릿속 깊숙한 곳에서 통증이 일어난다. 이런 통증은 특히 고혈압 환자에게 자주 발생한다. 풍지혈이 굳으면 안면신경마비, 고혈압, 비염 등이 올 수 있다.

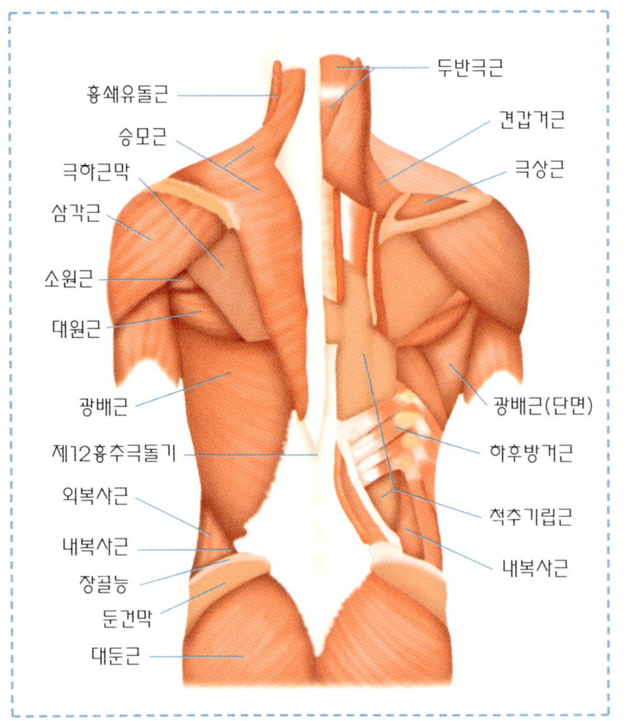

→ **판상근** 목의 가장 표층을 이루고 있는 근육으로 흉쇄유돌근과 음양관계를 이루며 목을 받쳐 주는 역할을 한다. 두판상근과 경판상근이 있는데, 두판상근은 목 뒤에 있으며 머리를 받쳐 주는 역할을 한다. 흉쇄유돌근과 음양 관계를 이루는 근육으로 후발제(뒷머리에 머리털이 나는 부분)의 경계다. 승모근 상부 섬유에 덮여 있다. 이 근육에 이상이 있으면 머리카락이 빠질 수 있다.

경판상근은 뒷목에서 승모근 상부 섬유 바로 아래에 있다. 목의 중간 부위에서 문제를 일으킨다. 장시간 운전하는 사람의 경우처럼 주로 잘못된 자세가 문제의 원인이 된다. 목을 뒤로 젖힐 때 목이 가장 많이 접히는 부위가 치료점이다.

→ **후경근(횡골극근)** 판상근의 심부에 있는 두반극근, 경반극근, 다열근을 말한다. 척추 횡돌기에서 시작하여 상부 척추의 극돌기와 두개골에 붙어 있다. 두반극근에 문제가 있으면 대후두신경을 눌러 후두부에 통증이 생긴다. 경반극근에 문제가 있으면 후두부에서 뒷골까지 통증이 일어난다.

→ **흉쇄유돌근** 목 앞에서 머리를 받쳐 주는 흉쇄유돌근은 목 뒤에서 머리를 받쳐 주는 두판상근과 음양관계를 이룬다. 흉쇄유돌근은 미인결이라고도 하며 이 근육이 굳으면 자율신경에 영향을 미쳐 얼굴부종, 안면경련, 코막힘 등이 생기고 통증은 귀를 중심으로 나타난다. 특히 뇌혈관 질환의 전조증을 진단하는 혈이다.

→ **사각근** 경추의 횡돌기에서 시작하여 제1,2늑골에 붙어 있다. 부위에 따라 전사각근, 중사각근, 후사각근으로 구분한다. 사각근에 문제가 있으면 후부에 약하게 통증이 나타나고 삼두박근의 바깥쪽에 통증이 있다. 디스크와 무관하게 팔이나 손이 저릴 수도 있다.

● 견갑골 근처의 근육

→ **승모근** 위로는 후두골, 옆으로는 쇄골외측, 아래로는 제12흉추까지 삼각형 모양으로 연결되어 있고 한 쌍일 경우는 사다리꼴을 하고 있다. 어깨와 등의 건강 관리에 매우 중요한 근육이다. 스트레스, 신체노출, 골반 비틀림 등에 의하여 승모근이 굳기도 하는데, 승모근이 굳으면 목근육통, 편두통, 어깨 결림 등이 올 수가 있다. 견정혈을 중심으로 풀어 주어야 한다.

→ **능형근** 소능형근과 대능형근이 있으며 제7경추와 제5흉추에서 견갑골과 비스듬히 연결되어 좌우 한 쌍일 경우 크리스마스 트리 같은 모양을 이룬다. 이곳은 폐경과 심경이 있으며 이 근육이 굳으면 견갑골이 굳게 되어 팔을 움직일 때 제한을 받는다. 능형근은 어깨의 극상근 아래에 있는 극하근과 소원근, 견갑골 앞쪽에 있는 전거근까지 연결되어 있다.

→ **견갑거근** 승모근 상부와 함께 어깨를 으쓱 올리는 작용을 하며 주로 체간(體幹 : 척추동물 몸의 중추가 되는 근육)에 대한 어깨 부위의 안정성을 유지시키는 역할을 한다. 잠을 잘못 자서 목이 잘 안 돌아가는 경우는 견갑거근에 이상이 있는 경우다. 견갑골의 안쪽에도 통증이 온다. 견갑거근은 어깨의 극상근과 경근상 연결된다.

→ **극상근** 견갑골 위에 가로로 연결되어 견갑골상단과 상완골의 대결절로 연결되어 있다. 팔을 밖으로 들어올리는 근육이다. 비오는 날에 어깨가 쑤시는 경우, 극상근에 문제가 생긴 것으로 팔꿈치 바깥쪽의 테니스 엘보로부터 통증이 내려온다. 이곳이 아프면 견갑거근까지 영향을 미친다.

→ **극하근** 견갑골 안쪽에서 팔의 상완골과 연결된 근육으로 견관절낭을 보강하는 근육 중의 하나다. 극상근 아래 견갑골을 싸고 있고 안쪽으로는 경근상에 연결되어 있다. 이 근육은 팔을 바깥으로 돌릴 때 사용하는데, 이상이 있을 때는 팔을 돌려 반대쪽 견갑골까지 올릴 수가 없다.

→ **소원근** 견갑골 밑의 액와연상부, 상완골의 대결절과 연결되어 액와신경의 지배를 받는 근육으로 겨드랑이 근육이다. 극하근, 대원근와 함께 팔을 밖으로 돌릴 때 어깨뼈(상완골두)를 고정하는 역할을 한다.

⟿ **대원근** 견관절을 안으로 당기거나 안쪽으로 돌릴 때 사용하는 근육이다. 문제가 있으면 어깨 뒤쪽과 상완삼두근의 바깥쪽이 아프다.

⟿ **광배근** 위로는 제7흉추와, 옆으로는 상완골 이두근구, 아래로는 장골능까지 연결된 근육으로 넓은 등이라는 뜻이다. 이 근육은 도끼질이나 수영 같은 운동을 할 때 굽혔던 팔을 강하게 펼치는 역할을 한다.

⟿ **견갑하근** 견갑골 앞쪽 속에서 시작하여 상완골 소결절에 붙어 있는 어깨의 내회전 근육이다. 이 근육에 문제가 생기면 후삼각근 부위를 중심으로 통증이 나타난다.

● 척추 주위의 근육

⟿ **척추기립근** 허리를 바로 펴 주는 근육이다. 엉덩이의 천골 부위에서 목 뒤의 후두골까지 분포한다. 허리가 구부정한 사람은 이 근육이 굳어 있다. 초기에는 뼈마디가 아픈 것 같으며 주변 근육은 심하게 굳는다. 이 근육은 복부에 통증을 일으키기도 한다. 심한 경우 좌골신경통 증상도 나타난다. 몸의 뒷면에서는 기립근이 허리를 받치고 있으며 앞면에는 요근이 요추를 받치고 있다. 요근을 요추를 받치는 4개의 기둥이라고 한다.

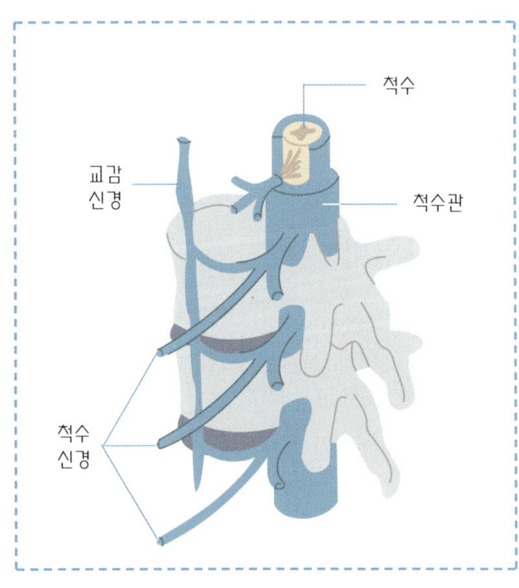

● 허리 쪽의 근육

⟿ **요방형근** 장골능에서 제12흉추와 제1~4요추에 연결되는 근육이다. 물건을 주우려고 순간적으로 굽힐 때 뜨끔한 경우, 요방형근에 문제가 생긴 것이다. 대부분 허리가 비틀어져 엉덩이가 뒤로 튀어나온다. 심한 경우 디스크가 탈출이 되는 수가 있다. 신장을 보호하는 근육으로 이상이 생기면 복부질환, 요추 측만증을 일으키기도 한다. 승모근과 함께 가장 탈이 잘 나는 근육이다.

⟿ **장요근** 요방형근과 함께 복부의 후복벽을 구성

하는 근육으로 복강에서는 대요근과 장골근의 두 갈래 근육이나 골반 내에서는 합쳐져 대퇴부 소전자에 붙어 있다. 특히 고관절을 구부리게 하는 근육으로 통증은 대퇴전면에 나타난다. 배가 찬 사람은 장요근의 경직이 심하다. 장골근, 대요근, 소요근 세 근육을 합쳐 장요근이라 부른다. 장골근은 부채꼴의 근육으로 대요근의 측면을 따라 있다. 걷는 운동이나 다리를 앞으로 나가게 하는 작용을 한다. 대요근은 제12흉추와 제1~5요추 추체에서 시작하여 고관절 소전자에 붙어 있는 근육이다. 소요근은 대요근 앞쪽에 있는 근육으로 제12흉추와 제1요추 추체에서 시작하여 장골근막에서 정지하여 요추의 굴곡에 관여한다.

● 척추를 유지하는 인대

척추는 근육 이외에도 강한 인대에 의해 유지되고 있다. 전면부에 전종인대, 후면부에 후종인대가 강하게 받치고 있다. 전종인대는 강하여 척추가 후면으로 빠지는 경우는 드물다. 이 밖에 극돌기를 연결하는 극상인대, 횡돌기를 연결하는 황색인대, 척추관절을 연결해 주는 추간관절이 척추를 깊숙한 곳에서 보호해 주고 있다.

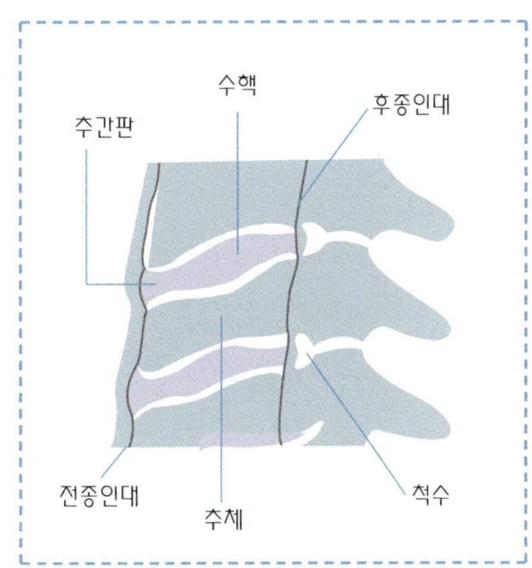

손상 부위별 통증의 특징

① 전종인대 손상 : 발을 삐었을 때의 통증감을 느낀다.

② 후종인대 손상 : 매우 예민한 느낌이 있다.

③ 디스크 : 겉면 외측 1/3만 통증이 온다.

④ 낭인대 손상 : 결합부가 찢어지면 이 안에 기계적 수용체가 있어 통증을 느낀다.

⑤ 뼈 손상 : 통증을 못 느끼나 골막에서 심하게 느낀다.

⑥ 신경 손상 : 느끼기도 하고 못 느끼기도 한다.

⑦ 황색인대 손상 : 잘 못 느낀다.

⑧ 추간판 손상 : 디스크가 튀어나와 경막을 누르면 다리에 심한 통증이 온다.

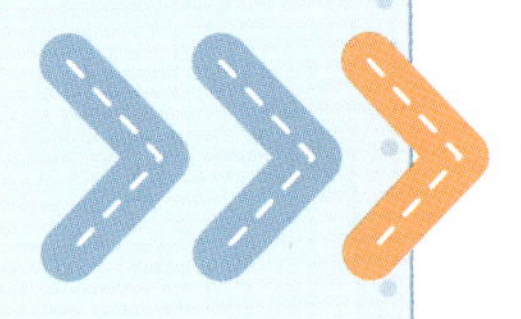

실전! 등(척추) 쾌장경락마사지

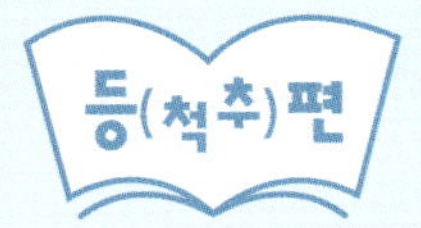

● 등(척추) 건강의 중요성

척추는 인체의 기둥으로 척추가 튼튼하면 건강하고, 척추가 부실하면 각종 질환에 시달릴 수밖에 없다. 척추는 S자형을 갖추어야 체중을 분산하여 견딜 수 있고 신경이 원활하게 흐를 수 있다. 등 부위가 꼽추 모양처럼 과도하게 튀어 나오면 식도암, 심장병 등 무서운 질병이 올 수 있고 척추, 요추 부위가 과도하게 앞으로 휘어지면 신장이 약해지거나 디스크가 올 수 있다. 또한 척추가 유연하지 못할 경우에는 각 장기로 가는 신경망에 영향을 미쳐 만성병, 난치병이 생기게 된다.

● 등(척추) 건강 관리법

쾌장경락마사지는 다양한 척추 질환 치료법들이 갖고 있는 한계를 극복한 가장 효과적인 척추건강 관리법이다. 쾌장경락마사지는 척추를 구성하고 있는 기립근이나 인대, 경락을 근본적으로 풀어 줄 뿐만 아니라 척추를 움직여 주고 척추의 신경줄기가 나오는 구멍인 추간공의 공간을 넓혀 주기 때문에 신경망이 항상 원활하게 흐르도록 해준다. 당연히 문제가 있는 부위 또한 쉽게 치료해 줄 수 있다.

척추의 신경이 나오는 추간공은 직립 보행으로 협착되어 누구든지 조금씩은 압박을 받고 있다. 척추신경이 외부의 장애를 받지 않고 원활하게 흘러야 건강한 척추를 유지할 수 있다. 그런데 척추골이 비뚤어지면 말단 기관으로 가는 신경의 흐름이 방해를 받게 된다. 척추신경근에는 지각신경과 운동신경이 있다. 통증은 지각신경의 이상, 마비는 운동신경의 이상에서 비롯된 증상이다. 통증이 없더라도 1주일에 한 번 정도 척추를 점검하는 것이 좋다.

8식 등 풀어 주기

등 마사지는 복부 마사지와 더불어 쾌장경락마사지의 핵심적인 분야다. 등을 풀어 주는 순서는 척추의 협척혈과 병행하는 방광경 1선, 방광경 2선 경줄기를 풀어 준 다음 척추 늘려 주기, 교정하기, 신장 풀어 주기, 근막 마사지, 스트레칭 등의 순서로 진행된다.

시술자가 여성인 경우에는 피시술자의 대퇴부에 한 발을 딛고 시술하는 것이 좋으나 시술자가 체중이 무거운 남성인 경우 피시술자의 양다리 가랑이 사이에 한쪽 발을 딛고 등을 풀어 주는 것이 좋다. 허벅지에 발을 올릴 때는 한 발씩 한 발씩 조심스럽게 올려놓는다. 이때 전체 체중이 실리지 않도록 의자 받침대를 활용해 시술자의 힘을 분산한다.

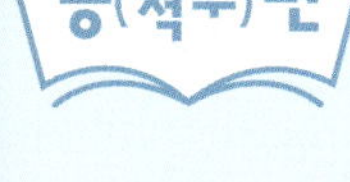

✋ 1단계 | 방광경 1선(협척혈) 풀어 주기

● **준비정보** ● 등 마사지 중 가장 핵심적인 부분으로 척추의 각 횡돌기 사이의 협척혈에 엄지발가락을 걸면서 풀어 주는 수법이다. 오른쪽은 오른발 발가락으로 왼쪽은 왼발 발가락을 사용한다. 문제가 있는 곳은 돌출된 느낌이 들고 피시술자가 통증을 느낀다.

● 복부의 반사구인 폐유, 심유, 간유, 담유, 위유, 비유, 소장유, 부신, 신유, 대장유, 방광유는 장기를 진단하는 혈이면서 동시에 해당 장기의 치유혈이므로 정확하게 진단하고 풀어 준다.

● 척추 협척혈을 풀어 줄 때 척추 주변에 압통점이 있는지, 척추가 뒤쪽이나 옆으로 튀어나오지 않았는지, 척추의 어느 한 부위가 함몰되거나 굽어 있는지를 확인하면서 세밀하게 마사지한다.

● **방법** **1** 흉추 12개 각 횡돌기 사이사이를 엄지발가락으로 지그시 밀어 넣은 후 앞으로 밀면서 마사지한다. 이때 발가락은 90°로 밑으로 꺾이게 하고 뒤꿈치도 동시에 디디면서 몸무게를 이용해 지그시 누른다. 앞으로 밀어 주면서 풀어 준다. 누르는 방향은 반드시 척추면 각도를 고려한다. 경추로부터 흉추 3번까지는 45°, 흉추 4번부터 흉추 8번까지는 60°, 흉추 9번부터 요추 5번까지는 90° 각도를 이루고 있으므로 마사지를 할 때는 경추부터 흉추 3번까지는 45°, 흉추 4번부터 흉추 8번까지는 30°, 흉추 9번부터 요추 5번까지는 0°로 밀어주도록 한다.

2 발가락에 에너지를 보내면서 양쪽을 2~3회 지그시 마사지하면 통증이 해소돼 시원하고, 신경줄기

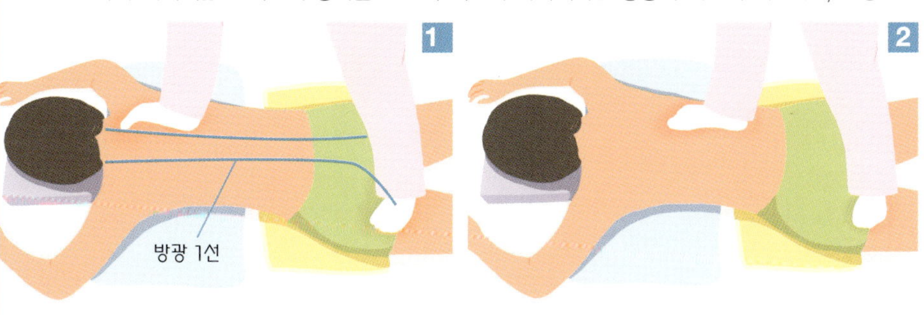

인 생명선의 장애가 해소됨으로써 만성, 난치성 질환이 치료될 수 있다.

●효과   척추 주변의 기립근이 풀릴 뿐만 아니라 척추신경이 나오는 추간공이 넓어지기 때문에 압박받고 있던 신경이 즉시 해소되는 효과가 있다. 또한 척추가 움직이므로 자연히 교정된다.

　아무리 심하게 등이 굽은 사람이라도 3개월 정도 꾸준히 관리를 받으면 척추가 바르게 펴지는 효과를 볼 수 있다. 척추가 심하게 굳었을 경우에는 무리하게 욕심을 내지 말고 장기적으로 꾸준히 마사지하여 치료한다. 허리 부위는 갈비뼈의 지지가 없으므로 가볍게 자극을 주면서 풀도록 한다.

✋ 2단계 | 방광경 2선 풀어 주기

●준비정보   방광경 1선이 끝나면 견갑골과 연결되어 있는 줄기인 방광경 2선을 풀어 준다. 방광경 2선은 경락뿐만 아니라 실제 장기가 있는 부분이므로 장기의 위치를 느끼면서 풀어 주면 더욱 효과적이다. 방광경 2선을 풀어 줄 때는 방광경 1선의 1/3강도로 풀어 주어야 한다. 이곳을 너무 강하게 누르면 갈비뼈가 밑으로 빠질 우려가 있다. 특히 노약자나 골다공증이 있는 경우라면 방광경 2선은 손으로 가볍게 풀어 주는 것이 좋다.

●방법   〈방광경 1선 풀어 주기〉와 방법은 같다. 대추혈 부근의 방광 2선에서부터 골반뼈까지 풀어 준다.

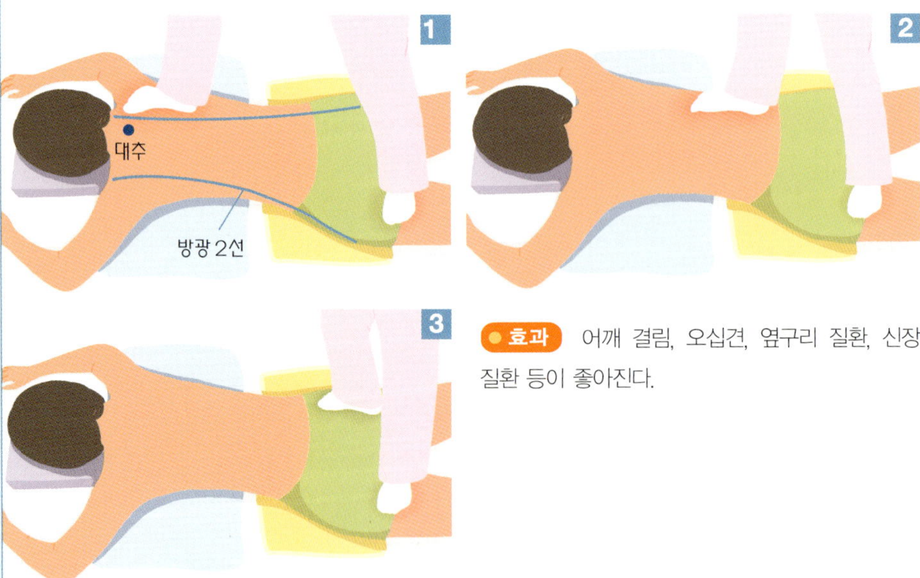

●효과   어깨 결림, 오십견, 옆구리 질환, 신장 질환 등이 좋아진다.

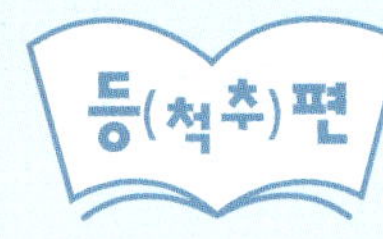

9식   신장혈 풀어 주기

● 신장 건강과 쾌락경락마사지

신장은 횡격막에 연결되어 호흡과 병행해 지속적인 운동을 해야 하나 복부가 굳고 횡격막이 막혀 운동량이 부족하기 때문에 신장질환이 발생한다. 또한 짜거나 찬 음식을 많이 먹는 것, 심하게 놀라는 등 감정적인 요인도 신장을 악화시킬 수 있다.

신장은 운동량이 부족하고 염분이 많으면 피를 걸러 주는 네프론이 막혀 신장의 역할을 수행할 수 없다. 하지만 쾌장경락마사지를 두 달간 꾸준히 받으면 만성신부전 직전까지 가 있는 신장질환자도 좋아지는 경우가 많다. 기와 혈이 스며들면 조직이 살아나기 때문이다.

신진대사에서 발생되는 모든 노폐물은 신장을 통해 방광으로 배출된다. 만약 콩팥이 오줌을 걸러내지 못하면 전신은 독소로 가득 찰 것이다. 모든 중병은 신장의 기능이 저하되어 생긴다. 소변에 이상이 없으면 각종 성인병은 걱정하지 않아도 된다.

신장 기능이 떨어지면 눈 주위가 붓고 손발이 붓고 전신이 붓게 된다. 신부전증이 되면 혈액투석을 해야 한다.

현대의학에서는 이를 불치병으로 보고 있다. 그러나 쾌장경락마사지는 몸 속에 기와 혈이 스며들게 함으로써 신장 기능을 회복하는 놀라운 효과를 가져올 수 있다.

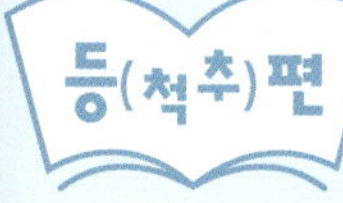

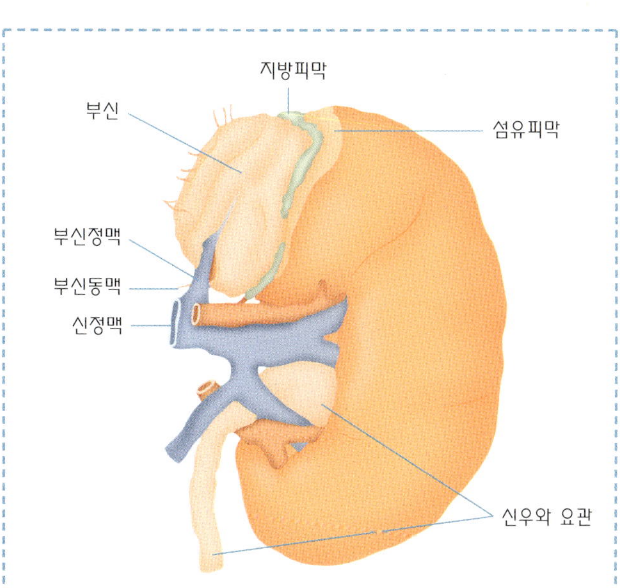

✋1단계 | 지지대 잡고 가볍게 풀어 주기

● 준비정보   지지대를 양손으로 평행하게 의지하여 잡아 시술자의 체중 전체가 피시술자에게 실리지 않도록 해야 한다.

● 방법   **1** 양 엄지발가락 끝을 모아 10번째 갈비뼈 양쪽에 놓고 요추에서 옆구리선까지 옆으로 세 점으로 나눠 엄지발가락으로 꾹꾹 눌러 준다.

2 밑으로 약간 내려와서 다시 옆으로 세 점으로 나누어 풀어 준다. 엉덩이 부근까지 5~7개로 나눠 촘촘히 내려오면서 풀어 준다. 가로선을 세 점으로 나눌 때는 첫번째 점은 방광 1선, 두번째 점은 방광 2선, 마지막 세번째 점은 허리 옆선으로 잡는다. 첫 번째 점과 두 번째 점은 가볍게 눌러 주고 세번째 점은 바깥 발날을 세워 발을 안으로 모아서 풀어 주어야 한다.

● 효과   신장과 방광 기능이 좋아진다.

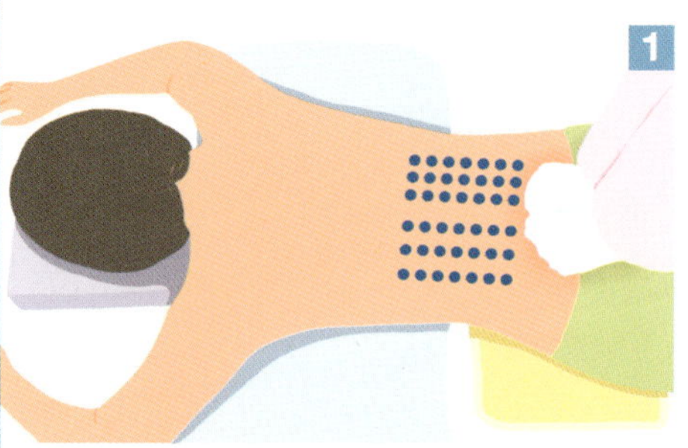

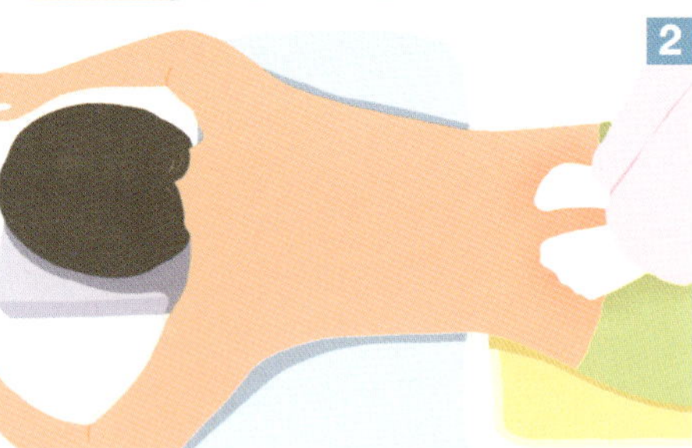

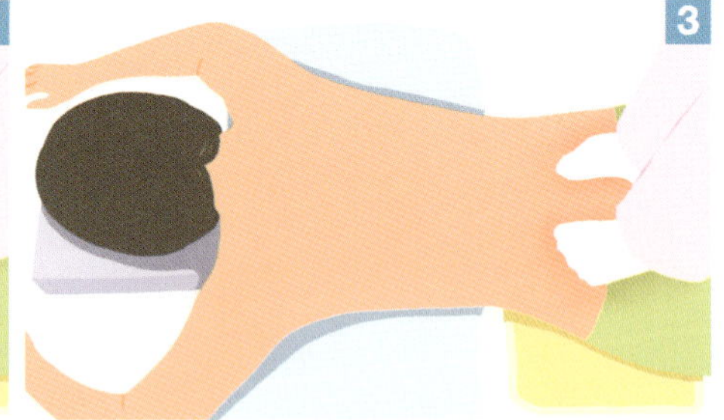

✋2단계 | 지지대 없이 강하게 풀어 주기

● 준비정보   양팔로 피시술자의 어깨를 짚고 자신의 몸무게를 이용해서 부신혈부터 3단계로 나누어 제 1단계와 같은 방법으로 풀어 주면 된다. 1단계보다 다소 강한 힘이 전달된다.

● 방법   **1** 양팔로 피시술자의 어깨를 잡고 천천히 한 발씩 올라선다.

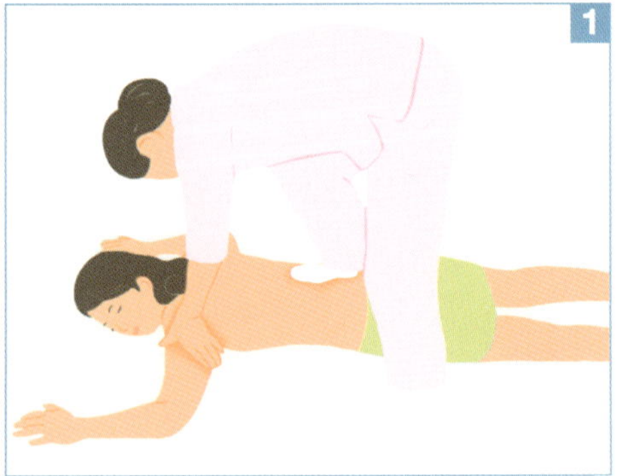

2 지지대를 잡고 하는 1단계와 마찬가지로 양 엄지발가락 끝을 모아 10번째 갈비뼈 양 쪽에 두고 옆으로 3회 나누어서 마사지한다. 처음 위치를 잡을 때는 일어섰다가 마사지 지점을 눌러줄 때는 앉으면서 엄지발가락에 지그시 힘을 준다. 엉덩이 부근까지 1단계와 같은 방식으로 촘촘히 마사지하며 내려온다.

효과 처음에는 균형이 잡히지 않으나 수회 연습하면 누구나 쉽게 신장혈을 잘 풀어 줄 수가 있고 효과도 매우 높다. 신장에 이상이 있다면 심한 통증을 느낄 것이다. 이 방법으로 2개월간 꾸준히 풀어 주면 통증이 없어지고 신장도 함께 좋아진다.

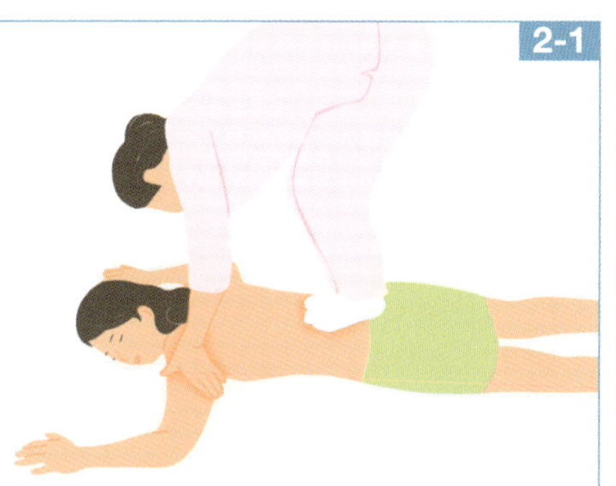

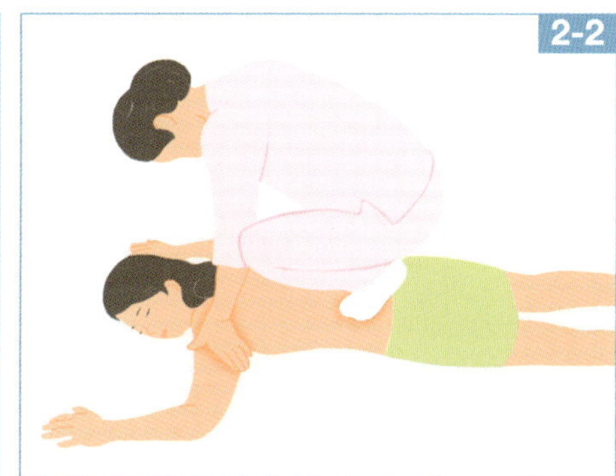

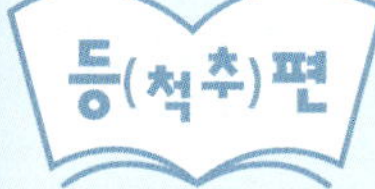

🖐 3단계 | 손으로 풀어 주기

준비정보 시술자는 피시술자의 오른편에 무릎을 꿇고 앉는다. 양손을 같은 방향으로 나란히 피시술자의 등에 올리고 마사지한다. 이상이 있다면 심한 통증을 일으킬 것이다.

방법 양손으로 신장이 있는 부위를 밀어 주면서 마사지한다. 신장을 엄지로 파동을 주면서 누르고 몸무게를 이용해 밀면서 기와 혈이 스며들도록 한다. 요관이 있는 방광경 2선을 안쪽으로 밀면서 신장뿐만 아니라 엉덩이까지 같은 방법으로 마사지해 준다.

효과 막힌 신장이 뚫리고 신장질환이 좋아진다. 시술 다음날 소변이 시원하게 나오는 것을 느낄 수 있을 것이다.

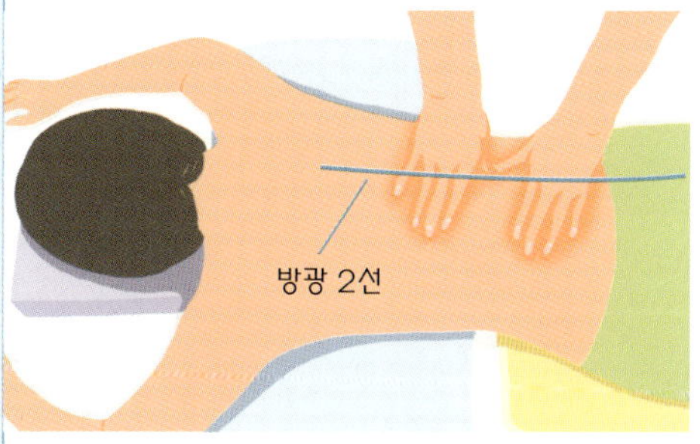

🖐 4단계 | 신장에 에너지 넣어 주기

● 준비정보 시술자는 피시술자의 오른편에 무릎을 꿇고 앉는다. 양손을 방향은 같으나 엇갈리게 하여 그림과 같이 가만히 올려놓는다.

● 방법 양손바닥으로 신장을 덮고 에너지를 넣어 준다. 신장의 색깔인 검정에너지를 생각하고 온몸을 통해 에너지가 신장으로 들어가는 것을 상상한다. 신장의 소리인 '쉬' 소리를 내면 더욱 효과적이다.

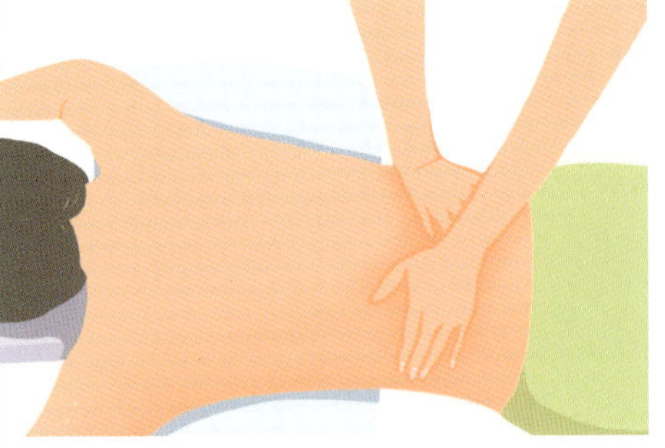

● 효과 신장에 원기가 보충되어 회생되는 효과가 있다.

10식 척추 늘려 주기

● 준비정보 척추 늘려 주기는 심한 디스크 환자에게도 큰 도움이 되는 수법이다. 단, 디스크 환자나 허리가 아픈 환자를 치료할 때는 반드시 복부에 쿠션을 넣어 주어야 한다.

● 방법 왼쪽 발을 그림처럼 천장관절(엉치등뼈와 장골 사이에 있는 관절)에 놓고 오른쪽 발바닥으로 척추를 늘려 준다. 이 때도 척추의 각도를 고려해야 한다. 왼쪽 발은 뒤로 약간 밀고 오른쪽 발바닥은 협착된 척추마디를 띄워준다는 생각으로 힘을 주어 앞으로 밀어 준다. 리듬을 가지고 늘려 주는 기술이 필요하다.

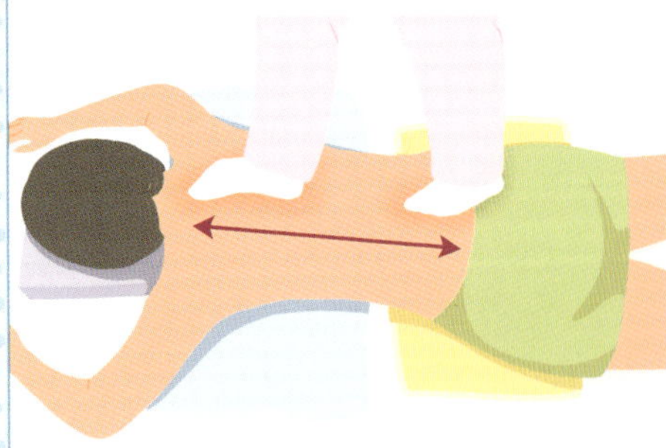

● 효과 협착된 척추 마디마디를 늘려 주는 방법으로 손이나 도구로 해서는 따라올 수 없을 만큼 뛰어난 효과가 있다.

11식 어깨 밟아 주기

준비정보 시술자는 의자 두 개를 피시술자의 양옆에 흔들리지 않게 둔다. 의자의 등받이를 잡고 피시술자의 어깨에 양발을 하나씩 올린다. 절대로 갈비뼈 위를 밟지 않도록 한다.

방법 어깨 견갑골 상단부터 어깨 부위를 양발로 충분히 밟으면서 골고루 마사지한다.

효과 각종 어깨 질환이 해소된다.

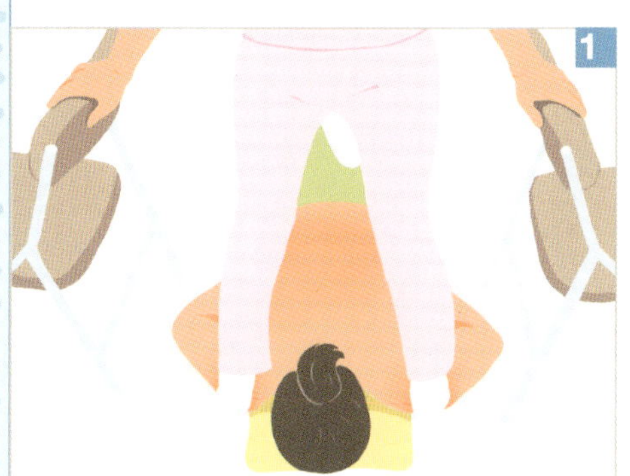
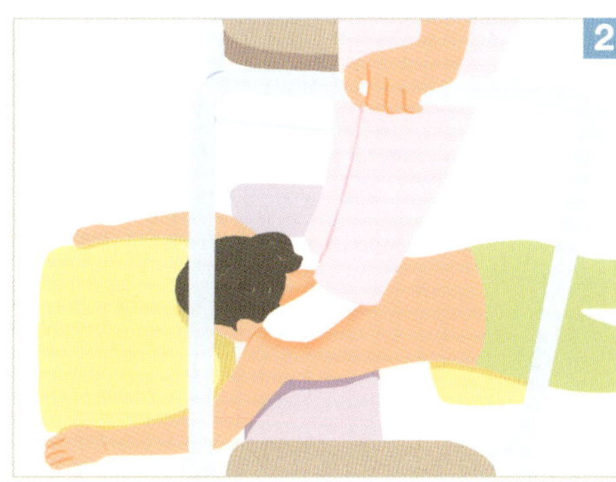

등(척추)편

12식 척추 교정하기

준비정보 시술자는 의자 두 개를 피 시술자의 옆에 놓고 지지대로 삼는다. 척추의 횡돌기 범위를 절대 벗어나지 않도록 해야 한다.

방법 척추 교정은 양발을 양쪽 척추 주변 횡돌기 부근에 놓고 몸무게를 이용해 약간 힘을 주면서 교정하는 방법으로 흉추 1번부터 12번까지 가능하다. 각각의 횡돌기를 양 엄지발가락으로 짚어주면서 내려간다. 허리는 발로 교정하지 않는다.

효과 척추가 교정되어 척추신경의 지배를 받고 있는 장기가 좋아진다.

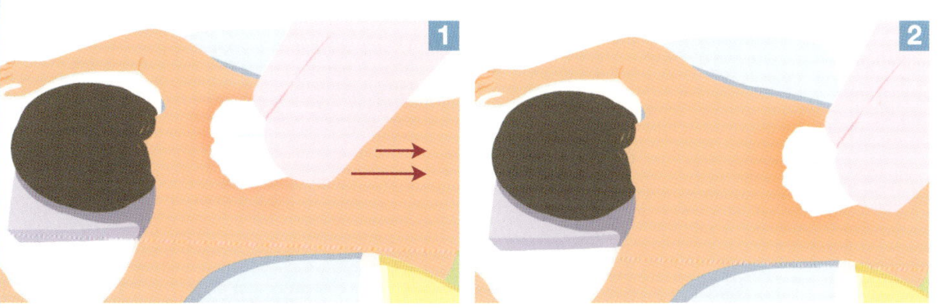

13식 손으로 척추 교정하기

준비정보 피시술자 위에 다리를 벌리고 서서 무릎을 구부려 양손바닥을 척추 횡돌기에 올린다.

방법 양손바닥을 척추 횡돌기에 대고 몸무게를 이용해 눌러 주면서 짚어주면서 마사지한다. 흉추 1번부터 시작하여 12번까지 내려간다.

효과 뚝뚝 소리가 나면서 교정된다.

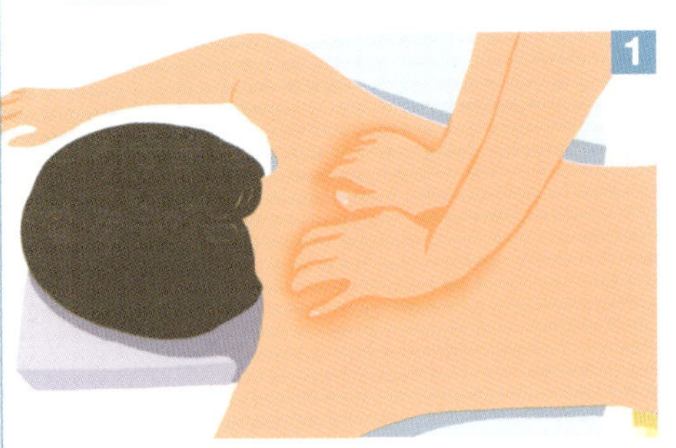
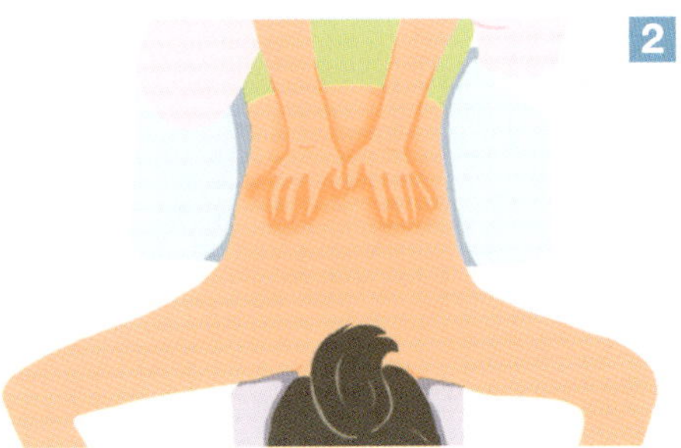

등(척추)편

14식 등 두드려 주기

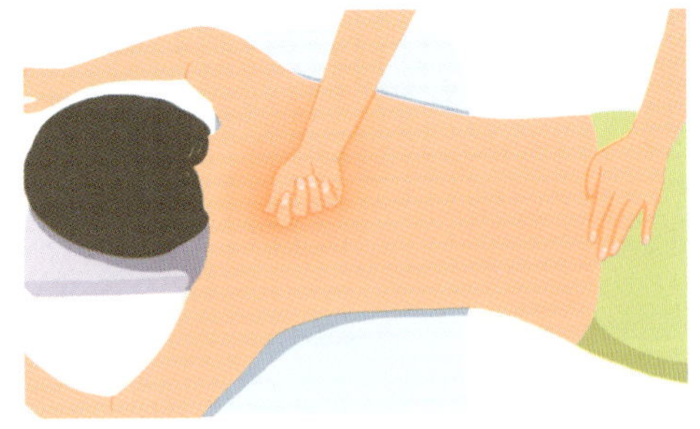

준비정보 피시술자의 한쪽 편에 앉는다.

방법 한 손을 이용하여 손바닥이나 손등을 이용하여 전체 등을 툭툭 두드려 주면서 풀어 준다.

효과 뼈 속의 진동이 뼈의 경락을 풀어 주어 시원해진다.

15식 등 긁어서 사기배출하기

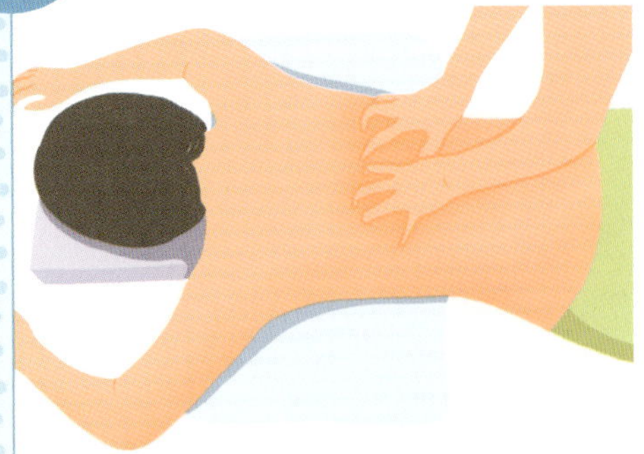

준비정보 다리를 벌려 양발을 피시술자의 엉덩이 옆에 붙이고 서서 몸을 구부린다.

방법 손가락 끝에서 기가 나온다고 생각하고 전신의 사기가 배출된다고 상상한다. 여러 번 긁어 준다.

효과 양손가락을 통해 전신의 사기가 배출되는 효과를 얻을 수 있다.

16식 마무리 동작하기

준비정보 등과 10cm 정도 간격을 두고 노궁혈에서 나오는 기에너지를 이용한다.

방법 사기를 쓸어낸다는 생각으로 손바닥으로 등 전체를 쓸어 준 후 등을 툭 치면서 마무리 동작을 한다.

효과 남아있는 몸속의 사기가 제거되고 흩어진 에너지가 정리되어 평온해진다.

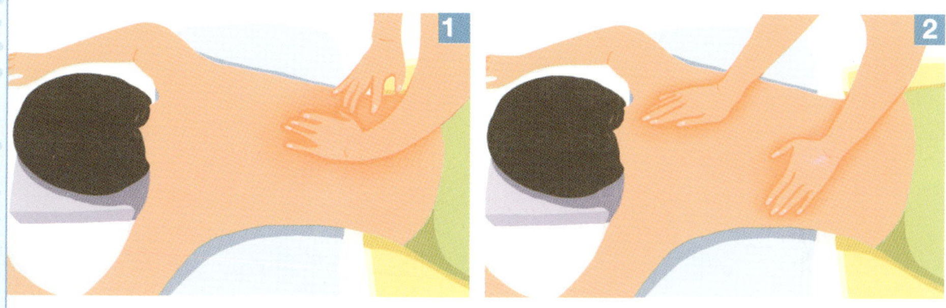

등(척추)편

17식 목 풀어 주기

목 교정 시 추골동맥이 손상될 수 있으므로 각별히 조심해야 한다. 특히 1번 경추인 환추를 잘못 교정했을 때는 큰 사고가 날 수 있으므로 전문가와 상의한 후에 치료해야 한다. 일반적으로 혈압을 쟀을 때 오른쪽과 왼쪽이 15mmHg 이상 차이가 나는 사람이나 흡연자와 피임약을 먹는 여성, 동맥경화가 심한 사람, 목을 비틀었을 때 어지러움증을 느끼는 사람이나 눈알이 빙빙 돌아가는 사람들은 추골동맥에 장애가 있는 경우다. 이런 환자들은 의사에게 맡겨야 할 것이다.

✋ 1단계 | 목 주변 근육 풀어 주기

준비정보 경추 전방에 붙어서 뇌로 혈액을 공급하는 추골동맥에 이상이 있는 경우, 목을 잘못 풀어 주면 사고가 날 우려가 있으므로 주의해야 한다.

방법 목 뒤의 경추를 잡고 있는 두반극근과 견갑거근을 엄지로 마사지해 준다. 뒷목의 중앙 후발제 정도부터 시작하면 된다. 목은 양 엄지로 목 근육을 위로 올리면서 풀어 준다. 지압을 할 때는 45° 각도로 누르기도 하고 당기기도 하면서 풀어 준다.

효과 목 근육이 이완되어 머리로 가는 경락, 신경, 동맥이 풀려 목이 시원해지고 머리가 맑아진다.

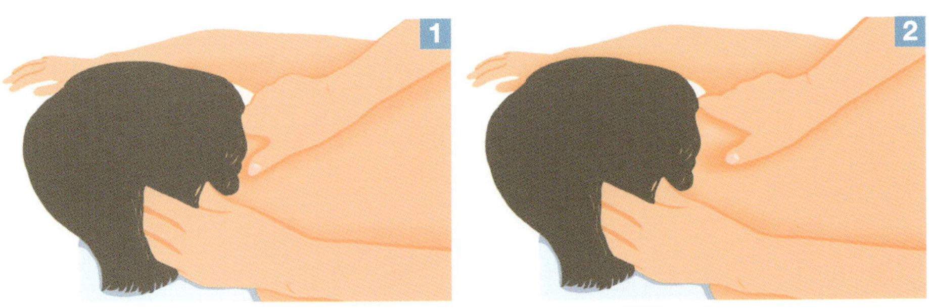

🖐 2단계 | 주요 혈 지압하기

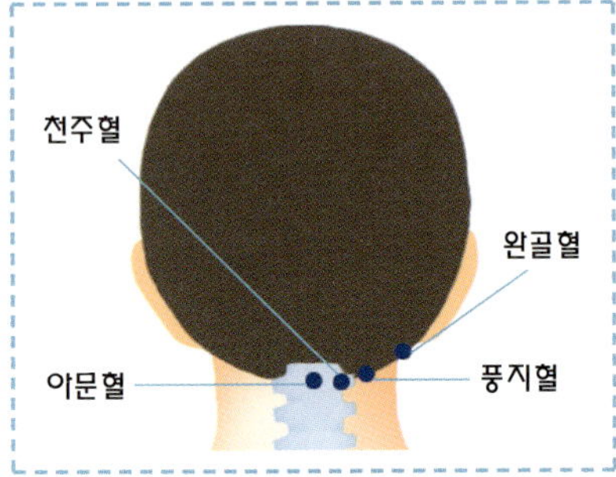

● **준비정보** 머리와 목의 접합부로 에너지가 잘 정체되는 부위다. 후두골과 경추 1번이 분리되는 느낌이 들도록 자극한다.

● **방법** 목뿌리의 천주혈, 아문혈, 풍지혈, 완골혈을 양 엄지를 이용해 지그시 누른다. 또한 목뿌리인 어깨 부위도 같은 방법으로 마사지해 준다.

● **효과** 두통, 어지럼증, 시력장애들이 좋아진다. 이곳에 시간을 많이 집중해서 풀어 주면 큰 효과를 볼 수가 있다.

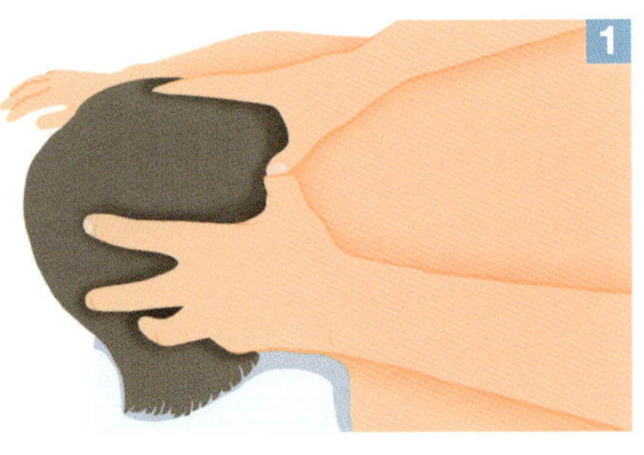

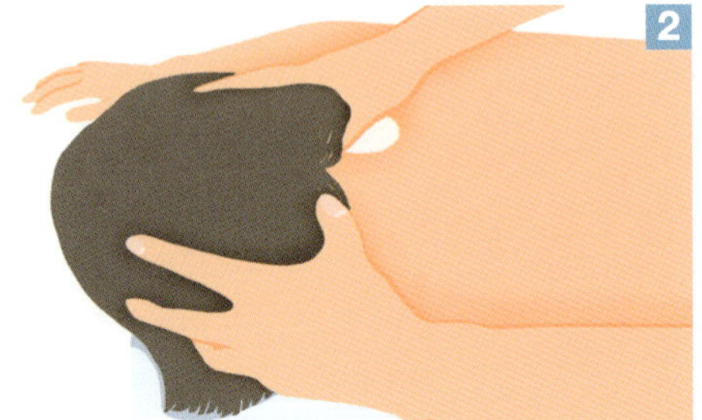

🖐 3단계 | 경추 이완하기

● **준비정보** 시술자가 양 허벅지로 피시술자의 허리를 고정한 후 마사지해야 효과가 높다. 이 교정법은 부작용이 전혀 없으면서 효과가 매우 높다.

● **방법** 협착된 경추를 한 손이나 양 손을 이용해 그림과 같이 밀면서 늘려 준다.

● **효과** 두개골과 경추 1번이 분리되고 협착된 경추가 이완됨으로써 목뼈가 교정되고 두개골의 척수 흐름이 원활해져 자연치유력이 높아지는 효과가 있다

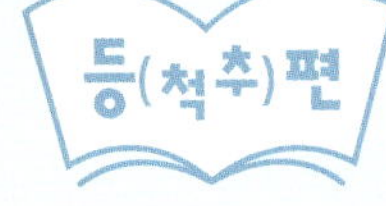

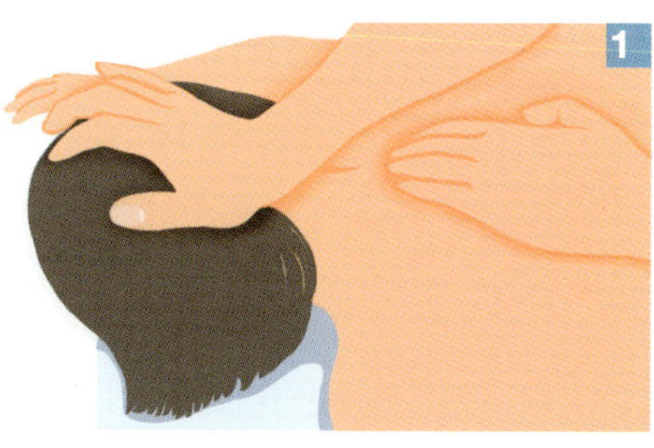
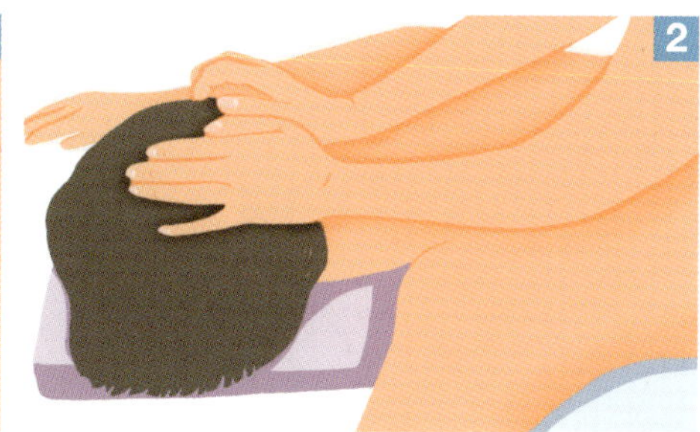

18식 약손으로 등 풀어주기

이 방법은 발로 마사지를 할 수 없는 환자나 족심혈마사지 후 보충 마사지가 더 필요한 경우에 사용되는 수법이다. 척추의 중추신경을 마사지할 때 좋은 수법으로 효과가 뛰어나다. 각 수법은 3회씩 시행한다.

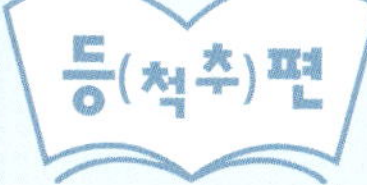

1단계 | 척추 늘려 주기

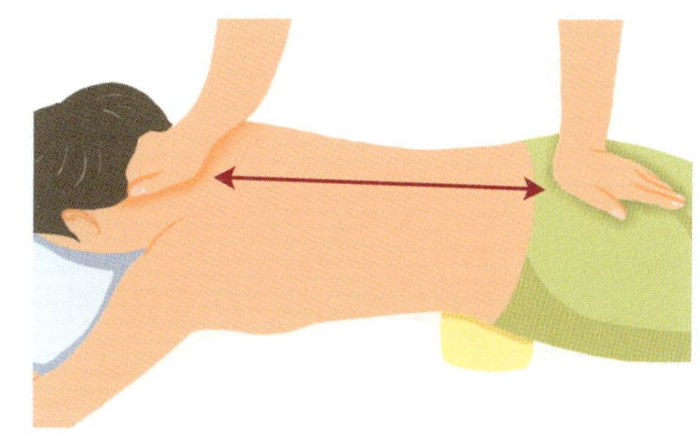

준비정보 피시술자의 오른쪽에 서서 몸은 직각으로 유지한 채 몸무게를 이용한다.

방법 한 손은 주먹을 쥐어 후두골 밑에 대고 다른 손은 그림처럼 손바닥으로 천골을 잡아 천골은 밑으로, 후두골은 위로 밀면서 척추를 늘려 준다.

효과 후두골과 경추 1번이 분리되어 머리의 혈액순환이 촉진된다.

2단계 | 경추 늘려 주기

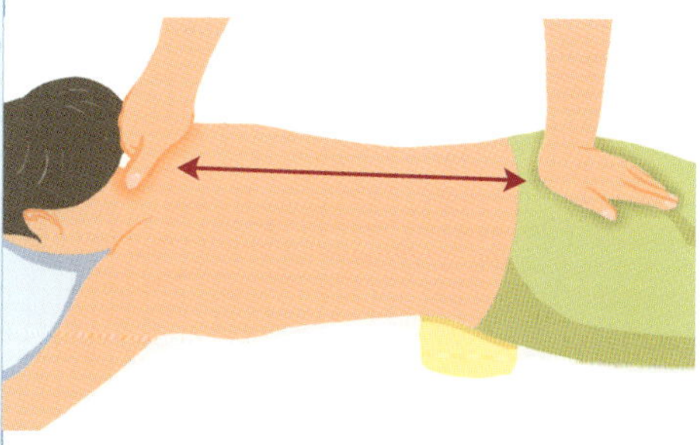

준비정보 목을 자극할 때는 너무 강한 힘을 주지 않는다.

방법 한 손은 천골에 놓고 다른 한 손은 엄지와 검지로 V자를 만들어 경추를 45° 각도로 늘려 준다.

효과 목뼈가 교정되고 머리가 밝아진다.

✋ 3단계 | 흉추 늘려 주기

준비정보   피시술자 오른쪽에 서서 시술자의 체중을 이용한다.

방법   한 손은 흉추 위에 놓고, 다른 손은 천골 위에 놓는다. 흉추 4번부터 흉추 12번까지는 30°를 유지하면서 늘려 준다. 천골의 손은 엉덩이 쪽으로, 흉추의 손은 머리 쪽으로 밀면서 늘려준다. 흉추 위의 손을 흉추 12번까지 각각의 흉추를 늘려주며 내려오고, 다른 손은 계속 천골에 둔다.

효과   척추의 협착부위가 해소되어 척추신경이 정상화된다.

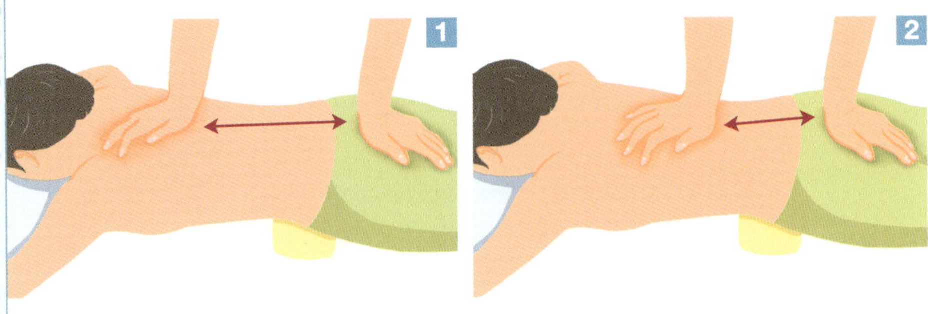

✋ 4단계 | 요추 늘려 주기

준비정보   요추는 직각으로 누르면 안 된다. 반드시 몸을 90° 각도를 유지하면서 머리나 천골 방향으로 밀어주면서 늘려주어야 한다.

방법   양팔을 그림과 같이 요추 부위에 엇갈리게 놓고 요추부터 대각선 방향으로 늘려 준다. 조금씩 팔의 대각선 각도를 줄여 가며 늘려 준다.

효과   허리협착증을 치료한다.

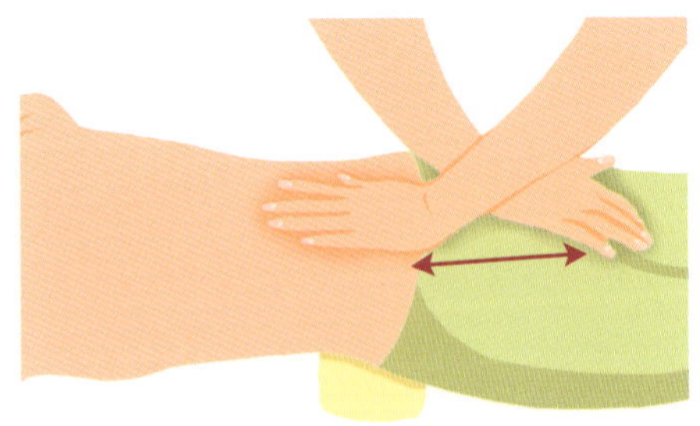

✋ 5단계 | 승모근 마사지하기

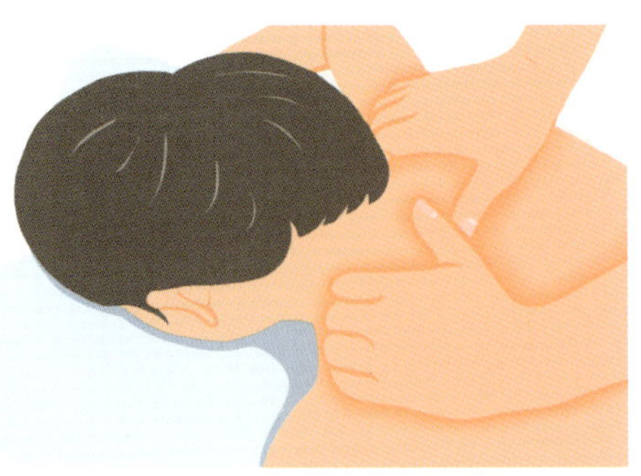

준비정보   승모근은 피로에 가장 민감한 근육이다. 스트레스로 지친 현대인들은 이곳이 심하게 뭉쳐있는 경우가 많다.

방법   양손 엄지로 승모근을 지지하고 나머지 네 손가락으로 힘을 주어 뒤로 잡아당기면서 충분히 풀어 준다.

효과   목·등 질환이 해소되고 피로가 풀린다.

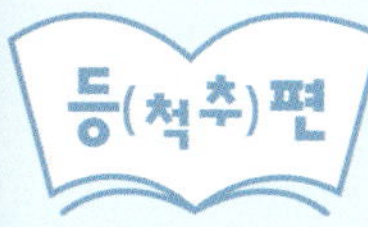

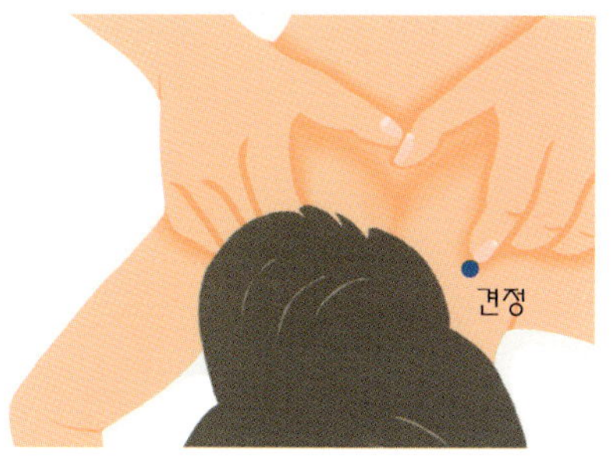

🖐 6단계 | 견정혈 풀어 주기

● **준비정보** 견정혈은 피로혈이라고 한다. 승모근과 병행하여 풀어주면 효과적이다.

● **방법** 양손 검지로 견정혈을 누르고 나머지 손가락으로 그 부위를 힘주어 잡아당겨 견정혈을 풀어 준다.

● **효과** 피로해소에 특효혈이다.

🖐 7단계 | 척추골 풀어 주기

● **준비정보** 척추골은 일직선으로 바르게 되어야 한다. 풀어줄 때 진단과 병행한다.

● **방법** 한 손은 천골 위에 두고 다른 손의 엄지로 흉추나 요추 극돌기 사이를 풀어 준다. 척추골을 따라 허리로부터 목까지 좌우측을 엄지손가락으로 흔들면서 풀어 준다. 누르면서 진동과 파동을 준다.

● **효과** 척추를 진단하고 교정하는데 효과적이다.

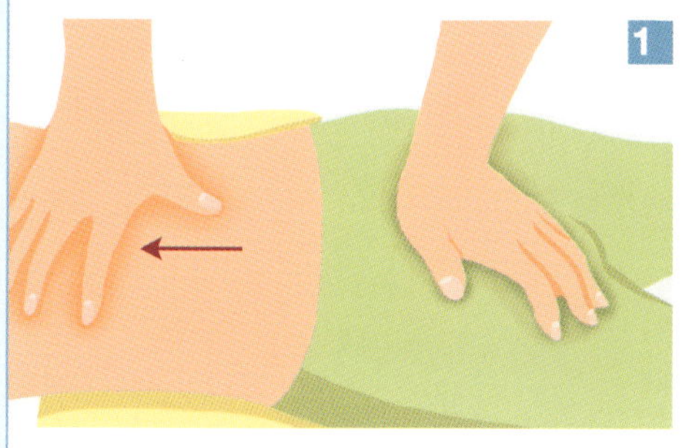
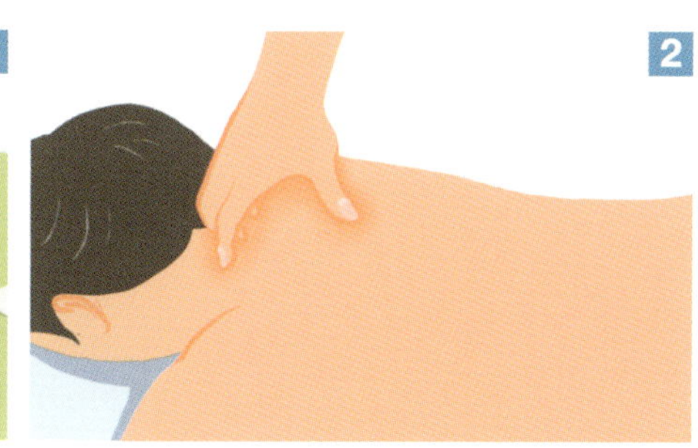

🖐 8단계 | 척추 교정 마사지

● **준비정보** 시술자의 몸무게를 최대한 이용하도록 한다.

● **방법** 양손을 직접 마사지하는 손과 보조하는 손으로 나눠 수근을 이용하여 마사지한다. 시술자

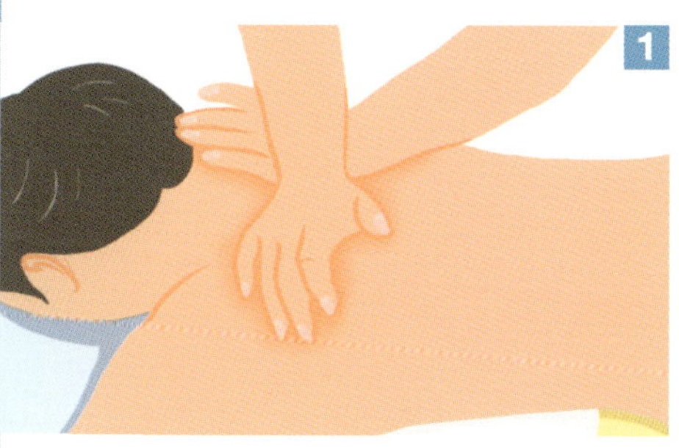
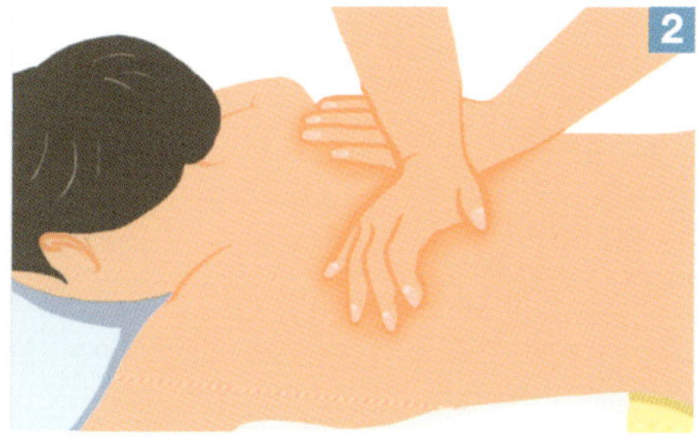

자신의 몸무게를 최대한 이용하여 흉추의 횡돌기를 좌우로 촘촘하게 눌러 준다. 흉추에서 요추까지 갈비뼈를 심하게 누르지 않도록 주의한다.

● **효과**   흉추 협착, 디스크 등이 교정된다.

✋ 9단계 | 흉추 잡기

● **준비정보**   자신의 몸무게를 이용하여 지그시 누른 후 한 번 더 압력을 가한다.

● **방법**   흉추 1번에서 흉추 9번까지 좌우 횡돌기에 양 손 손날을 하나씩 두고 손을 모은 후 60°방향으로 눌러준다. 피시술자의 날숨에 횡돌기에 압력을 가한다.

● **효과**   흉추가 교정되고 바르게 정리된다.

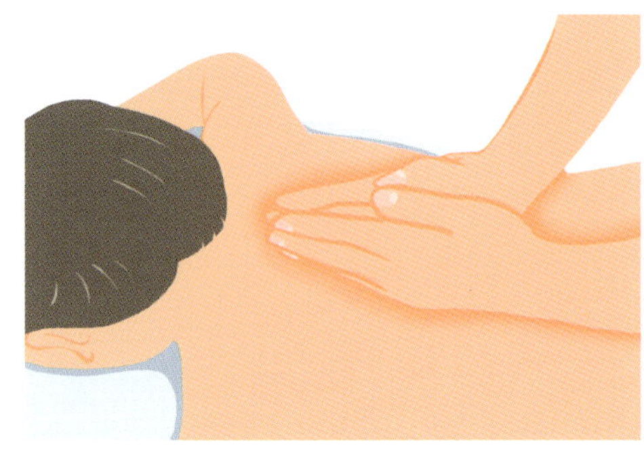

✋ 10단계 | 갈비뼈 풀어 주기

● **준비정보**   시술자의 몸무게를 이용해 양손 수근을 갈비뼈 사이에 밀착시킨다.

● **방법**   수근을 이용하여 파동을 주면서 등의 모든 갈비뼈 사이를 풀어 준다. 위에서 아래로, 아래에서 위로 꼼꼼히 풀어 준다.

● **효과**   갈비뼈 사이에 협착된 말초신경이 활성화된다.

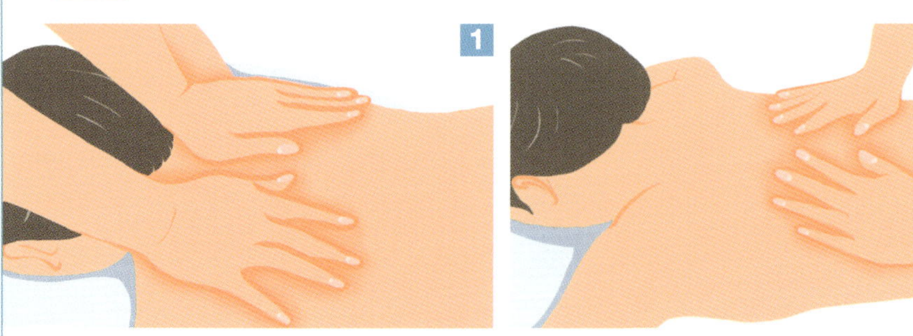

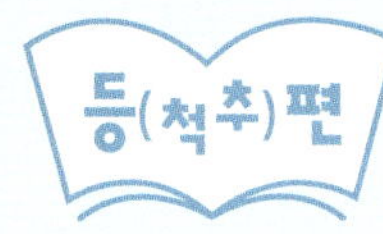

19식 오십견 풀어 주기

견갑골은 팔의 날개로 팔이 하는 활동의 70% 이상을 담당할 만큼 중요한 역할을 한다. 팔은 어느 정도의 각도까지는 견관절에 의해 움직이지만 그 이상은 견갑골에 의해 움직인다. 견갑골이 자유롭게 움직이면 견관절이 다소 이상이 있더라도 팔을 쓰는 데 무리가 없다. 따라서 오십견 등 각종 어깨 통증을 치료할 때는 견갑골을 잘 움직이도록 하는 데 중점을 두어야 한다.

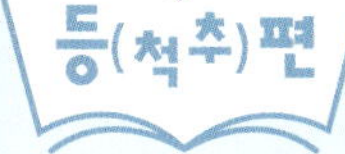

✋ 1단계 | 견갑골 뜯어 주기

준비정보 마사지하려는 피시술자의 팔을 뒷짐 진 듯 두게 한다. 엄지나 네 손가락으로 밀어줄 때는 특히 각도에 유의해야 하는데, 무리하게 직각으로 힘을 가하면 갈비뼈에 손상을 입힐 수도 있으므로 주의해야 한다.

방법 팔을 등 뒤로 올리고 한쪽 손으로 어깨를 잡고 다른 손은 엄지나 네 손가락으로 간격을 두어 견갑골을 밀면서 풀어 준다. 밀어 주는 각도는 수평각도다.

효과 어깨 통증이 없어지고 팔의 움직임이 좋아진다.

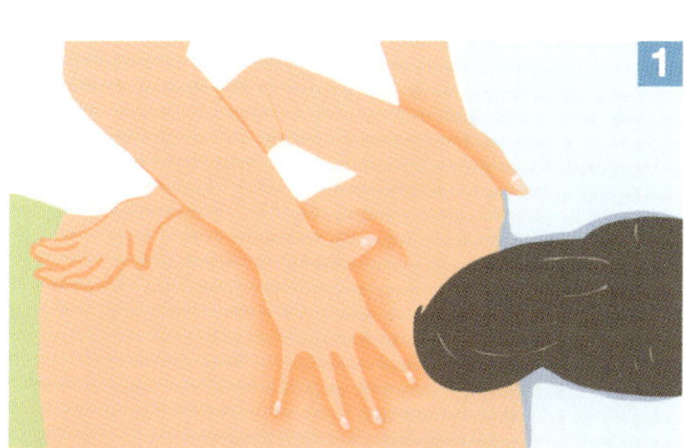
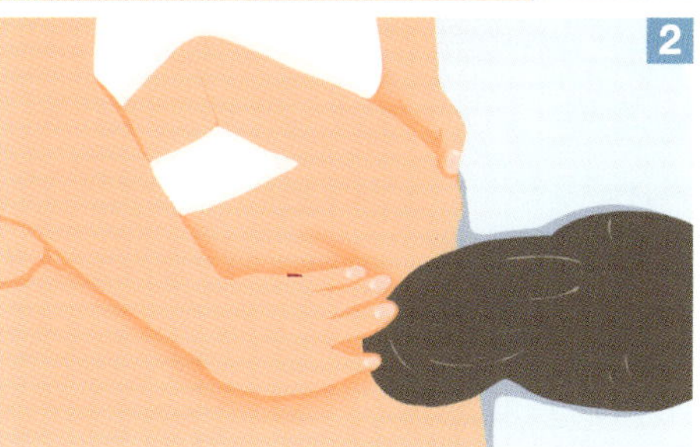

✋ 2단계 | 견갑골 밀기와 흔들기

준비정보 견갑골이 잘 풀리지 않을 경우 옆으로 눕힌 후 그림과 같이 위로 당기면서 풀어 준다.

방법 견갑골을 양손으로 잡고 흔들어 주거나 밀고 당기면서 굳은 부위를 풀어 준다. 겨드랑이

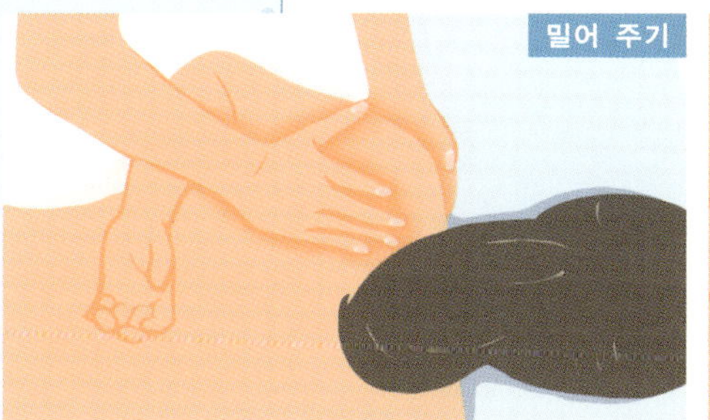

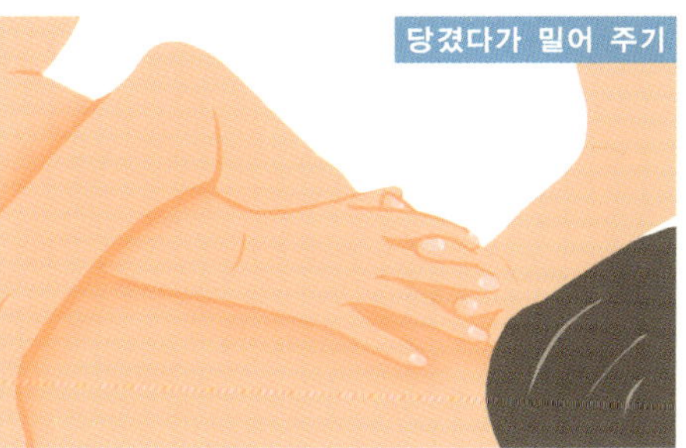

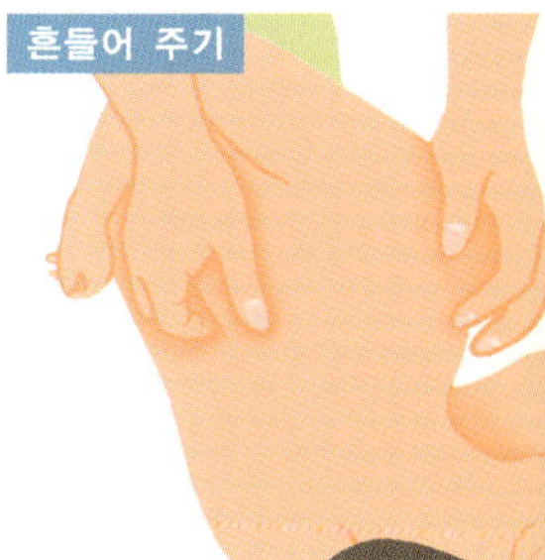

사이로 손을 넣은 후 견갑골을 움켜잡고 흔들면서 풀어 주거나 엄지발가락을 견갑골 속에 넣어 풀어 주기도 한다.

● **효과**　견갑골의 움직임이 좋아져 어깨통증이 개선된다.

✋ 3단계 | 견갑골 밀면서 교정하기

● **준비정보**　2명의 시술자가 피시술자의 양편에 앉는다.

● **방법**　**1** 2명이 동시에 뜯어 줄 때에는 한 사람이 어깨와 팔을 잡고 다른 사람이 손가락 4개를 견갑골에 밀어 넣으면서 풀어 준다.

2 견갑골이 탈구되었거나 위치가 바르지 않을 경우에는 앞으로 밀면서 교정한다.

● **효과**　견갑골이 풀어지면 팔의 통증이나 팔의 부자연스런 현상이 어느 정도 없어지게 된다.

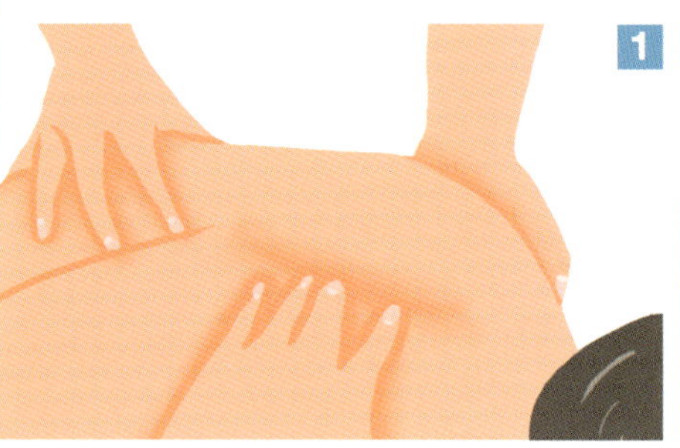
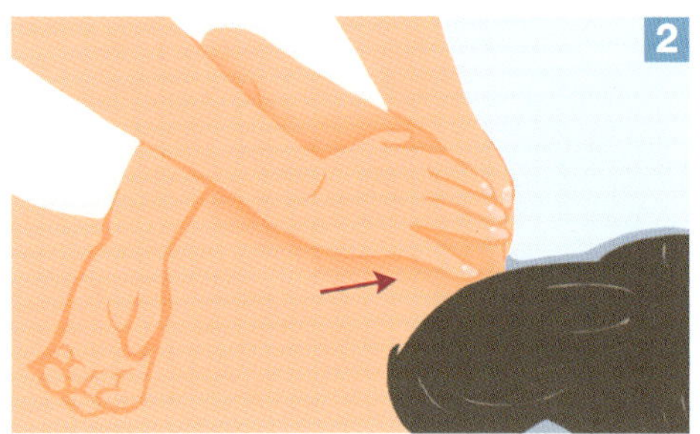

✋ 4단계 | 쇄골 위 풀어주기

● **준비정보**　잠잘 때 통증이 있는 사람은 치료에 들어가면 안 된다. 통증이 사라질 때 치료를 시작해야 한다. 쇄골 밑뿐만 아니라 사각근을 따라 윗부분까지 충분히 풀어 주면 효과적이다.

● **방법**　팔의 견관절에 이상이 생기면 완신경총까지 문제가 이어질 수 있다. 목 앞의 쇄골 위 전사각근 밑을 눌러 보면 딱딱한 부위와 통증이 느껴지는 부위가 있는데 이곳을 엄지로 눌러 풀어 주면 신기하게 증상이 좋아진다.

● **효과**　어깨 통증, 견갑골 통증이 해소된다.

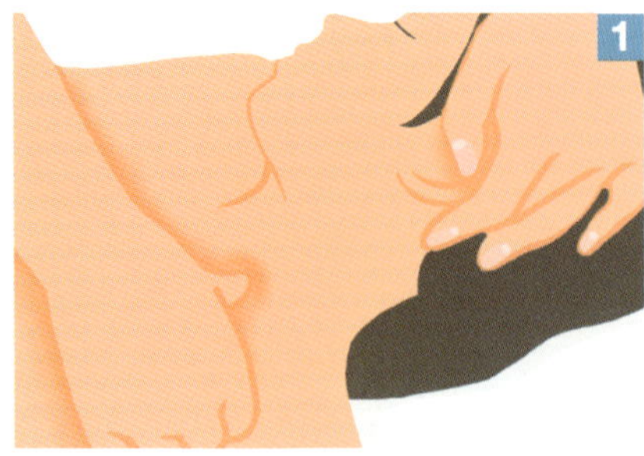
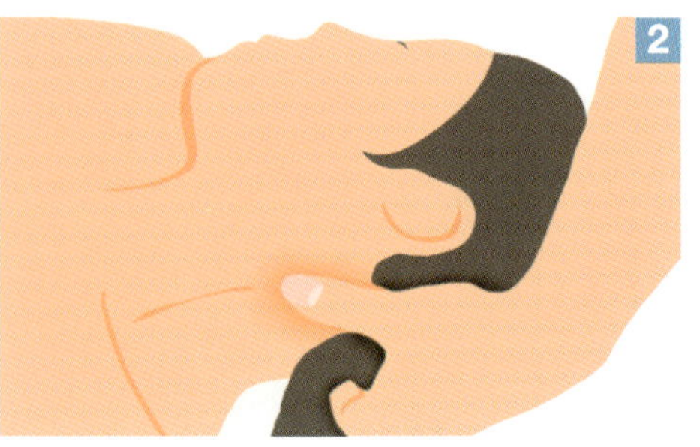

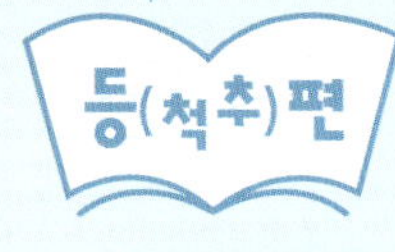

🖐5단계 | 팔 올려 석회질 뜯어 주기

● **준비정보** 견갑골이 어느 정도 풀리게 되면 다음 순서로 마사지한다. 팔을 들어올릴 때는 한번에 너무 무리하게 많이 올리지 않도록 주의한다.

● **방법** **1** 팔 앞으로 올리기 보통 30°부터 시작하여 110°로 움직일 수 있을 때까지 들어올린다. 그림과 같이 한 팔은 어깨의 팔꿈치 부분을 잡고 한 손은 견관절 사이에 끼고 몸무게의 힘을 이용하여 최대 저항점에서 약간 위쪽으로 '딱' 소리가 날 때까지 뜯어주듯이 마사지한다. '딱' 소리 후 바로 얼음찜질을 한다. 얼음찜질은 10분 하고 5분 쉬는 식으로 3회 한다. 만일 소리가 나지 않으면 3회를 더 실시한다. 이렇게 치료하여 110°까지 완전히 올라가면 다음 단계로 넘어간다.

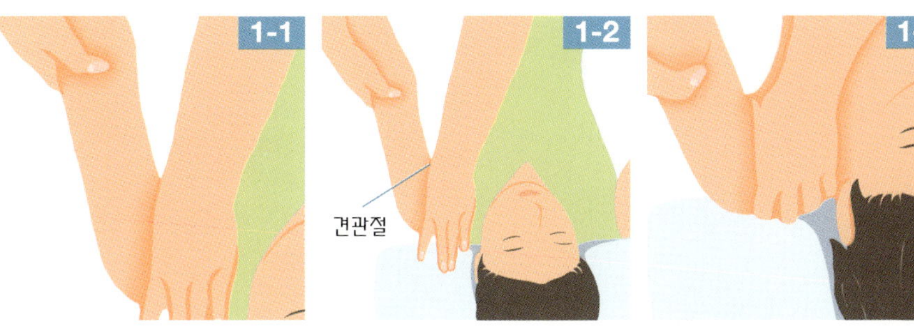

2 팔 뒤로 올리기 같은 방법으로 10°에서 30°로 회복될 때까지 늘려 준다. 더이상 올라가지 않는 부위에서는 약간 천천히 위로 끌어올린다.

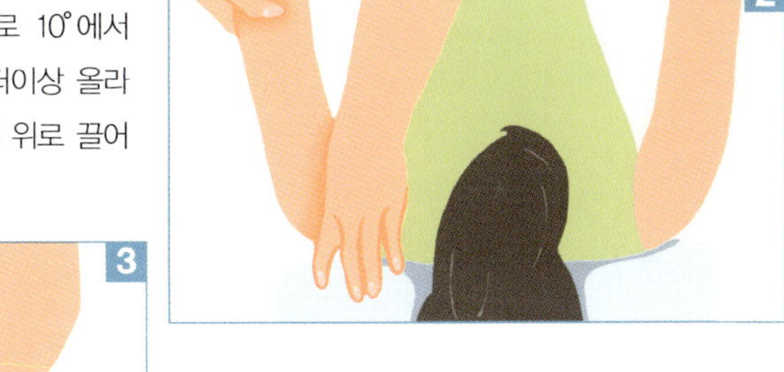

3 팔 밖으로 돌리기 어깨선과 나란히 일직선으로 올린다. 40°에서 120°로 회복될 때까지 한다. 상완골두를 마사지할 때 손의 접촉각도는 90°이며 방향은 관절뒷면을 향해 마사지한다.

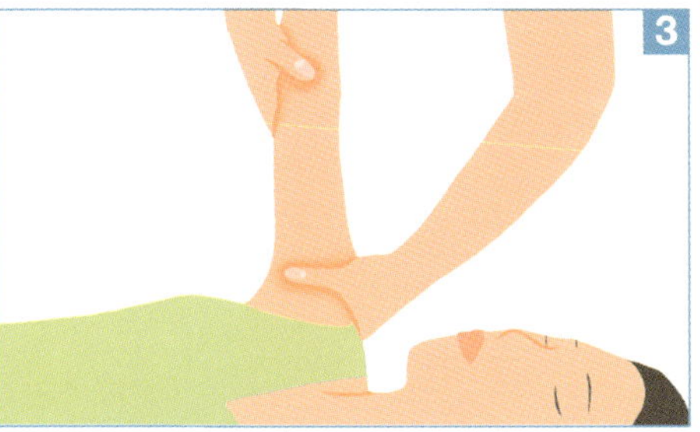

4 외회전시키기 45°에서 90°까지 한다. 한 손은 견갑근과 상부 승모근 쇄골 부분까지 전체적으로 감싸 잡는다. 다른 손은 피시술자의 팔을 그림처럼 ㄴ자로 잡는다. 두 손을 서로 반대 방향으로 당기거나 밀기를 여러 번 반복한다.

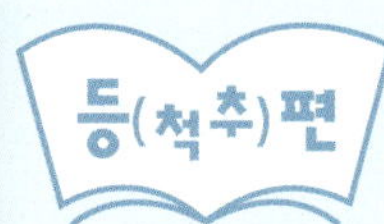

● **효과** 이상과 같은 방법으로 조금씩 정도에 따라 실시하면서 유착된 관절을 풀어 주면 오십견은 해결될 수 있다.

복부의 경락

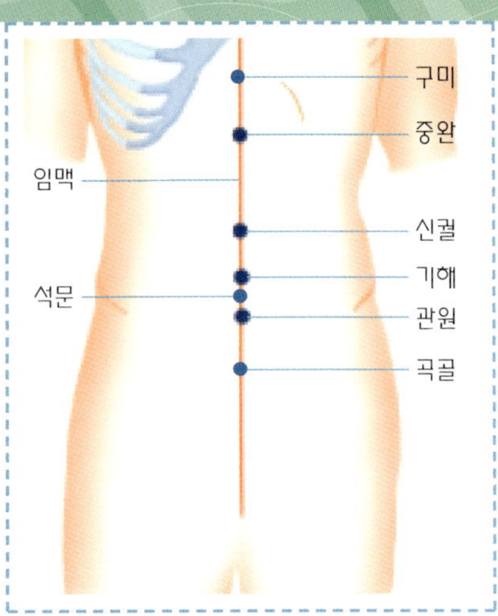

복부의 경락은 복부 중앙에 임맥이 흐르고 있으며 주요 혈로는 구미혈, 중완혈, 신궐혈, 단전의 기해, 석문혈, 곡골혈 등이 있다. 또한 신경, 비경, 위경, 간경, 담경 등의 주요 경락이 복부를 통과하고 있다. 배꼽에서 손바닥 크기 만큼의 주변 부위 사이 안에 일체의 생식기, 소화기, 비뇨기 계통의 질환을 다스리는 주요 혈점이 있는데, 배꼽 아래 3치(약 9cm)에는 일체의 소화기 계통 질환을 다스리는 관원혈이 있고, 관원혈 좌우 1.5치(약 4.5cm)에는 일체의 생식기 계통 질환을 다스리는 대혁혈이 있다. 배꼽 아래 4치(약 12cm) 부위로부터 좌우 0.5치(약 1.5cm)에는 일체의 비뇨기 계통 질환을 다스리는 수도혈이 있다.

복부의 근육

● 복부 근육

복부 근육에는 복직근, 복횡근, 내외복사근, 추체근 등이 있다. 복직근은 치골능에서 시작하여 5,6,7늑골과 검상돌기에 붙어 있다. 전방 흉곽과 전방 골반을 연결하여 척추를 굴곡하고 신전(늘어나는 것)을 방지하는 역할을 한다. 복직근은 아래의 치골부터 가슴의 대흉근과 경근체계를 이루고 있어 대흉근과 동시에 풀어 주는 것이 효과적이다. 추체근은 치골에 붙어 있으며 숨어 있는 통증 유발점이다. 복사근은 내복강압력을 증강시키고 척추의 회전과 외측 굴곡을 돕는 옆구리 근육이다. 외복사근과 내복사근이 있다. 외복사근은 가장 바깥쪽에 있는 가장 넓은 근육이다. 내복사근은 외복사근 바로 밑에 있는 근육이다. 마지막 복횡근은 가장 안쪽에 있으며 복사근을 보조하는 근육이다. 다른 근육보다 깊숙이 자리하고 있으며 허리부터 배 앞쪽까지 두르고 있는 근육이다. 복부의 모든 근육은 내장의 통증과 더불어 허리 및 하체, 상체의 모든 통증의 원인이 될 수 있다.

● 골반근육

골반근육에는 대요근(장요근), 장골근, 소요근, 치골근 등이 있다. 장요근은 요추에서 시작하여 복강을 지나 서혜부에서 장골근과 결합되며, 고관절을 굴곡시킨다. 장골근은 서혜부에 위치하며 장골상단과 고관절과 연결되어 고관절을 굴곡시키는 역할을 한다. 소요근은 허리근육으로 임상적으로 크게 중요하지 않은 근육이다.

골반하부 근육으로 미골근, 항문거근이 있다. 미골근은 복강내압이 상승했을 때 작용하며 골반 내 장기를 지지하는 작용을 한다. 항문거근은 골반 내부의 장기가 아래로 처지는 것을 방지하며 배변 후 항문을 위쪽으로 끌어당긴다. 골반 내 장기들을 보호하는 역할을 한다.

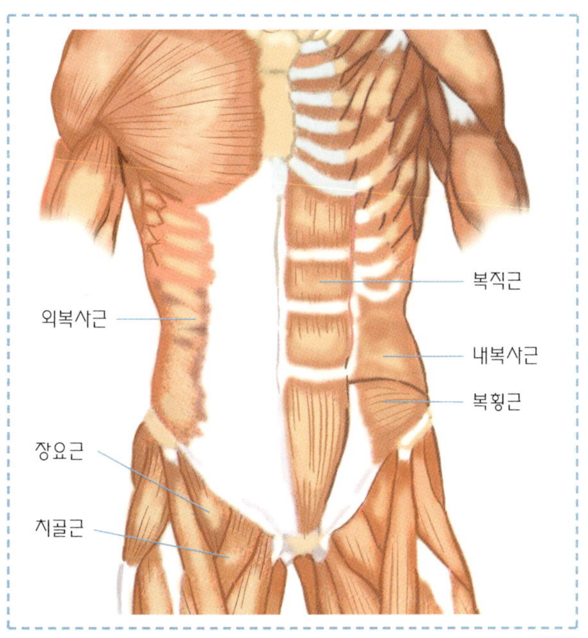

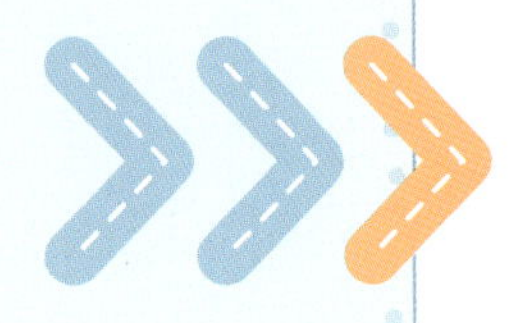

실전! 복부 쾌장경락마사지

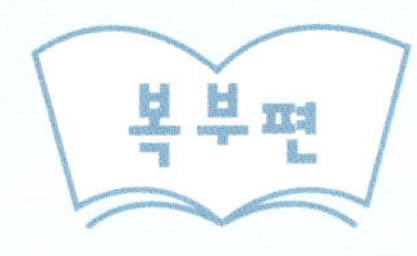

● 복부 건강의 중요성

건강한 복부는 탄력이 있고 눌렀을 때 통증이나 딱딱한 적취가 없어야 한다. 건강한 어린아이들을 보면 깊은 복식호흡을 하고 있으며 눌러도 아프거나 딱딱한 곳이 없다.

복부의 건강은 겉모습과도 밀접한 관련이 있다. 살쪄 있거나 가로주름이 있거나 배꼽 모양이 틀어져 있으면 건강한 복부가 아니다. 복부 질병을 모든 질병의 뿌리라고 말할 정도로 모든 질환은 복부와 직접적인 연관이 있다. 그만큼 복부 건강은 가장 중요하고 원초적인 것이다.

● 전통적인 복부마사지

과거에는 복부 마사지를 금기시 한 적이 있다. 복부 안에는 중요한 장기가 있기 때문에 손으로 만지면 안 된다는 것이다. 하지만 최근에는 복부 마사지의 효과가 세계적으로 인정받고 있는 추세다. 우리 조상들은 오래 전부터 복부의 중요성을 알고 복부 단련법, 복부 마사지법 등을 나름대로 발전시켜 왔다. 복부의 복압을 이용해 막힌 장기를 풀어 주는가 하면 손이나 발을 이용해 마사지했던 전통이 아직도 내려오고 있다.

● 쾌장경락마사지로 복부 질환 치료

쾌장경락마사지는 해당 장기를 눌러 보아 이상을 알아낼 수 있고, 치료까지 할 수 있다. 일반적인 근육 굳음이나 장기의 문제는 쾌장경락마사지를 꾸준히 해 주면 대부분 해소된다.

쾌장경락마사지로 하는 복부 진단은 진단 겸 1차 마사지라고 할 수 있다. 손바닥을 눌렀다 떼었다 반복하면 기와 혈이 교류되면서 뭉친 근육이나 장기의 일부가 풀리게 되기 때문이다. 심한 통증을 동반한다면 병원에서 정확한 진단을 받는 것이 바람직하다.

쾌장경락은 우리나라의 전통적인 복부 마사지법을 기초로 세계적으로 가장 효과가 뛰어난 복부 마사지법을 연구, 개발하여 수많은 사람들의 건강을 지켜 주고 각종 난치병을 치료하는 데 도움을 주고 있다. 쾌장경락에 의한 복부 마사지는 각 장기뿐만 아니라 복부의 깊숙한 곳까지 풀리게 하여 건강증진과 난치병 치유에 도움을 주며, 복부비만 문제도 근본적으로 해결한다.

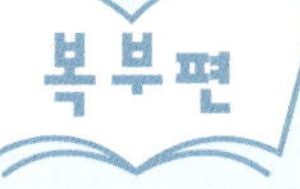

20식 복부 이완시키기

복부 마사지는 이완하기, 복부 진단하기, 풍문 열기, 손 마사지, 족심혈 마사지, 기능별 마사지, 마무리 순으로 진행된다. 복부 진단하기와 마사지 순서는 음양오행의 원리와 장기의 해부학적 이론에 근거하여 시술된다.

해당 부위를 지그시 손바닥으로 눌러 보아 통증이나 근육의 결절 상태가 있으면 해당 장기에 이상이 있다고 볼 수 있다. 쾌장경락마사지는 해당 장기뿐만 아니라 근막, 동맥까지도 시원하게 뚫어 주어 복부의 근원적인 문제점을 해결해준다.

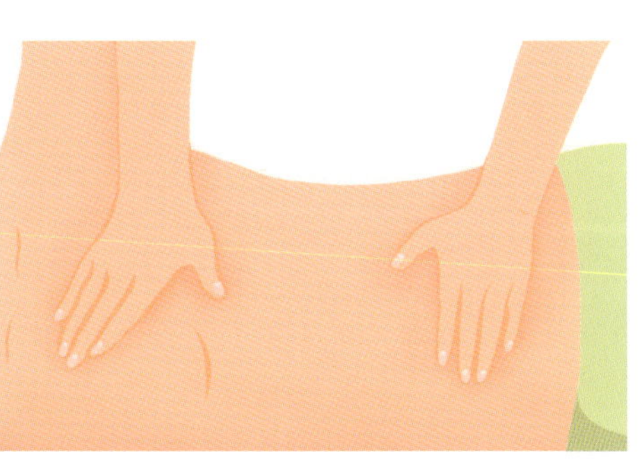

준비정보 복부를 잘 풀기 위해서는 몸과 마음이 충분히 이완되어야 된다.

방법 피시술자의 오른쪽에 앉아서 왼손바닥을 가슴 중앙에, 오른손바닥을 배꼽 중앙에 가볍게 올려놓고 에너지를 보낸다.

효과 피시술자는 에너지를 받으면 심호흡을 하면서 몸이 이완된다.

21식 복부 진단하기

준비정보 복부는 부드럽고 유동적이어야 한다. 만약에 복직근이 강하게 긴장되어 있거나 조금만 눌러도 아프고 딱딱한 적취가 있으면 모두 질환으로 판단한다.

방법 배꼽 모양이나 복부 상태를 동시에 살피면시 손바닥으로 해당 구역을 지그시 눌러 본다. 이때 통증을 호소하거나 잘 눌러지지 않을 정도로 근육이 굳어 있다면 이곳은 문제가 있는 것이다.

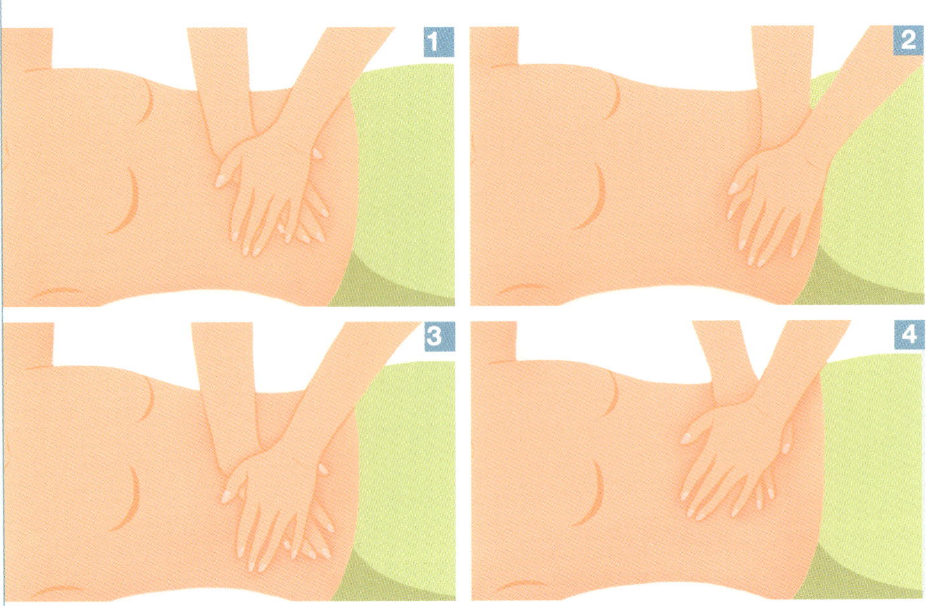

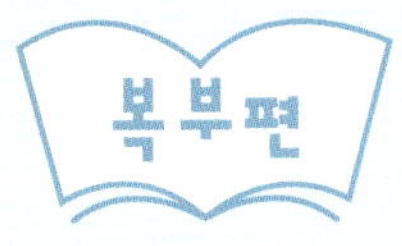

● **효과**   소장 부위에 단단한 바나나만 한 크기의 돌처럼 느껴지는 결절이 발견되기도 하고, 맹장이나 S결장 부위가 굳어 있어서 변비로 고생하는 것을 알아낼 수도 있다. 여성들의 난소 부위에는 단단한 종양이 직접 잡히기도 한다. 단전과 방광, 자궁, 전립선 부위의 통증은 여성들에게서 잘 나타난다.

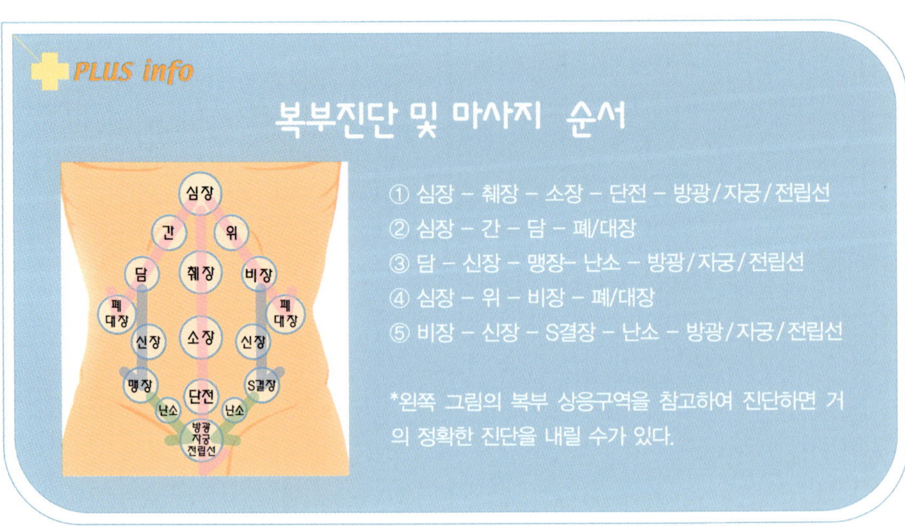

22식 　서혜부 눌러 주기

준비정보 　서혜부를 눌렀을 때 통증을 느낀다면, 탈장이나 임파선종대, 척추디스크에 의한 요추 2~4번의 이상, 하부에 형성된 신장결석 등이 원인이다. 복부와 서혜부 사이의 틈은 혈관과 신경들이 음낭 안으로 들어가는 통로 역할을 한다. 골반, 발 혹은 다리에서 생기는 거의 모든 감염증은 서혜부 임파선에 종창과 통증을 일으킬 수 있다. 임파선이 붓기만 하고 고통스럽지 않다면 악성종양일 가능성도 있으므로 주의한다.

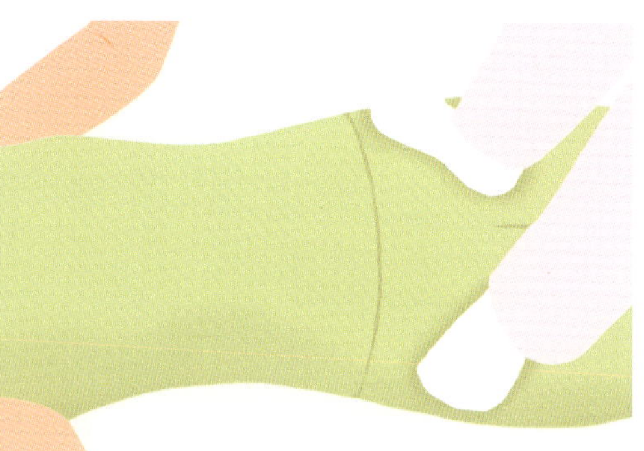

방법 　지지대를 잡아 힘을 분산시키고 발뒤꿈치를 이용해 서혜부에 올라가 자신의 몸무게를 이용해 동맥줄기를 30초 동안 누른 후 동시에 발을 뗀다. 발뒤꿈치를 이용해 눌러 주되 앞발을 약간 들어 주면 적당한 강도의 압력이 깊숙하게 들어간다. 노약자나 허약자일 경우 약하게 해야 한다.

효과 　서혜부에 흐르는 동맥과 정맥혈을 이용해 골반과 하체 주변에 막힌 혈관을 일시에 뚫어 준다. 발뒤꿈치로 밟을 때, 순환 정도에 따라 느낌이 전혀 없는 사람, 무릎까지 느낌이 오는 사람, 발바닥까지 느낌이 오는 사람, 전신이 시원하게 느낌이 오는 사람 등 느낌이 다르게 나타날 것이다. 몇 차례 눌러 주면 누구든지 발바닥까지 느낌이 가게 된다.

23식 　배꼽혈 열어 주기

● 배꼽 건강학

배꼽은 해부학적으로 소장 중앙에 있다. 배꼽은 인체의 뿌리라고 할 수 있다. 배꼽에 탄력이 있으면 원기가 왕성하지만 무력하면 허약하다. 배꼽을 눌러 보아 가볍게 진동(미동)하면 건강한 것이다. 배꼽을 눌러 보아 복대동맥이 뛰지 않으면 원기가 극히 허약하고, 너무 많이 뛰면 신장이 극히 허약하고 울화가 상승한 상태라고 할 수 있다. 전신이나 손발 어느 부위에 혈액순환이 잘 되지 않으면 혈압이 올라 심장의 박동과 복대동맥의 박동이 지나치게 많이 뛰고, 어느 곳에 울혈이 있어 혈액이 부족할 때는 박동이 극히 미약하거나 뛰지 않는다.

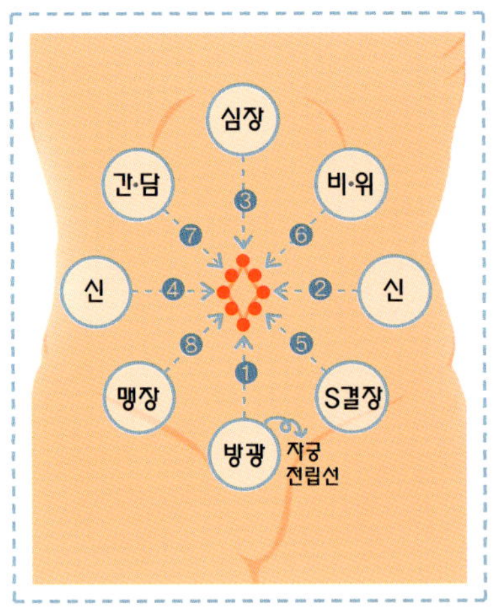

태아에게 배꼽은 혈관을 통해 산모로부터 영양분을 공급하는 생명선이었으나 산후에는 오장육부의 독소를 배출하는 굴뚝으로 사용되는 중요한 부위이다. 수련 비결에 배꼽에 의념을 집중하면 백병이 치료된다는 말이 있을 정도로 배꼽은 건강의 핵심적인 부위라 할 수가 있다. 배꼽 모양을 보고 해당 장기의 건강상태를 어느 정도 진단할 수도 있다.〈만탁치아 기내장 참고, 이여명 번역〉

● **준비정보** 배꼽은 보이지 않는 에너지 통로에 의해 해당 장기와 직접적으로 연결된다. 그리하여 해당 장기에서 나오는 기체 형태의 독소가 배꼽을 통해 빠져나가게 되어 있다. 배꼽이 막히면 복부에 가스가 차고 건강을 해치게 된다.

● **방법** 배꼽 문을 열어 줄 때는 양 엄지를 이용한다. 순서는 4번과 2번, 1번과 2번을 가로와 세로로 지그시 눌러 준다. 다음은 대각선 방향인 6과 8번, 5와 7번을 동시에 지그시 누른다. 정확한 부위는 배꼽 테두리다. 누를 때의 각도는 직각이며 눌렀을 경우 엄지로 맥박을 느낄 수 있는 부위까지 눌러 준다.

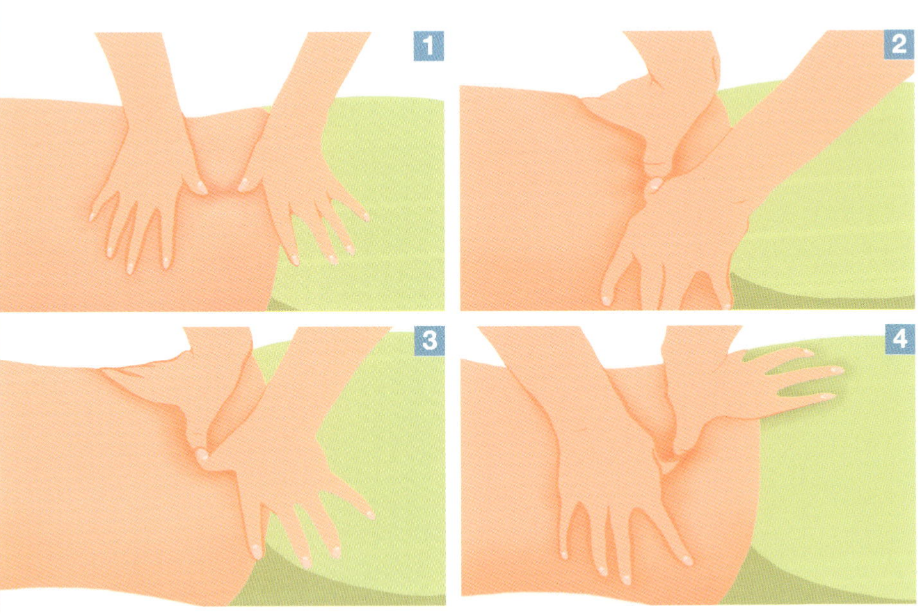

● **효과**   배꼽 주위 8방향의 문을 열어 주고 배꼽 중앙에 있는 소장을 풀어주며, 배꼽에서 나오는 사기나 독소를 발 쪽으로 쓸어서 배출해 준다. 배꼽 문을 열어 준 다음 손바닥으로 배꼽 주변의 기의 느낌을 보면 차갑고 따가운 독소가 나오고 있는 것을 느낄 수가 있다.

24식 손으로 8문장기 풀어 주기

복부의 2단계 마사지. 족심혈로 풀어 주기 전에 2차적으로 배꼽의 8문과 연결된 장기를 풀어 주는 단계다. 복부 중앙에 흐르는 심장부터 방광에 이르는 복직근과 주요 장기를 풀어 준 다음 간·담 구역, 심장 구역, 비위 구역, 좌신장 구역, S결장 구역, 방광 구역, 맹장 구역, 우신장 구역으로 오행 방향으로 돌면서 풀어 주고 배꼽과 연결된 선을 따라 사기를 빼 준다.

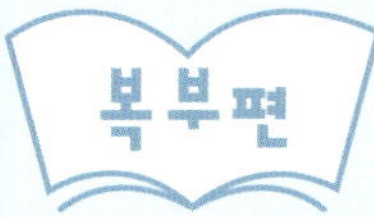

🖐️ 1단계 | 복직근 풀어 주기

● **준비정보**   심장, 췌장, 소장, 단전, 방광 등의 주요 장기를 느끼면서 풀어 준다.

● **방법**   복부중앙에 흐르는 복직근을 손바닥이나 네 손가락을 이용해서 치골 아래까지 마사지한다.

● **효과**   복부가 어느 정도 풀려 있는 경우라면 복대동맥까지 느껴진다.

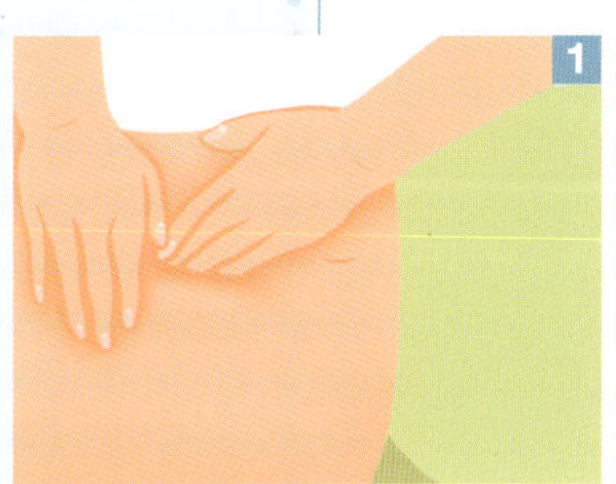
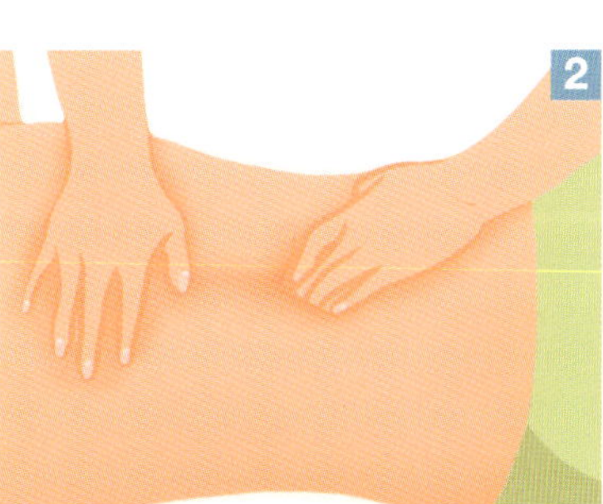
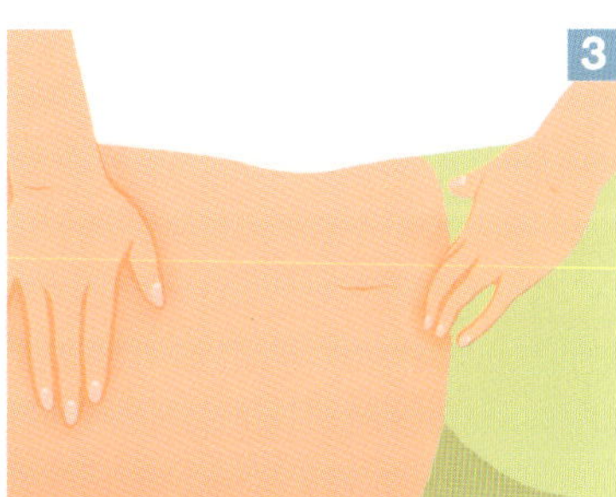

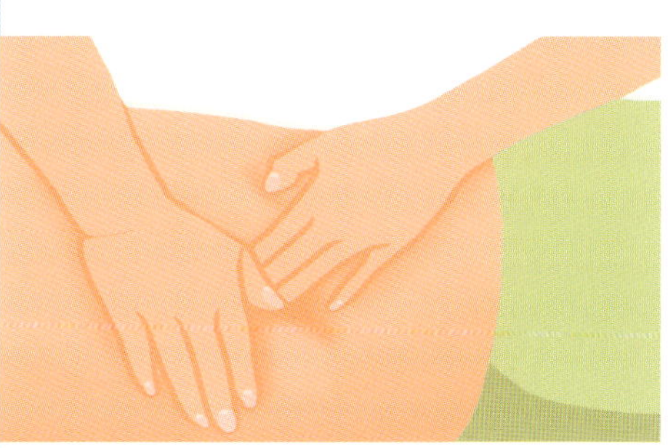

🖐️ 2단계 | 간·담 구역 풀어 주기

● **준비정보**   간경화 등 간 질환이 있는 경우에는 손가락에 파란색 에너지를 보내면서 충분한 시간을 가지고 풀어 준다.

● **방법**   왼쪽 갈비뼈 밑의 간과 담 구역을 힌쪽

손으로 갈비뼈를 누르면서 반동을 이용해 깊숙한 곳까지 눌러 준다.

효과　간·담 질환이 해소된다.

3단계 | 심장 구역 풀어 주기

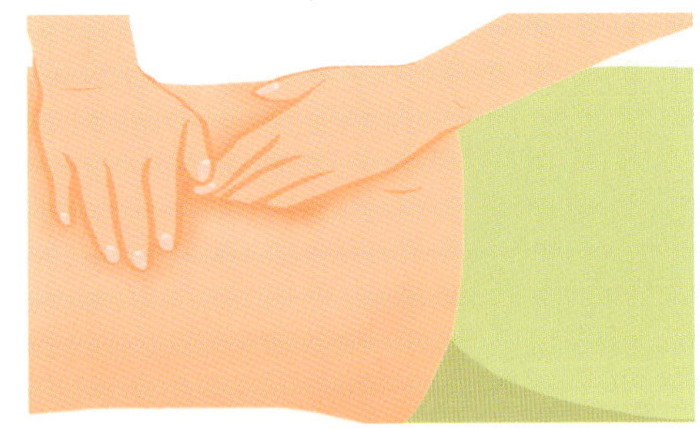

준비정보　명치 끝에는 흉쇄돌기뼈가 있는데 이곳에 자극을 주면 통증이 온다. 다치지 않도록 주의하면서 마사지한다.

방법　왼손으로 갈비뼈를 받쳐 주면서 오른손으로 45°로 지그시 누르면서 풀어 준다.

효과　가슴이 답답한 증상이나 소화불량 등이 해소된다.

4단계 | 비위 구역 풀어 주기

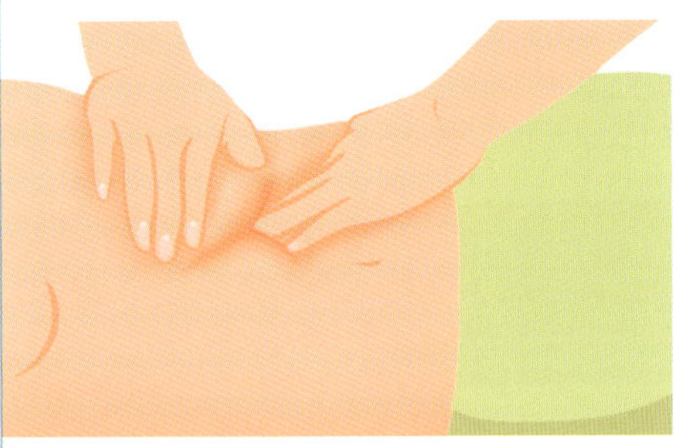

준비정보　갈비뼈가 손에 닿지 않도록 주의한다.

방법　왼쪽 갈비뼈 아래에 있는 위장과 비장 구역도 간 구역과 마찬가지로 한쪽 손바닥으로 누르면서 다른 쪽 손끝으로 깊숙한 곳까지 눌러 준다.

효과　비장·위장 기능이 개선된다.

5단계 | 신장 구역 풀어 주기

준비정보　신장은 복부에서도 어느 정도 풀리지만 등 뒤에서도 쉽게 만질 수가 있다.

방법　배꼽 좌우측에 있는 신장 구역을 손끝으로 눌러 준다. 그런 다음 한쪽 손으로는 옆구리를 지지하고 다른 한손으로는 그림과 같이 손끝을 이용하여 깊숙이 눌러 준다.

효과　신장 기능이 개선된다.

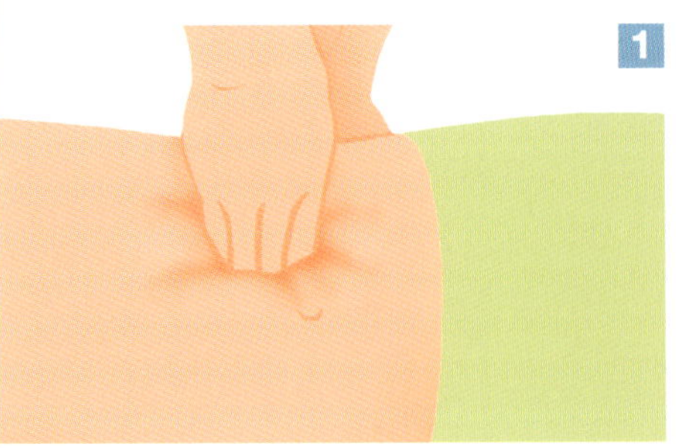

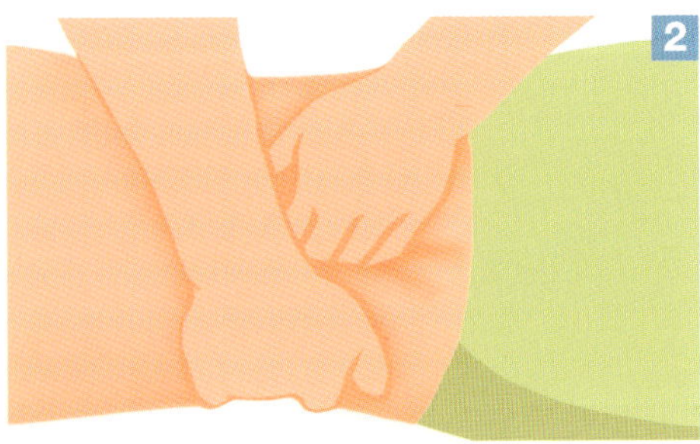

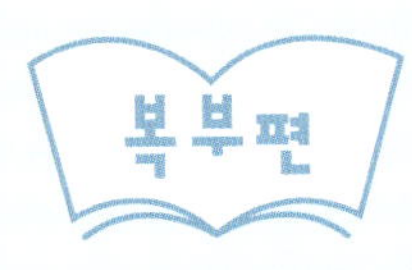

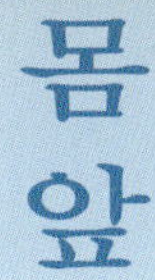

🖐 6단계 | 우측 S결장 · 방광 · 맹장 구역 풀어 주기

● 준비정보 여성의 경우 이 부위에서 자궁근종, 물혹 등이 자주 발생한다.

● 방법 <u>우측 S결장 풀기</u> 배꼽 왼쪽 아래 부위, 우측 S결장 구역을 손끝으로 눌러 준다.

<u>방광 풀기</u> 배꼽 아래 부위, 방광 구역을 마찬가지로 손끝으로 마사지한다.

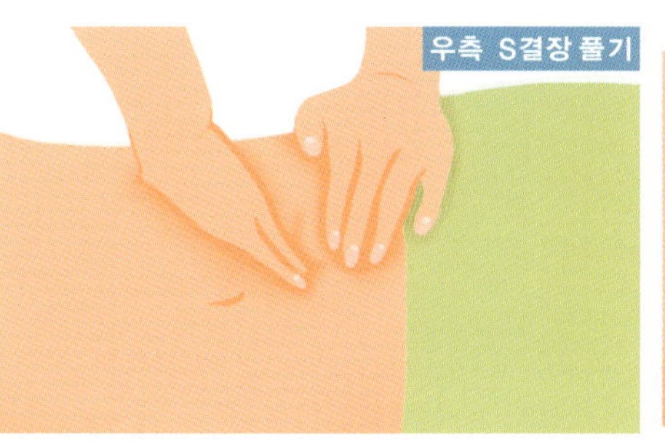

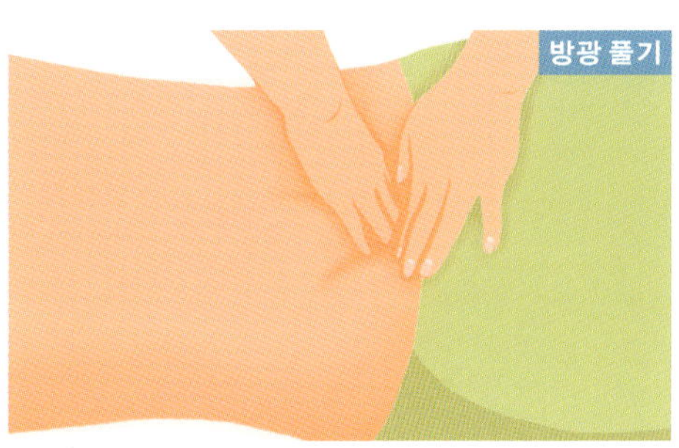

<u>맹장 풀기</u> 그림과 같이 배꼽 아래 부위를 손끝으로 눌러 풀어 준다.

<u>마무리 하기</u> 8문 방향의 주요 장기를 풀어 준 후 손바닥으로 복부 전체를 두드려 준 다음 옷을 덮는다.

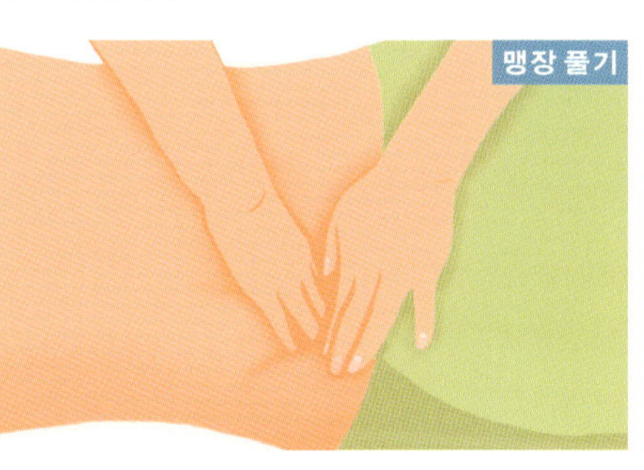

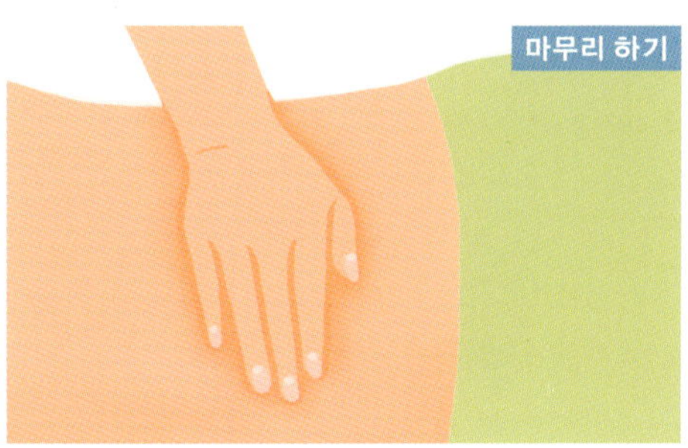

● 효과 변비, 여성 생식기 질환, 비뇨기 질환 등이 좋아진다.

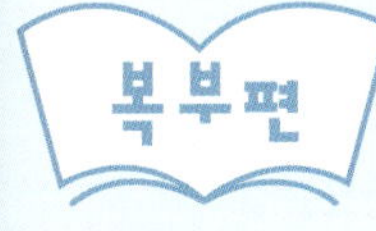

25식 족심혈을 이용해 풀어 주기

　족심혈을 이용해 장기의 깊숙한 곳까지 풀어 주어 장기의 기능을 회복하고 각종 난치병을 근본적으로 개선해 주는 수법으로, 쾌장경락 중 척추 풀기와 함께 가장 핵심적인 방법이다. 복부를 족심혈로 풀어 주면 힘의 강약을 조절해 깊은 곳까지 뚫어 줄 수 있으므로 피시술자는 잠이 들 정도로 시원한 느낌을 갖게 된다. 물론 장기에 이상이 있거나 문제가 있는 곳은 심한 통증이 나타난다.

족심혈을 이용한 복부 마사지 순서

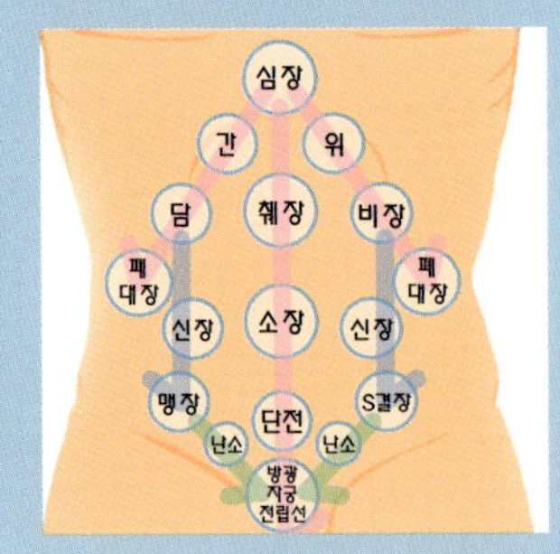

① 심장 – 췌장 – 소장 – 단전 – 방광/자궁/전립선
② 심장 – 간 – 담 – 폐/대장
③ 담 – 신장 – 맹장 – 난소 – 방광/자궁/전립선
④ 심장 – 위 – 비장 – 폐/대장
⑤ 비장 – 신장 – S결장 – 난소 – S결장/자궁/전립선
* 왼쪽 그림의 복부 상응구역을 참고하여 화살표에 맞춰 복부를 마사지한다.

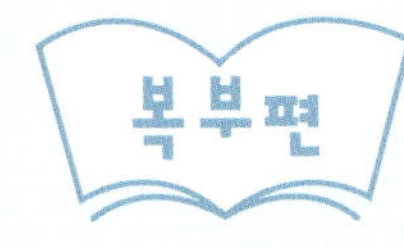

🖐 1단계 | 복부 중앙 풀어 주기

● 준비정보 복부 중앙은 경락으로는 임맥, 근육으로는 복직근이 있는 곳이며 복부 안쪽에는 대동맥이 흐르고 있다. 마사지는 단계별로 대동맥까지 뚫리도록 실시한다. 복부대동맥이 좁아지거나 막히면 동맥경화의 원인이 되고 순환장애와 만성적인 발기불능을 불러올 수 있다.

● 방법 1 오른발 족심혈을 이용해 심장, 췌장, 소장, 단전, 방광 순서로 지그시 누르면서 장기를 풀어 준다. 심장 구역은 흉쇄돌기가 닿지 않도록 주의한다.

2 누르는 강도는 처음에는 피시술자의 호흡에 맞춰서 숨을 들이쉴 때 몸무게를 이용해 지그시 눌러 주고 내쉴 때 발을 올리면서 풀어 준다. 어느 정도 숙달이 되고 건강이 회복되면 누른 후 5초 정도 멈추고 나서 발을 떼어 준다.

3 발가락에 딱딱한 부위가 닿는 데까지 누르는 것이 좋다. 이때 피시술자는 입을 벌리고 있어야 한다. 복부의 압력이 입을 통해 발산되어야 하기 때문이다. 시술자는 피시술자의 얼굴이나 느낌 등을 살펴 가면서 시간이나 강약을 조절한다. 숨이 차서 얼굴이 빨갛게 될 때까지 하지 않도록 한다. 특히 고혈압이나 뇌 질환이 있는 환자라면 손으로 만지듯 가볍게 풀어 주어야 한다. 심하면 뇌혈관에 손상을 줄 수가 있다. 순서에 따라 2~3회 정도 풀어 주되 문제가 있는 부위는 집중적으로 몇 차례 더 풀어 주면 풀리게 된다.

● 마사지 순서&효과 1 심장혈을 풀어 준다 심장반사구로 깊숙한 곳은 복대동맥이 통과하여 혈액순환을 점검해 볼 수 있는 구역이다. 이곳이 풀리면 막혔던 소변 및 아랫배의 이상을 해소할 수 있다.

2 췌장혈을 풀어 준다 명치 밑의 췌장혈은 인슐린을 생산하는 중요한 곳으로 복부에 가로로 길게 자리하고 있다. 췌장을 잘 풀어 주면 당뇨병 등의 질환이 개선되거나 치료된다. 머리부터 꼬리 부위까지 잘 풀어 주어야 한다.

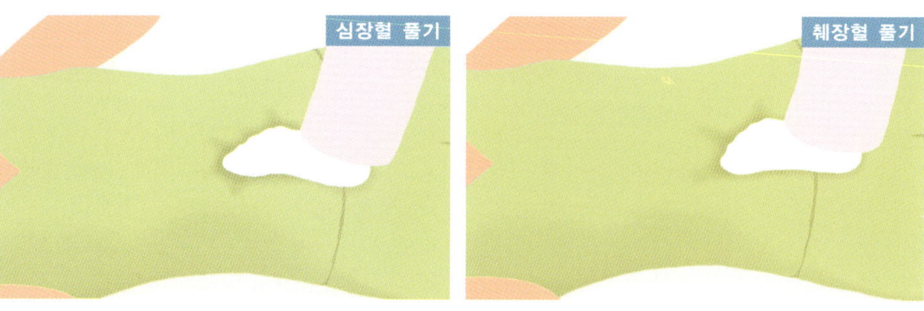

3 <u>소장을 풀어 준다</u> 소장은 심장과 표리관계에 있는 곳으로 스트레스에 민감하다. 소장은 자체의 기능에 의해 영양분을 흡수하는 역할을 하므로 복뇌라고 한다. 이곳을 잘 풀면 복뇌의 기능이 회복된다.

4 <u>단전을 풀어 준다</u> 단전은 인체의 에너지 중심이다. 이곳은 항상 풀어져 있어야 하며 비어 있어야 한다. 이곳을 공명이라고도 하는데, 항상 트여 있어야 건강하다. 이곳이 막히면 하단전에 에너지가 모이지 않는다.

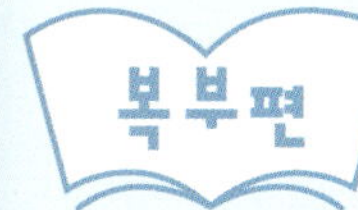

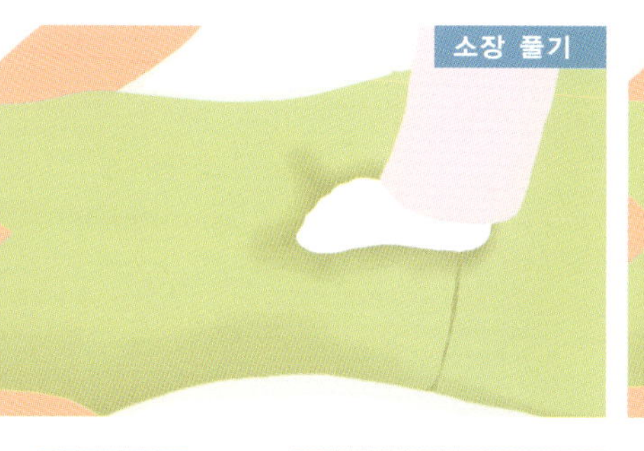

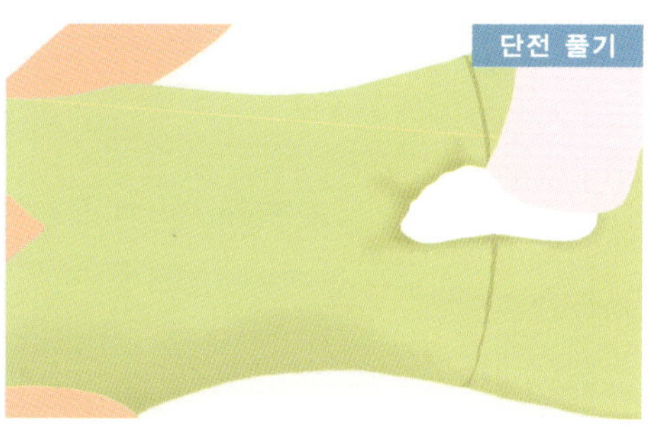

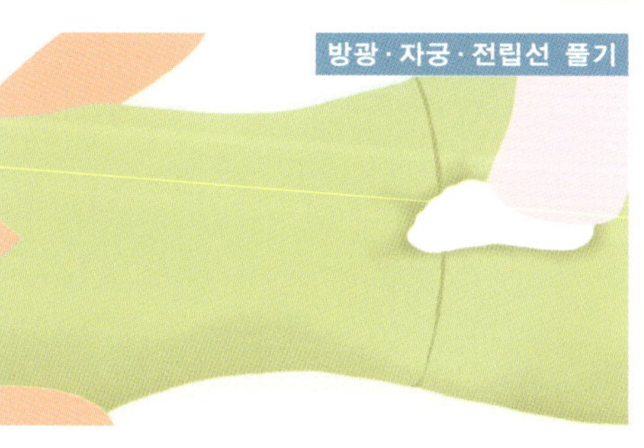

5 방광, 자궁, 전립선을 풀어 준다 방광, 자궁, 전립선, 직장이 겹치는 곳이다. 남성의 경우 전립선은 이곳에서 잡힌다. 깊게 풀어 주면 전립선의 이상이나 질환이 해소된다.

🖐 2단계 | 복부 왼쪽 풀어 주기

준비정보 시술자는 피시술장의 양쪽에 의자를 두고 지지대로 활용한다.

방법 왼발 족심혈을 이용해 간, 담, 폐, 대장 순으로 왼쪽 횡격막을 따라 마사지한다. 다시 담을 풀어 준 후 왼쪽 복부의 중앙을 따라 신장, 맹장까지 풀어 준다. 방향을 틀어 난소, 방광까지 풀어 준다. 이때 맹장 구역에서 발을 약간 틀어 골반뼈와 수평으로 풀어 주면 효과적이다

*구체적인 방법은 1단계(복부 중앙 풀어 주기)와 같다.

 1 심장을 풀어 준다 심장에 화가 쌓이면 이곳이 뭉친다. 명치에 뭉친 것은 시간을 두고 천천히 풀어야 한다. 이곳을 풀어 줄 때 피시술자는 반드시 입을 벌리고 있어야 한다. 고혈압 환자는 너무 심하게 누르지 않도록 주의한다.

2 간을 풀어 준다 화를 잘 내고 마음속에 분노를 가지고 있거나 술을 좋아하는 사람들은 이곳이 딱 딱하게 굳어 있다. 쾌장경락마사지를 꾸준히 하면 간 기능이 회복된다.

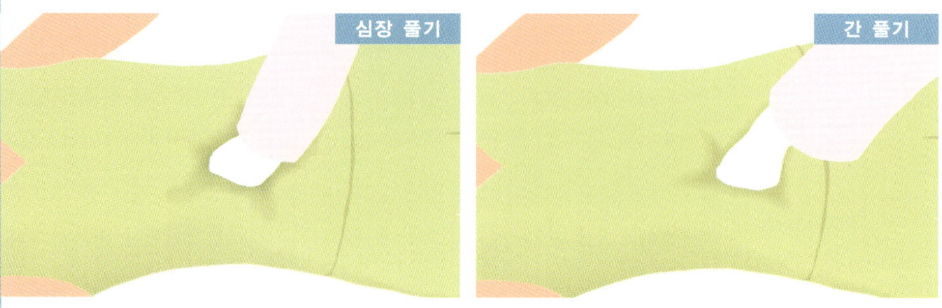

3 담을 풀어 준다 담석이 있는 경우 이곳을 누르면 심한 통증을 호소한다. 꾸준히 풀어 주면 담석을 해소할 수 있다.

4 대장을 풀어 준다 눌러 주는 부위는 대장만곡부로 대변이 정체되기가 쉬운 곳이다. 대장의 4개 모 서리와 함께 이곳을 잘 풀어 주면 변비가 해소된다.

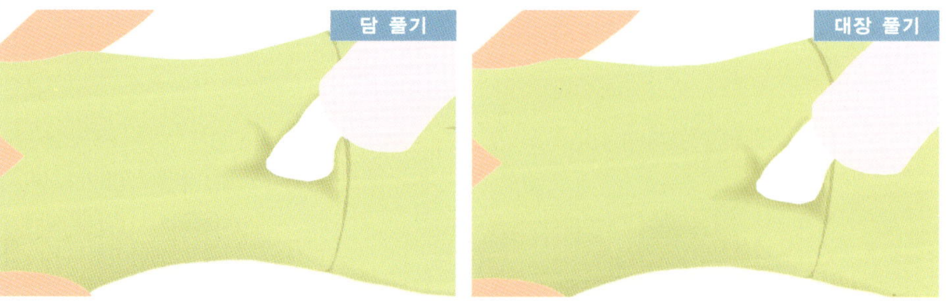

5 우신장을 풀어 준다 우신장은 찬 기운을 담당하는 곳이다. 이곳에 문제가 생기면 열을 식혀 주는 기능이 상실되므로 몸이 뜨거워진다. 신장은 등 뒤의 허리에서 풀어 주는 것이 가장 효과적이다.

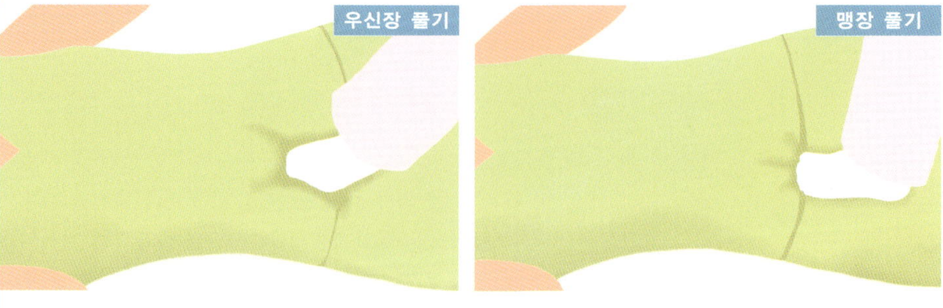

6 맹장을 풀어 준다 소장과 대장이 연결된 곳으로 대변이 정체되기 쉬운 곳이다. 이곳을 잘 풀어 주면 소장과 대장 기능이 향상된다.

7 오른쪽 난소를 풀어 준다

8 방광경을 풀어 준다

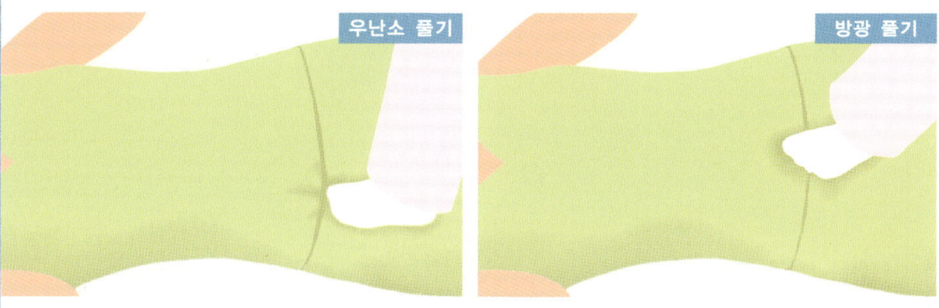

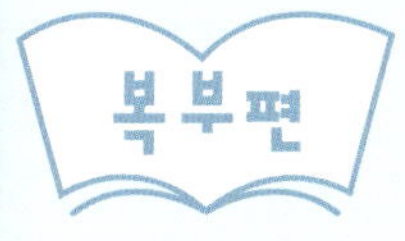

🖐 3단계 | 복부 오른쪽 풀어 주기

준비정보 시술자는 피시술자의 양쪽에 의자를 두고 지지대로 활용한다.

방법 복부 오른쪽은 오른발 족심혈을 이용해 심장, 위장, 비장, 폐, 대장을 갈비뼈 횡격막을 연결해서 마사지한다. 오른쪽 구역의 중앙인 비장에서 신장, S결장까지 풀어 준 후 난소, 방광까지 눌러 준다. *구체적인 방법은 1단계(복부 중앙 풀어 주기)와 같다.

마사지 순서&효과 **1** 심장을 풀어 준다

2 위장을 풀어 준다 위장에 이상이 있으면 통증이 나타나고 딱딱한 덩어리가 느껴진다. 이곳을 풀어 주면 소화 기능이 좋아지고, 비만인 경우 위가 축소되어 비만을 근본적으로 해소하고 담음(**기의 흐름이 순조롭지 못해 생긴 일종의 수독**)을 해소한다.

3 비장을 풀어 준다 비장은 위장 뒤 오른쪽 횡격막 뒤에 위치한다. 비장은 면역계통에 중요한 역할을 하므로 잘 풀어 주어야 한다.

4 대장을 풀어 준다 대장 만곡부로 대변이 정체되기 쉬운 곳. 이곳을 잘 풀어 주면 변비에 도움이 된다.

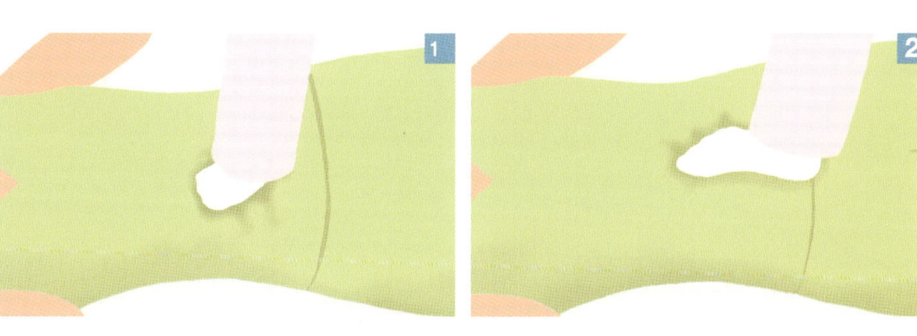

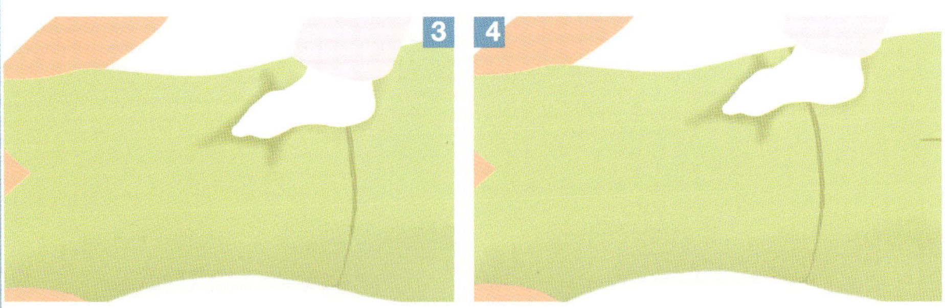

5 다시 한 번 비장을 풀어 준다

6 좌신장을 풀어 준다   좌신장은 열을 주관하는 곳으로 문제가 있으면 몸이 차가워진다. 신장은 이곳
에서도 풀 수가 있지만 허리 뒤에서 푸는 것이 효과적이다. 이곳의 적취는 위를 자극하여 만성위염
을 낳고 소화불량, 냉증 등 각종 부인병을 일으키므로 잘 풀어 주어야 한다.

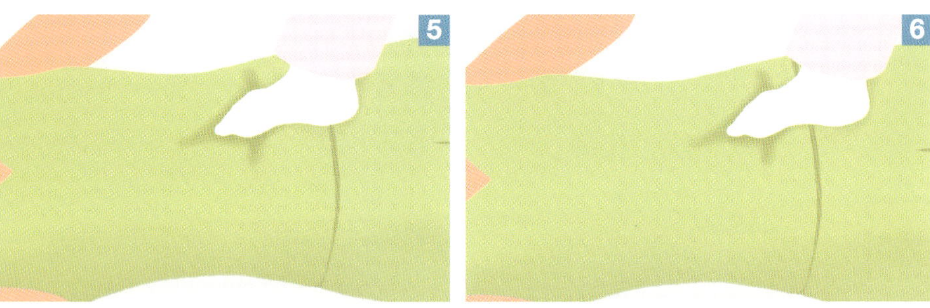

7 S결장을 풀어 준다   S결장에 문제가 있으면 변비가 된다. 대변이 가장 잘 정체되는 곳으로 족심혈
로 짚어 보면 딱딱한 변이 잡히기도 한다. 부드러워질 때까지 충분히 풀어 주면 변비가 해소된다.

8 좌난소를 풀어 준다

9 방광·자궁·전립선을 풀어 준다

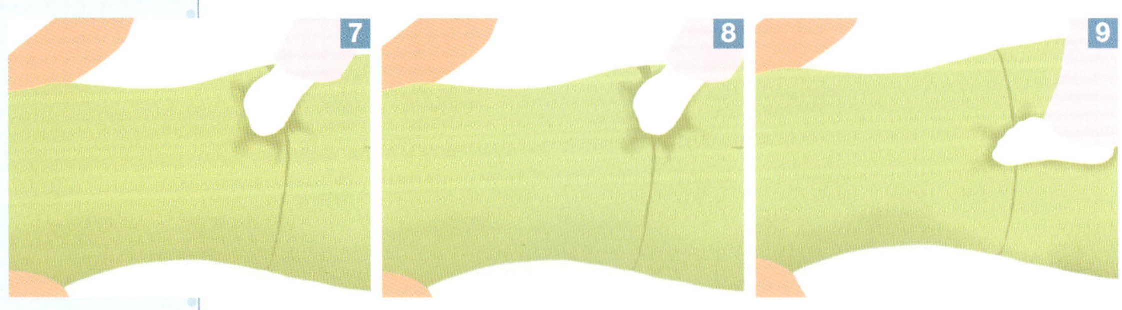

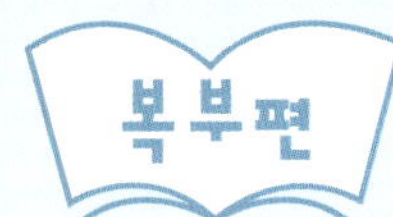

🖐 4단계 | 복부 풀어 주기 마무리

● 준비정보 피시술자는 양팔을 편안히 펴서 눕고 시술자는 피시술자의 한쪽 편에 앉는다.

● 방법 **1** 한쪽 손을 복부에 올려놓고 복부 전체를 손바닥으로 가볍게 두드려 준다.

2 다리를 벌리고 피시술자 위에 서서 양 손 열 손가락을 이용해 사기를 밑으로 빼 준다.

3 손바닥으로 복부 전체를 쓸어 주어 복부 에너지를 북돋워 준다.

● 효과 오장육부의 기능이 회복되고 각종 장기관련 질환이 치유된다.

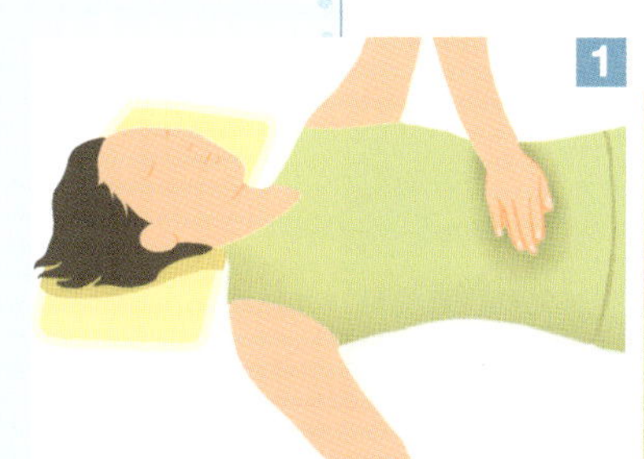
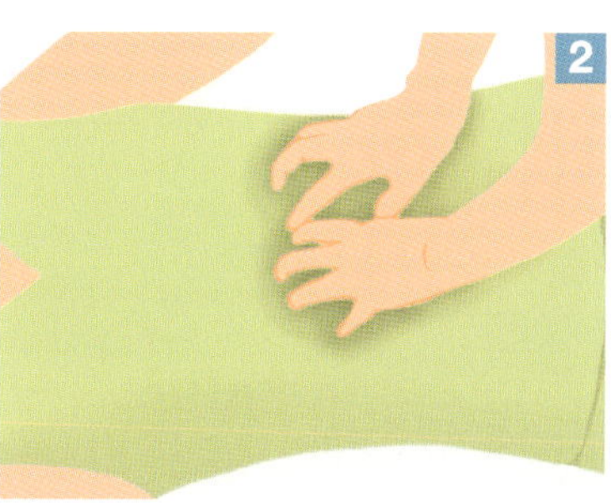
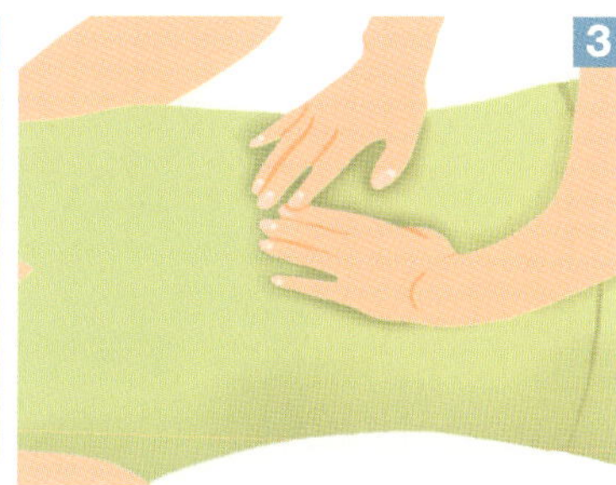

26식 복부비만 제거하기

● 준비정보 복부 지방이 많은 비만의 경우에만 시술한다. 시술자는 피시술자의 한쪽 편에 앉는다.

● 방법 **1** 한 손으로 반대편 옆구리를 잡고 다른 한 손으로 네 손가락을 이용하여 그림과 같이 눌러 준다.

2 그림과 같이 지방덩어리를 양손으로 잡고 으깨면서 지방을 분해한다.

3 양 손으로 반대쪽 옆구리를 시술자의 앞쪽으로 잡아당긴다.

● 효과 복부 속 작은 지방 알갱이가 제거된다.

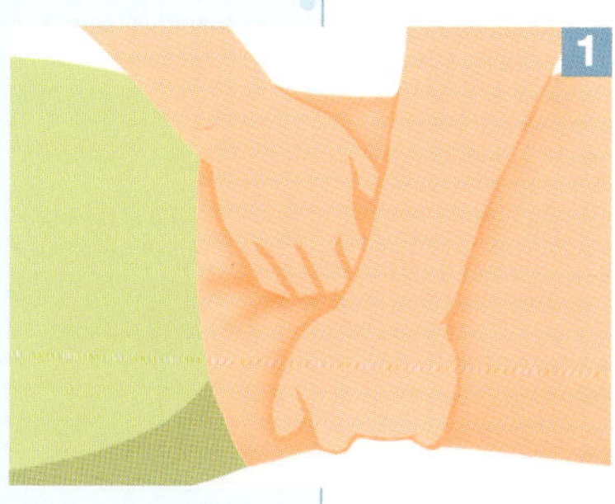
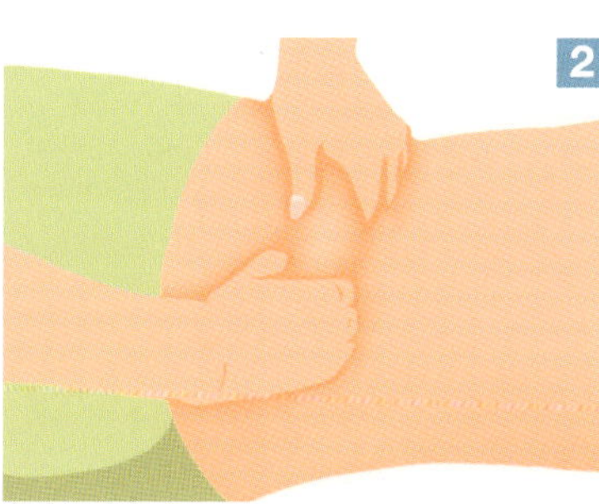
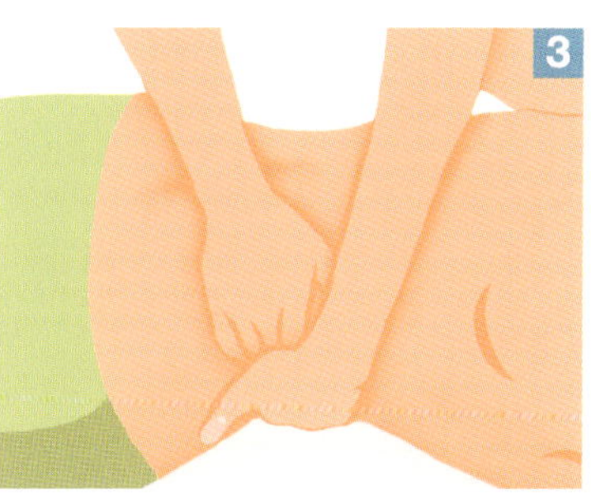

심장 · 폐장의 경락

심장과 가슴 부위에는 가슴 중앙에 임맥, 그 옆에 신경, 유두 중앙으로는 위경, 그 옆에 간경이 흐르고 있다.

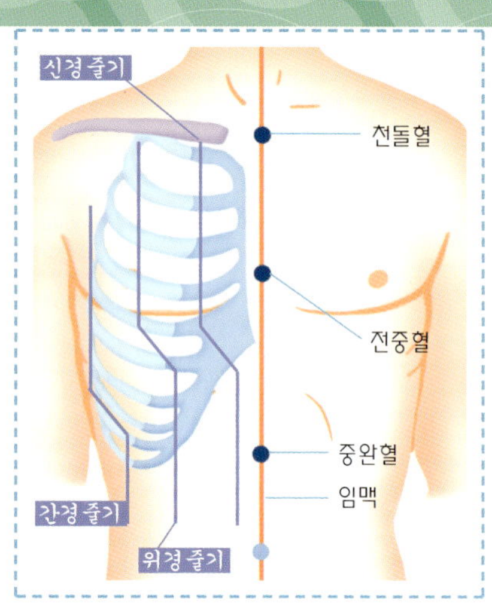

심장 · 폐장의 근육

→ **대흉근** 가슴 전면을 덮고 있는 아주 큰 근육이다. 쇄골 밑에서 상완골 이두근구와 연결되어 있으며 상완골의 내회전을 주로 담당한다. 대흉근에 이상이 있으면 유방 부위 가슴이 답답하고 팔꿈치 안쪽에 통증이 있으며 등이 굽고 가슴이 오므라든 경우가 많다. 이 근육 밑에 쇄골하근과 소흉근이 위치한다.

→ **쇄골하근** 쇄골 밑을 지나가는 근육이다. 쇄골신경의 지배를 받으며 쇄골이

지나치게 늘어나거나 당겨지는 것을 방지하는 역할을 한다.

→ **소흉근** 소흉근은 오두돌기와 제3~5늑골과 연결되어 있다. 대흉근 밑에 있으며 견갑골 오구돌기에 붙어 견갑골의 움직임과 관련이 있다. 소흉근의 통증은 대흉근의 통증보다 깊숙한 곳에서 느껴지며 더 넓게 퍼진다. 소흉근에는 팔의 혈관들과 상완신경총이 지나간다.

→ **오구완근** 소흉근과 마찬가지로 오구돌기에 붙어 있다. 소흉근은 늑골과 연결되어 있는데 오구완근은 상완골로 연결되어 있다. 아기를 업은 자세와 연관되는 근육이다.

→ **전거근** 톱니 모양으로 생겼다고 해서 톱니근이라고도 한다. 흉벽에 견갑골을 고정하는 작용을 하고 상완관절의 운동을 돕는다. 뒤쪽의 견갑골 모서리와 연결되고 가슴의 1~8늑골과 연결되어 있다.

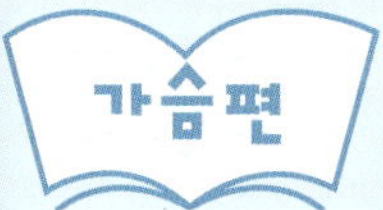

27식 심장·폐장 풀어 주기

🖐 1단계 | 갈비뼈 사이 풀어 주기

준비정보 시술자는 양손이 가슴에 닿을 만큼 거리를 두고 피시술자의 머리맡에 앉는다.

방법 갈비뼈 사이에 네 손가락을 넣고 파동을 주면서 가슴 중앙부터 밖으로 마사지한다.

효과 갈비뼈 사이의 독소를 제거하고 말초신경을 원활히 하여 갈비뼈를 부드럽게 한다.

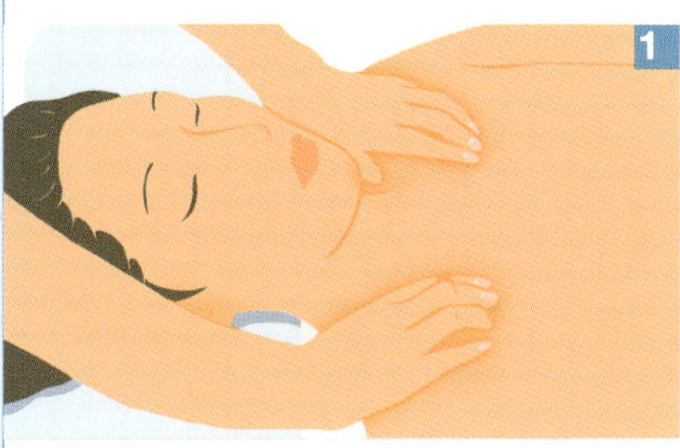
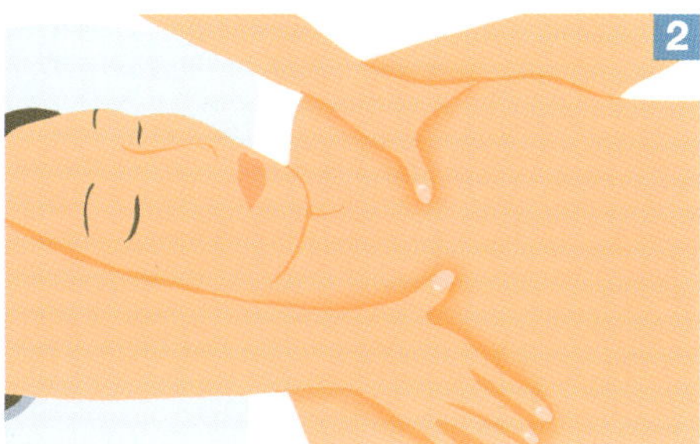

🖐 2단계 | 수근을 이용해 파동식으로 풀어 주기

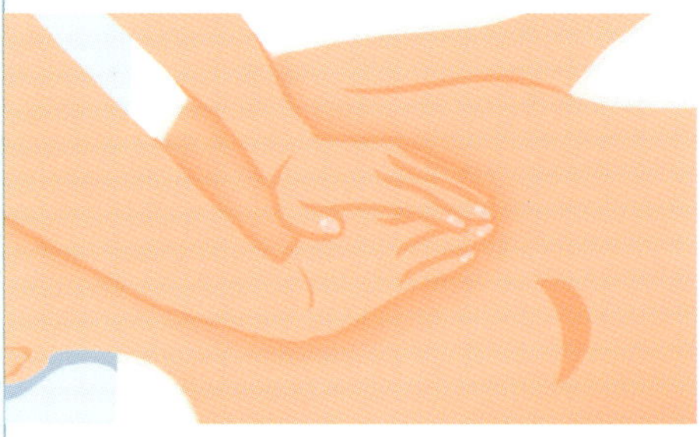

● **준비정보** 양손이 가슴에 닿을 만큼 거리를 두고 피시술자의 머리맡에 무릎을 꿇고 앉는다.

● **방법** 양손바닥을 모아 수근을 갈비뼈 중앙에 대고 지그시 누른 후 진동을 주면서 마사지한다.

● **효과** 갈비뼈를 이완시키는 데 매우 효과적이다.

🖐 3단계 | 심폐소생술 활용하여 풀어 주기

● **준비정보** 초보자에게 가장 안전한 방법이다. 숨을 내쉴 때와 들이쉴 때를 맞춰 자연스럽게 심장과 폐장이 마사지되도록 한다.

● **방법** 1 양손바닥을 포갠 후 흉골 중앙에 올려놓고 피시술자가 숨을 내쉴 때 몸무게를 이용해 가슴뼈 중앙에서 수직으로 지그시 눌러 준다.

2 숨을 들이쉴 때 손의 힘을 빼 팔을 O자형으로 만들어 준다. 초보자에게 가장 안전한 방법이다.

● **효과** 몇 차례 실시하면 막힌 가슴이 뻥 뚫린 것같이 시원한 느낌이 든다. 굉장히 효과가 높은 기법으로 잘 배워 활용하면 심장과 폐장 질환 개선에 많은 도움이 된다.

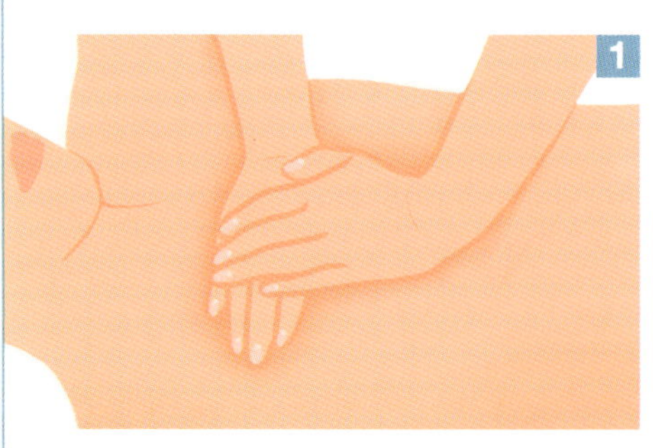

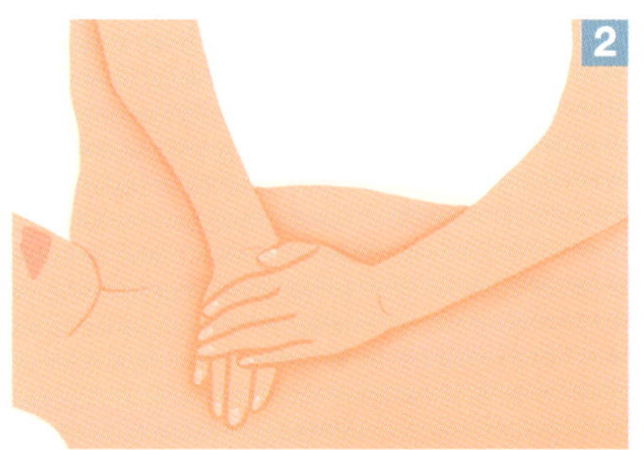

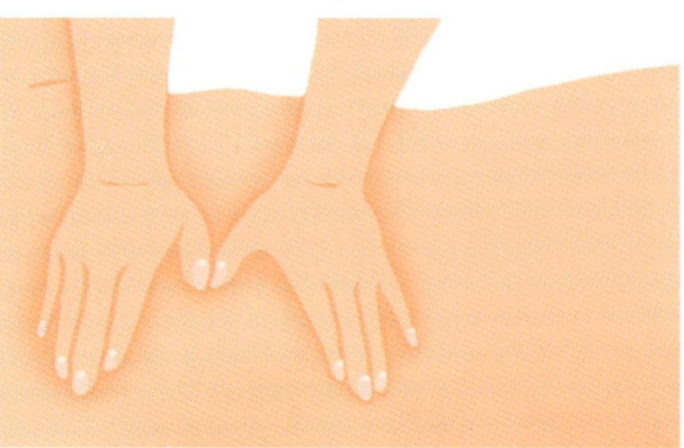

🖐 4단계 | 수직압으로 풀어 주기

● **준비정보** 여성들에게 사용하는 방법이다. 압력은 수직압이 들어가야 한다. 시술자는 피시술자의 한쪽 편에 앉는다.

● **방법** 양손을 가슴 사이에 그림과 같이 엄지손가락을 맞춰 놓고 수직으로 지그시 눌러 준다.

● **효과** 가슴이 답답한 증세가 해소되고 심폐기능이 좋아진다.

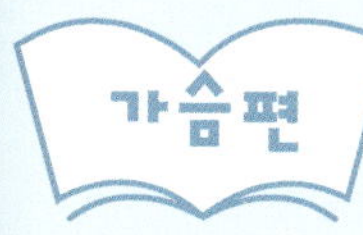

🖐 5단계 | 폐장 마사지

준비정보 시술자는 피시술자의 한쪽에 무릎을 꿇고 앉는다.

방법 **1** 양쪽 가슴 옆 폐장 부위에서 그림처럼 양손을 놓고 안쪽으로 흔들면서 풀어준다.

2 손을 엇갈리게 하여 수근을 이용하여 누른다.

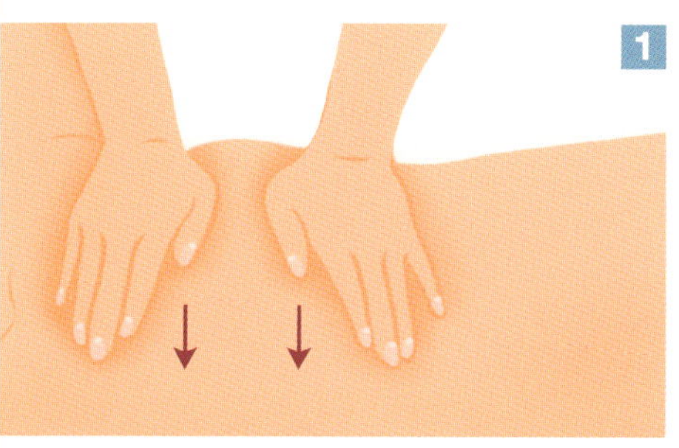
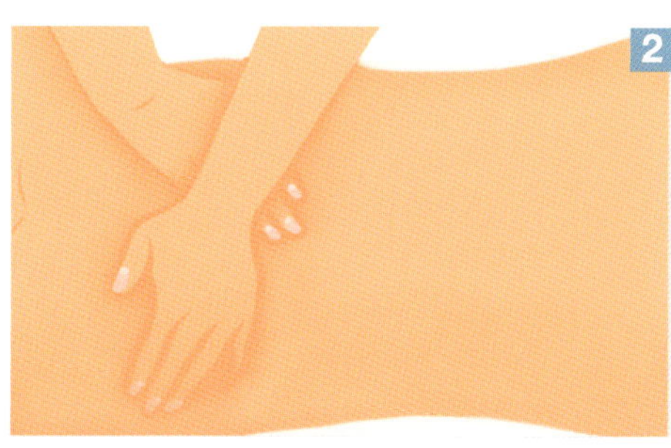

3 한쪽 손으로 어깨를 잡고 다른 한 손으로 그림과 같이 마사지한다.

4 그림과 같이 두 손을 나란히 놓고 에너지를 준다.

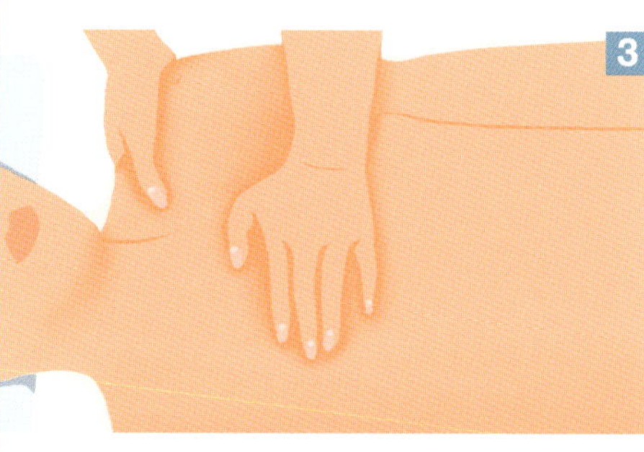
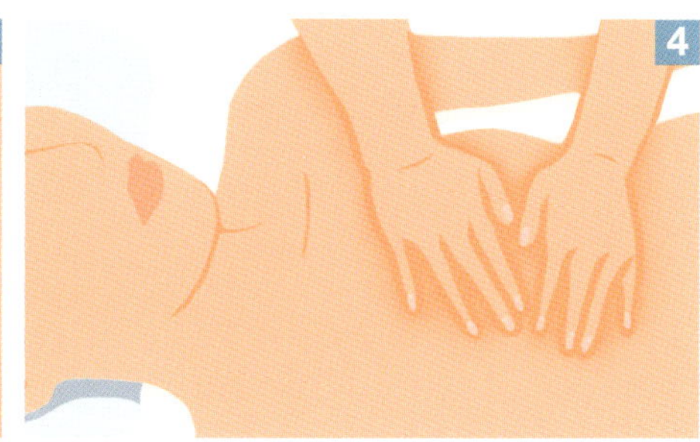

효과 폐장의 독소를 제거하고 막힌 경락을 뚫어 각종 호흡기 질환 및 폐 관련 질환을 개선해 준다.

🖐 6단계 | 주먹으로 진동을 이용해 풀어 주기

준비정보 심장과 폐장 마사지의 마무리 기법이다.

방법 손등이나 손바닥을 이용해 흉골을 툭툭 두드려 준다.

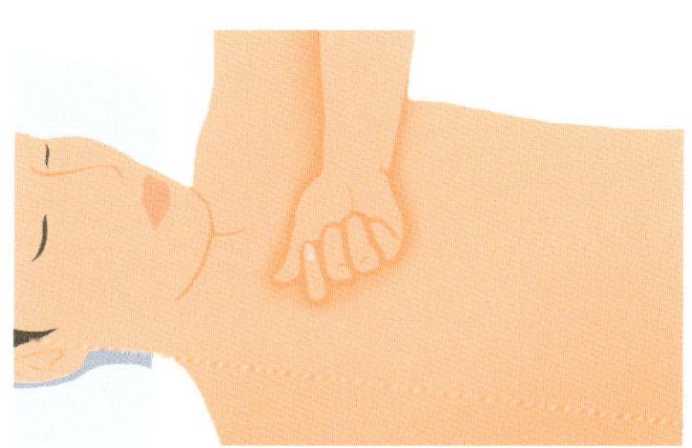

효과 진동과 파동을 전달해 막힌 경락을 뚫어 준다. 흉골뿐만 아니라 가슴뼈가 튼튼해지고 골다공증 예방에도 큰 도움이 된다.

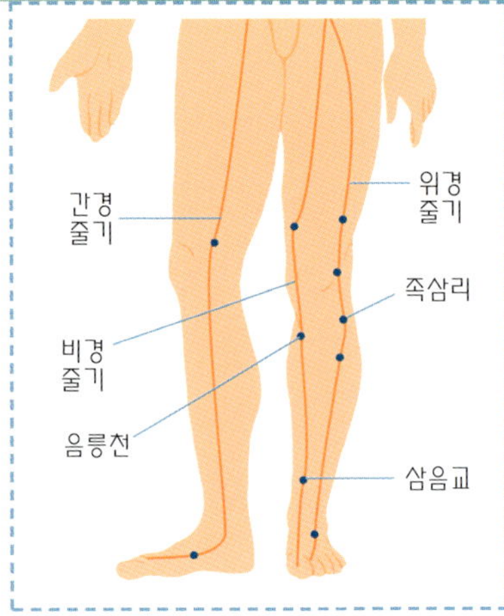

다리의 경락 &신경

　　다리 전면의 경락은 안쪽부터 간경과 위경, 비경 순으로 흐른다. 다리에는 요신경총과 천골신경총이 있다. 요신경총은 제12흉신경으로부터 제4요신경의 전지들이 허리 양쪽에서 분합하여 형성, 신경들이 갈라져 나온다. 여기서 나오는 피지는 서혜부, 외음부, 대퇴의 앞과 안, 하퇴의 안에 분포하고 근지는 복부하부, 골반근, 대퇴의 앞과 안쪽 근육을 지배한다. 천골신경총의 좌골신경은 길이가 1m 나 되는 전신에서 가장 큰 말초신경이다. 이 신경은 골반 후벽의 대좌골공을 지나 대퇴 후방으로 나와서 슬와상방에서 내측의 경골신경과 외측의 총비골신경으로 갈라진다. 좌골신경 마비는 골반근과 대퇴굴근의 마비를 야기한다.

다리의 근육

● 넓적다리 전체에 있는 근육

↝ **봉공근** 　골반 안에서 서혜부 쪽으로 무릎 안쪽까지 연결된, 인체에서 가장 긴 근육이다. 오랫동안 앉았다 일어설 때 통증을 일으킨다.

● 넓적다리 앞쪽에 있는 근육

　　대퇴사두근 군(넓적다리 네갈래근 군)이 있다. 대퇴 전면의 위경과 비경에 자리한

4개의 큰 근육으로 바깥쪽부터 순서대로 외측광근, 중간광근, 대퇴직근, 내측광근으로 구분된다.

↝ **대퇴직근** 고관절을 구부리고 슬관절을 펴는 데 관여한다. 이 근육이 짧아져 있으면 엉덩이에 발뒤꿈치가 닿지 않는다.

↝ **내측광근** 달리기를 할 때 통증이 오는 근육이다. 이 근육이 자주 긴장하면 안쪽 무릎에 변형이 온다.

↝ **외측광근** 무릎을 구부렸다 펴는 데 중요한 역할을 하는 근육이다. 무릎 관절염 환자들 대부분은 이 근육이 굳어 있다. 경락상 위경이 흐른다.

↝ **중간광근** 대퇴부의 위경에 위치한다.

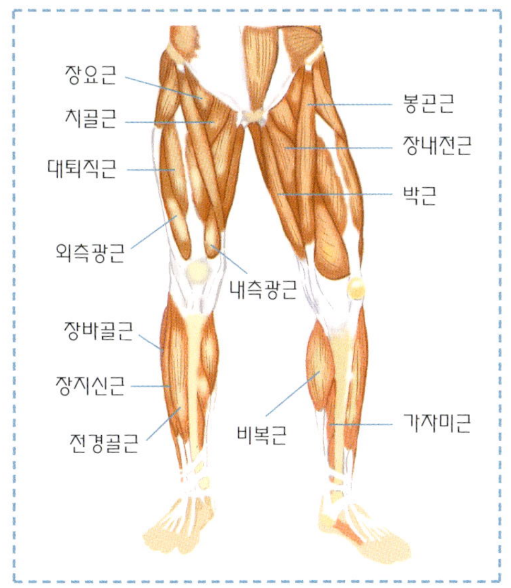

● 넓적다리 안쪽에 있는 근육

내전근 군이 있다. 대퇴신경의 지배를 받는 근육으로 대피내측근 중 가장 안쪽에 있는 근육무리로 다리를 안쪽으로 모을 때 사용된다. 내전근 군은 다음과 같다.

↝ **치골근** 치골 겉면부터 대퇴골 상단에 연결되어 고관절 굴곡에 관여한다.

↝ **대내전근** 치골지에서 대퇴골과 연결된 근육으로 내전근 중에서 가장 크고 깊숙이 위치하여 골반 속 통증까지 유발시킨다. 고관절의 내전에 관여한다.

↝ **장내전근** 가장 표면에 있으며 고관절 내전과 굴곡 운동을 보조한다.

↝ **단내전근** 가장 큰 삼각형 근육으로 사타구니 근처의 깊은 통증을 일으킨다.

↝ **박근** 대퇴 내전에만 관여한다. 박근이 짧아지면 O형 다리의 원인이 된다.

● 다리 아래쪽에 있는 근육

↝ **전경골근** 경골 외측의 방추형 근육으로 제1중족골에 붙어 있다. 이상이 생기면 발목 앞의 안쪽과 엄지발가락의 등 쪽에 통증이 생긴다.

↝ **장지신근** 경골 외과에서 시작하여 2,3,4,5 발가락 중절골에 붙어 있다. 이상이 생기면 다리 바깥쪽과 엄지발가락을 제외한 발등에 통증이 발생한다.

실전! 다리앞 쾌장경락마사지

28식 다리 풀어 주기

🖐 1단계 | 간 경락 풀어 주기

준비정보 피시술자는 넓적다리 밑에 그림처럼 베개나 쿠션을 받친다.

방법 엄지발가락으로 서혜부부터 간 경락을 따라 무릎 위까지 경줄기를 풀어 준다. 이때 발을 안쪽으로 돌려 주면 경락줄기가 쉽게 잡힌다.

효과 간 기능이 좋아져 해독기능이 강화된다.

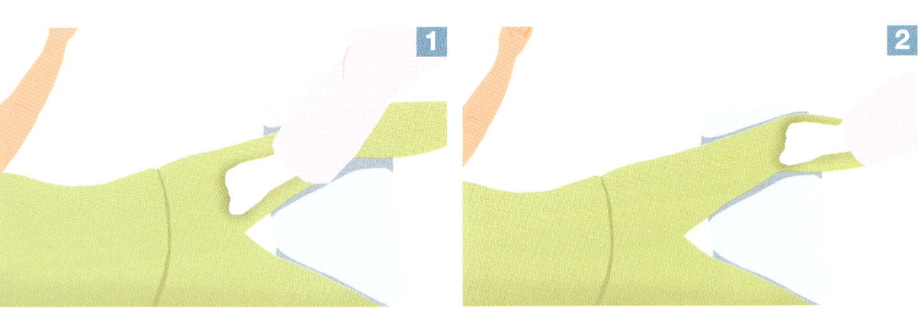

🖐 2단계 | 비경줄기 풀어 주기

준비정보 발뒤꿈치를 바깥으로 틀면 경줄기 짚어주기가 쉽다.

방법 다리 앞의 비경줄기를 따라 서혜부부터 무릎 위 혈해혈 위까지 마사지한다.

효과 비장기능이 개선되고 혈액순환 및 면역력이 높아진다.

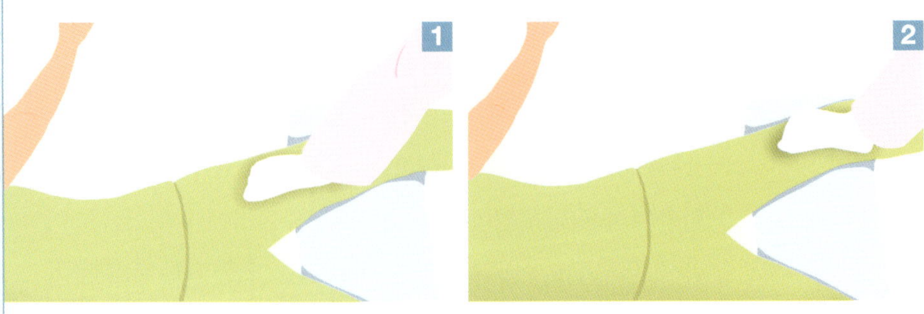

🖐 3단계 | 위경줄기 풀어 주기

준비정보 피시술자가 발뒤꿈치 안쪽으로 발을 세워주면 위경줄기를 풀어주기가 쉬워진다.

방법 발바닥 방향을 밖으로 돌려 서혜부부터 무릎까지 위경줄기를 풀어 준다.

효과 위장기능이 개선되고 소화기 계통의 질환이 좋아진다.

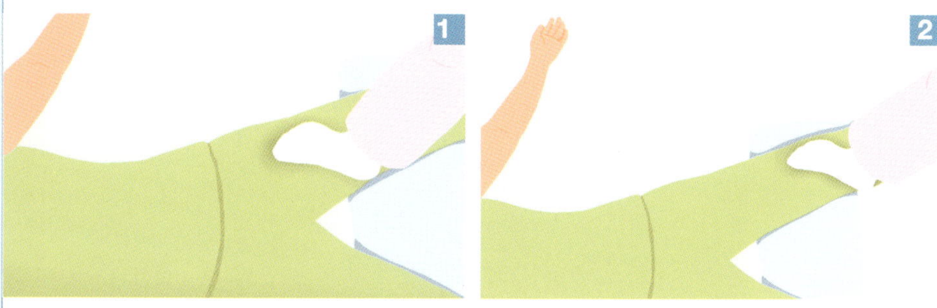

🖐 4단계 | 무릎부터 발까지 풀어 주기

준비정보 발을 세워 뼈를 동시에 자극하면서 풀어주면 O자형 다리가 교정된다.

방법 경골과 근육 사이의 줄기를 엄지발가락 족심혈을 이용해 무릎부터 발까지 3음경(비경, 간경, 신경)을 동시에 마사지한다. 이때 음릉천과 삼음교혈을 반드시 뚫어 주면서 풀어 준다.

효과 비장, 간장, 신장 기능이 좋아진다.

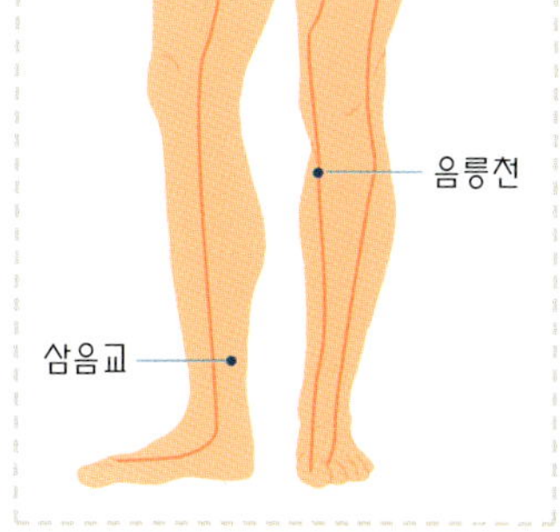

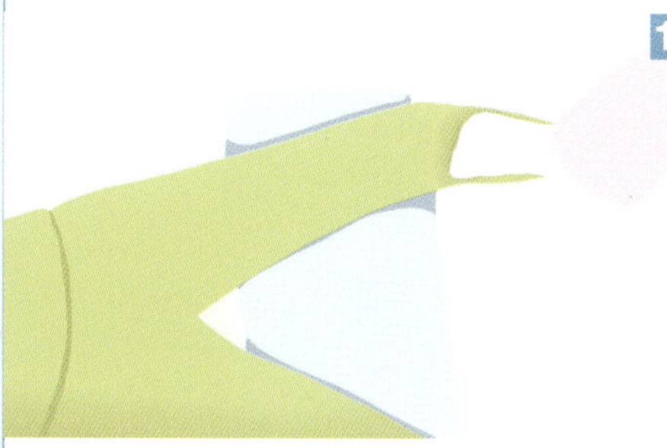

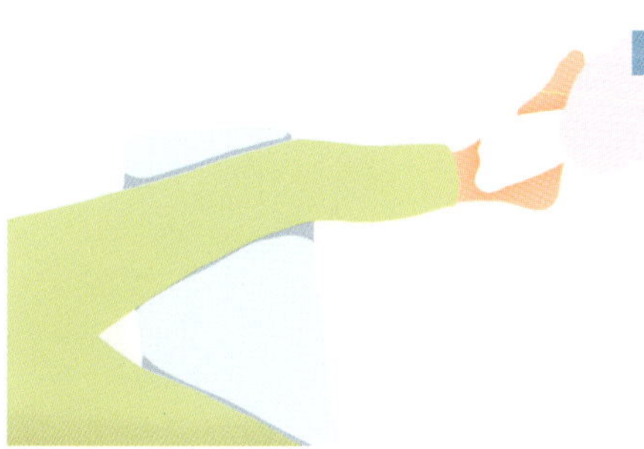

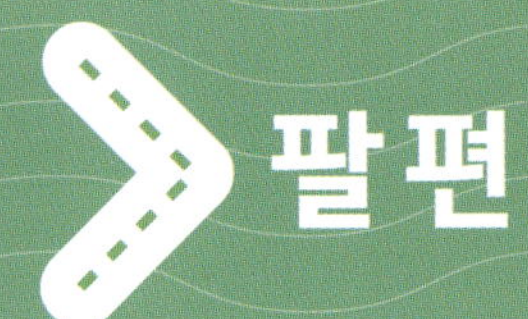

팔의 경락 & 신경

팔에는 6개의 경락이 흐르고 있다. 음경에는 폐경, 심포경, 심경이 있고 양경에는 대장경, 삼초경, 소장경 등이다. 팔의 주요 혈들은 팔꿈치 아래에 있으므로 팔 밑의 경락을 꼼꼼히 풀어 주어야 한다.

팔 저림이나 팔의 각종 통증은 경추 5·6·7·8번과 흉추1번 신경에서 팔로 내려오는 신경과 관련이 있다. 팔에는 액와신경, 심비골신경, 요골신경, 척골신경, 정중신경이 흐른다. 액와신경은 삼각근과 소원근을 지배하는 신경을 말한다. 근피신경은 상완이두근과 상완근, 오훼완근 등의 상완굴근을 지배한다. 이 신경에 장애가 생기면 주관절 굴곡이 불가능해진다. 정중신경은 상완동맥과 같이 상완내측부를 따라 내려가

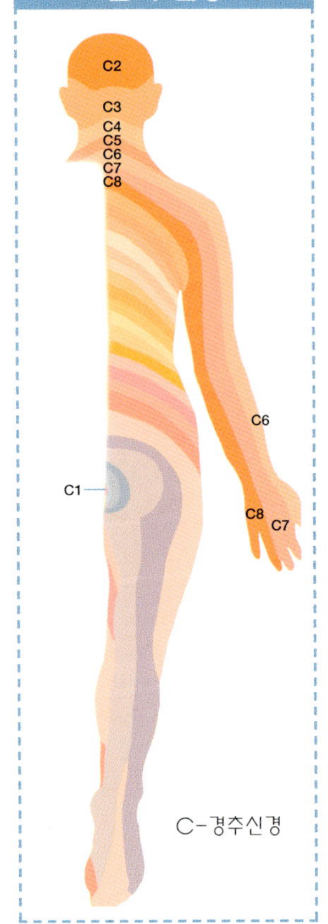

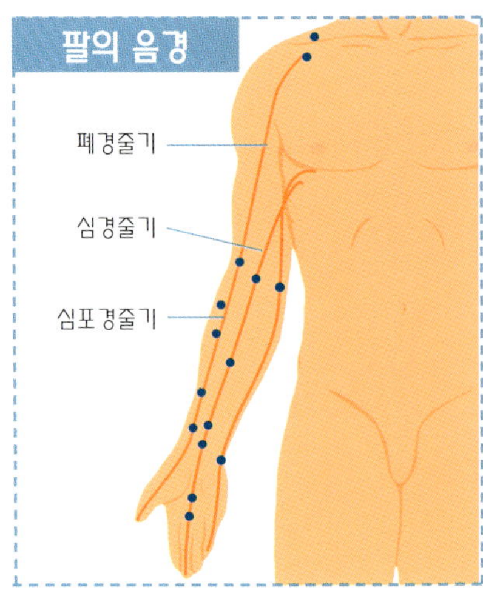

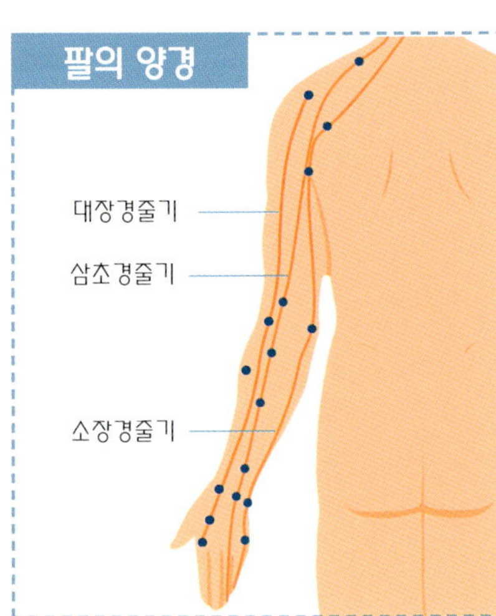

넷째손가락 측면부터 엄지에서 중지 양연까지 분포한다. 척골신경은 상완내측부의 상완동맥 및 정중신경과 함께 내려가다가 상완 하단에서 중지 중앙에서 새끼손가락 척측연까지 분포한다.

　요골신경은 상완골의 요골신경구를 따라 상완 심부를 지나고 전완외측을 따라 하행하여 손등에 이른다. 요골신경이 마비되면 팔꿈치가 펴지지 않고 손목과 손가락이 구부러지며 팔이 축 늘어나는 손목하수 상태가 된다.

팔의 근육

- **삼각근**　삼각근은 전부섬유, 중부섬유, 후부섬유로 나뉜다. 전부섬유는 신체의 앞부분에 있으며 이상이 있으면 견관절의 굴곡이 안 되며 어깨 전면부에 통증이 온다. 중부섬유는 상완골두를 고정시키는 역할을 하며 오십견 환자 대부분이 이곳에 문제가 있다. 후부섬유에 이상이 있으면 팔을 입이나 수평, 등 뒤로 올리기 힘들어진다.

- **상완이두근**　물건을 들어올렸다 내렸다 하는 동작에 관여한다. 상완이두근은 두 개의 머리를 의미하며 상완은 팔을 의미한다. 상완삼두근의 기능을 제한하는 길항근이다.

- **상완삼두근**　시작되는 곳이 세 군데라 하여 위팔세갈래근이라 불린다. 견갑골의 관절 하결절에서 시작하여 척골의 주두돌기까지 연결되며 경추신경 7,8의 지배를 받는다. 팔꿈치를 쭉 펴는 근육으로 문제가 생기면 어깨 뒤편 견갑골 바깥층 겨드랑이에 통증이 생겨 팔꿈치까지 내려온다.

- **상완근**　팔의 음경에 있으며 팔을 굽힐 때 관여하는 주관절의 근육으로 상완골 전면하부에서 척골조면에 연결되어 있다.

- **상완요골근**　회외근보다 바깥층에 있으며 무거운 짐 들기, 볼링, 망치질할 때 잘 다친다. 손목부터 팔꿈치까지 대장경근상에 있는 근육이다.

- **장요측 수근신근**　팔꿈치부터 검지까지 연결된 근육으로 요골 쪽으로 손목을 신전시키는 역할을 한다. 이상이 있으면 테니스 엘보 증상의 기본적인

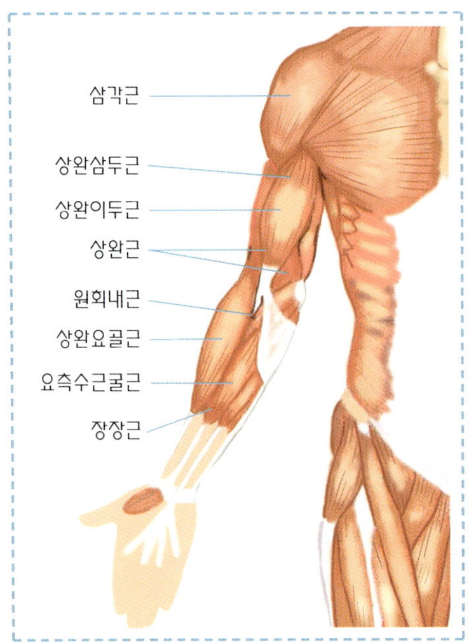

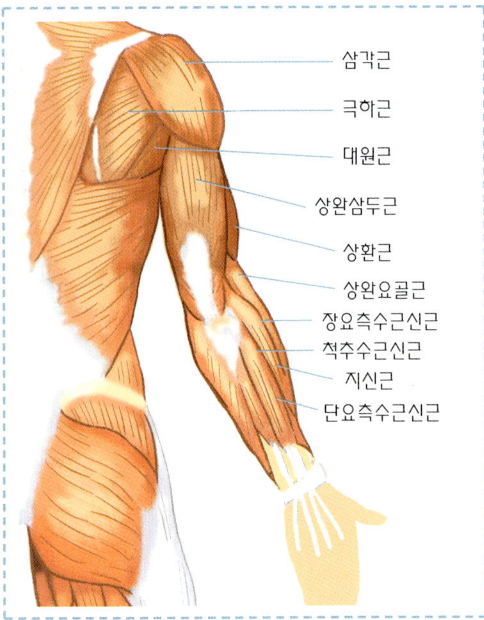

통증이 나타나는데 합곡혈에서 통증이 발생한다.

- **단요측 수근신근** 팔꿈치 내측에서 중지 방향으로 이어진 근육으로 손목을 펴는 역할을 한다. 이 근육에 이상이 있으면 손등이 저리고 손목 가운데 부분에 통증이 있다.

- **회외근** 척골 후면의 요골절흔 밑에서 요골전면 상부 전후로 비스듬한 선으로 연결된다. 테니스의 백스트로를 하다 빗맞으면 통증이 생기고 골프를 하는 사람에게서 많이 나타난다.

- **척측 수근신근** 팔 양경의 팔꿈치 내측에서 새끼손가락으로 연결된 근육으로 손목을 척골 방향으로 펴는 역할을 한다.

- **지신근** 팔꿈치 내측에서 양경으로 검지부터 무명지까지 연결된 근육이다.

- **소지신근** 양경의 팔꿈치 안쪽에서 새끼손가락으로 연결된 근육이다.

- **시지신근** 척골 후면 골간막에서 검지로 연결된 근육이다.

기타 근육으로 장무지외전근, 단무지신근, 장무지신근, 원회내정근, 척측수근굴근, 장장근, 요측수근굴근, 천지굴근, 삼지굴근, 장무지굴근 등이 있다.

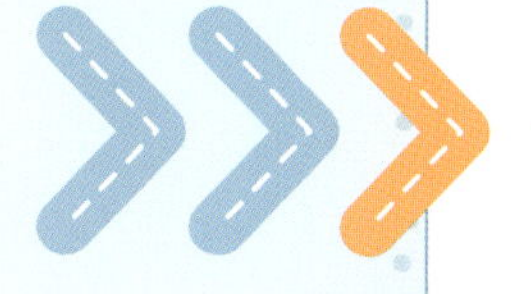

실전! 팔 쾌장경락마사지

29식 팔 풀어 주기

손발은 항상 따뜻하게 보호되어야 한다. 혈액순환 장애가 심하면 손발로 와야 할 혈액이 심장과 대뇌로 집중되어 인사불성까지 될 수가 있다. 손이 냉한 정도가 가벼우면 머리가 어지럽고 몹시 아프며 심하면 졸도, 뇌출혈을 일으킨다. 〈내경〉에 손바닥이 뜨거우면 뱃속이 뜨겁고, 손바닥이 차가우면 뱃속이 차갑다 하였다. 〈의학입문〉에서는 손등이 뜨거우면 외부로부터 오는 병이고 손바닥이 뜨거우면 음식으로부터 오는 병이라 하였다. 어깨 부위에 푸른 핏줄이 보이면 뱃속에 적취가 있다는 증거다.

🖐 1단계 | 손바닥 풀어 주기

준비정보 피시술자는 누워서 양팔을 벌리고 손은 손바닥이 보이도록 한다.

방법 그림과 같이 수근을 발뒤꿈치로 몇 차례 누르면서 풀어 준다.

효과 각종 손 관련 질환이 좋아진다.

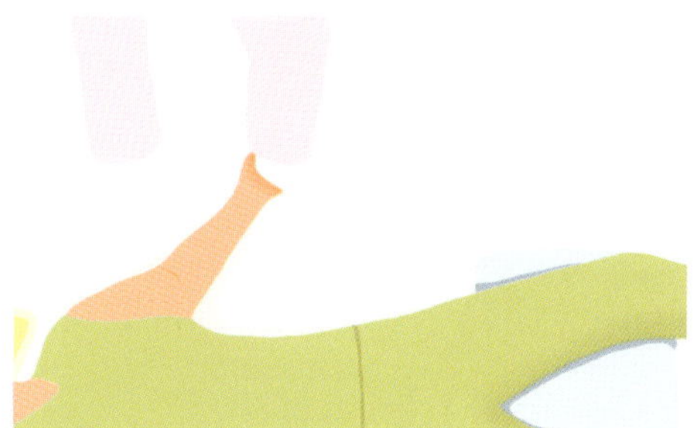

🖐 2단계 | 팔의 3음경 풀어 주기

준비정보 양발을 이용하여 팔을 풀어 준다. 관절을 밟지 않도록 주의한다.

방법 한쪽 발로 손바닥을 지그시 밟은 후 한쪽 발을 이용해 가슴 부근부터 팔 쪽까지 3음경을 마사지한다.

효과 심장, 폐 기능이 개선된다.

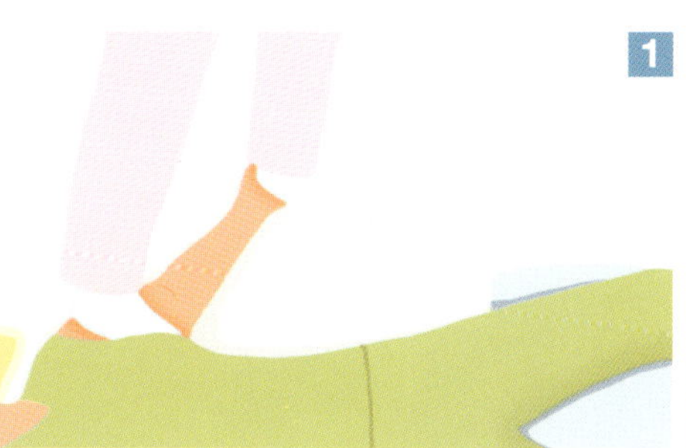
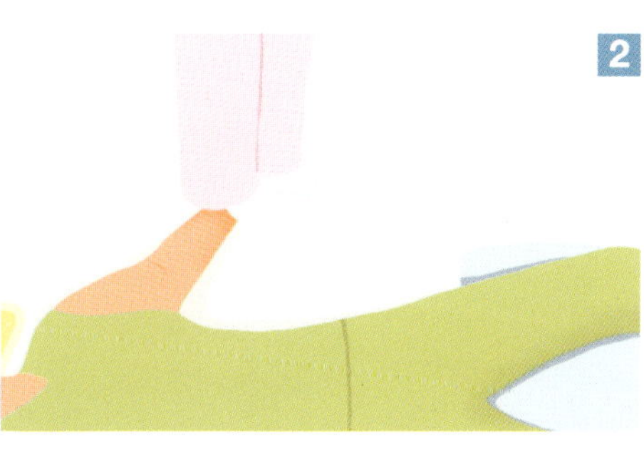

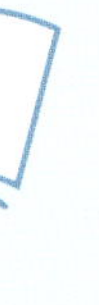

3단계 | 손등 풀어 주기

준비정보 피시술자는 누워서 양팔을 벌린 후 손을 뒤집어 손등이 보이도록 한다.

방법 손등을 발뒤꿈치로 밟으면서 마사지한다.

효과 손등, 손목 질환이 좋아진다.

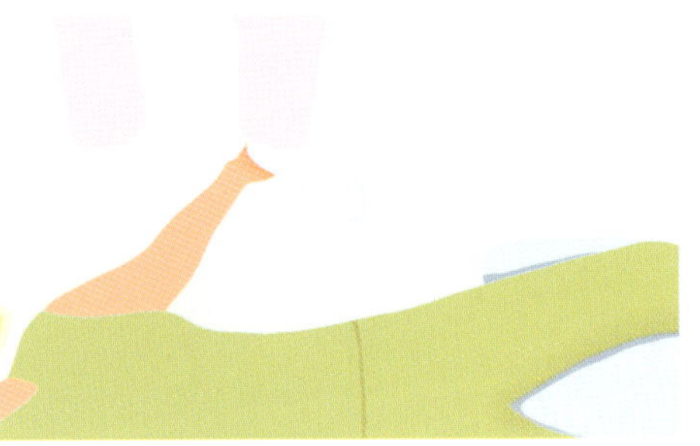

4단계 | 팔의 3양경 풀어 주기

준비정보 양발을 이용하여 팔을 풀어 주는 방법이다. 이때 관절을 밟지 않도록 주의한다.

방법 손등을 발로 풀어 준 다음 한쪽 발로 손등을 밟고 다른 발로 가슴 쪽부터 손등 쪽으로 풀어 준다. 전체적으로 꾹꾹 눌러 준다.

효과 대장, 소장 질환이 좋아진다.

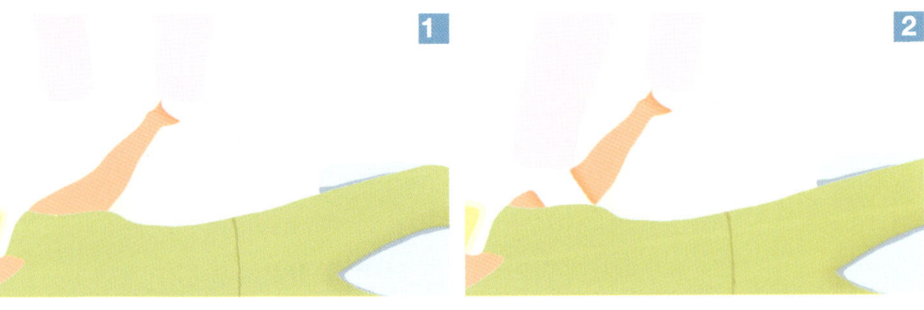

5단계 | 팔 안쪽 풀어 주기

준비정보 팔 안쪽까지 마사지하는 방법으로 발바닥과 발가락을 모두 이용한다. 피시술자의 팔을 어깨 위로 올린다.

방법 발바닥을 이용해 팔뚝 부근의 3음경을 집중적으로 마사지한 다음 엄지발가락을 이용해

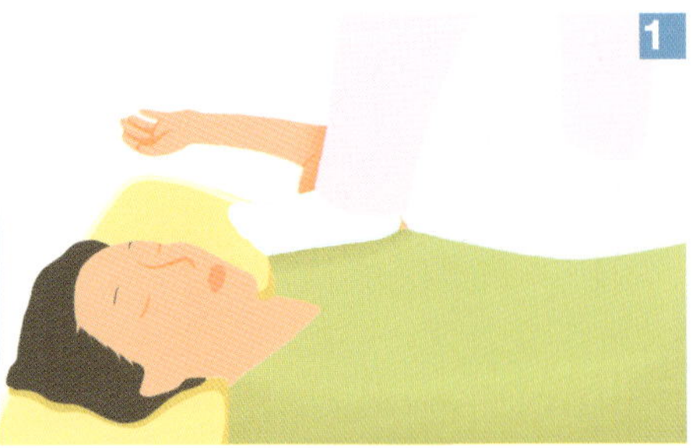

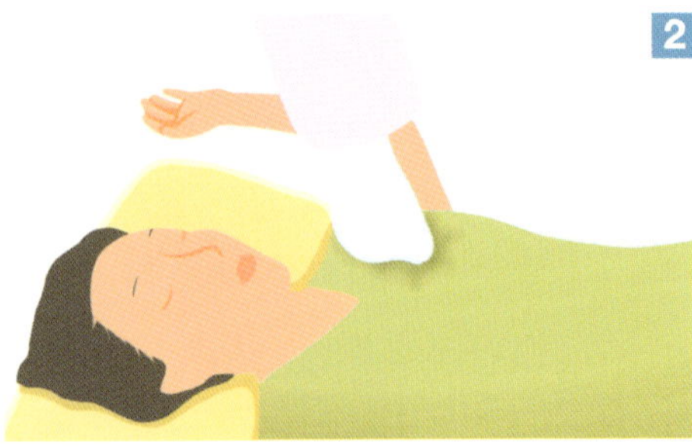

완신경통이 내려가는 가슴 부위를 지그시 누른다.

● **효과**   각종 어깨관절 질환에 도움이 된다.

✋ 6단계 | 손 풀어 주기

● **준비정보**   시술자는 양손으로 피시술자의 손을 잡는다.

● **방법**   **1** 그림과 같이 손등을 감싸고 옆으로 쓸면서 마사지한다.

2 네 손가락을 이용해 손바닥의 수근을 주무르면서 풀어 준다.

3 손등의 골을 파 주는 것으로 엄지손가락을 세워 손등의 골을 파동식으로 마사지한다.

4 다섯 손가락의 옆면을 각각 하나씩 피시술자의 손가락 사이에 넣고 풀어 준다.

5 마찬가지로 다섯 손가락을 하나씩 피시술자의 손가락 사이에 넣고 돌려 주면서 스트레칭한다.

● **효과**   대장, 소장, 심장, 폐장 기능이 개선되어 손 관련 질환이 좋아진다.

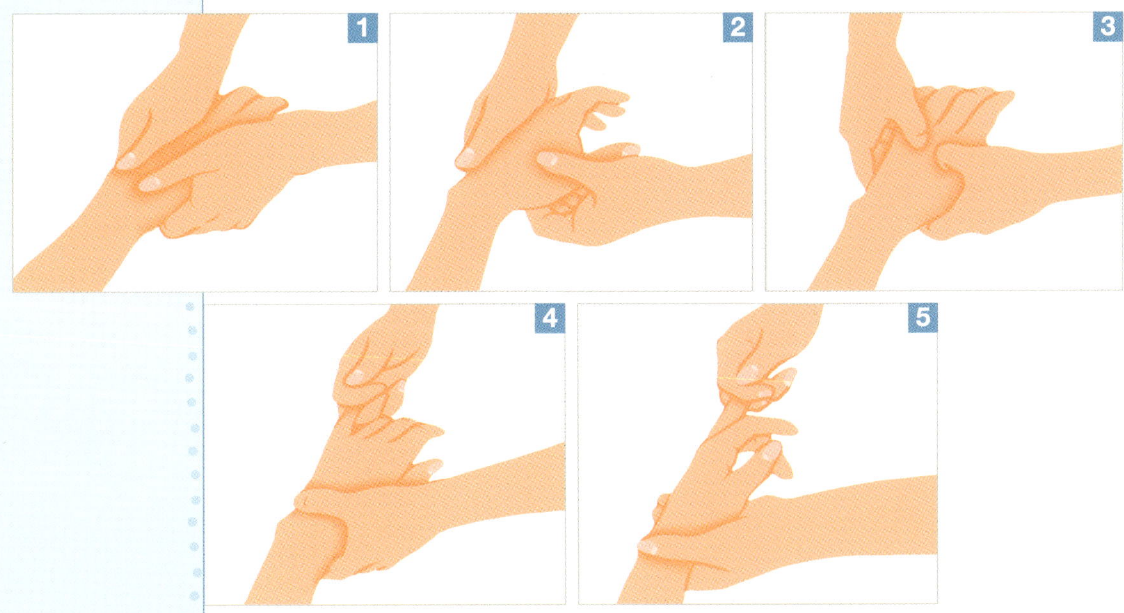

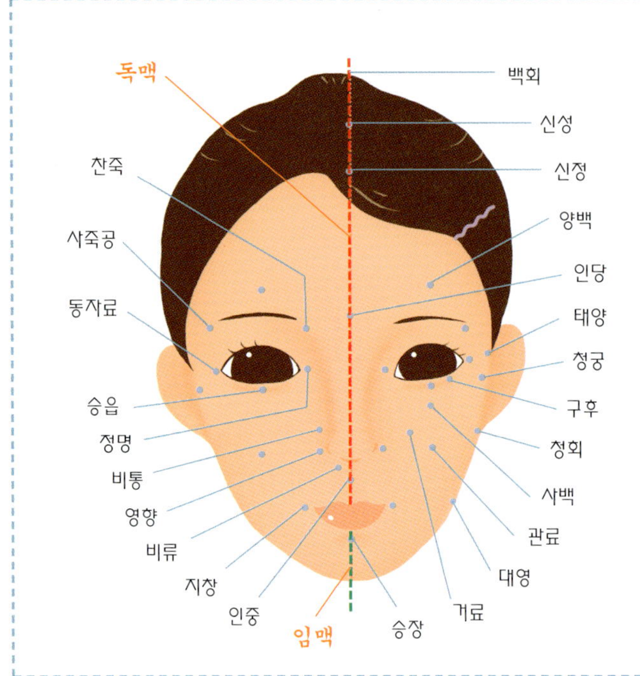

얼굴의 경락 & 신경

얼굴에는 전신의 경락이 분포되어 있다. 얼굴 중앙에는 임맥과 독맥이 위아래로 지나간다. 눈 밑으로는 위장경락이 흐르고 코 밑에 대장경, 측면에 소장경, 담경이 흐른다.

신경도를 살펴보면 얼굴에는 삼차신경과 안면신경이 분포되어 있다. 이중 삼차신경은 안면신경 마비를 일으키는 신경망이다. 얼굴의 건강은 삼차신경의 건강과 직결된다.

마사지를 하는 사람은 삼차신경이 얼굴의 어디에 분포되어 있는지와 얼굴의 골격 부위로 나오는 입구를 알아야 효과적으로 치료할 수 있다.

얼굴의 근육

→ **전두근** 눈썹을 올리는 작용을 하고 이마의 주름을 만드는 근육이다. 부분적으로 후두근과 안륜근에 연결되어 있다.

→ **후두근** 머리 뒷면 근육으로 뒷머리 통증과 관련된다.

→ **안륜근** 눈 둘레 근육으로 눈을 찌푸리거나 가늘게 뜰 때 통증을 유발한다.

- **소협골근, 대협골근** 웃음 근육으로, 씹는 근육의 통증 유발점이다.
- **측두근** 옆머리 근육으로 측두하악관을 구성하는 근육이다.
- **교근** 씹는 근육으로 측추하악관절에 문제가 있을 때 치료해야 하는 근육이다. 이 근육에 이상이 있으면 얼굴 변형이 온다. 특히 사각턱을 만들고 이명을 일으킨다.
- **익상근** 관골에서 측두로 연결하는 외측익상근과 관골에서 턱으로 연결되는 내측익상근이 있다. 귀, 얼굴, 턱 통증의 원인이 된다.

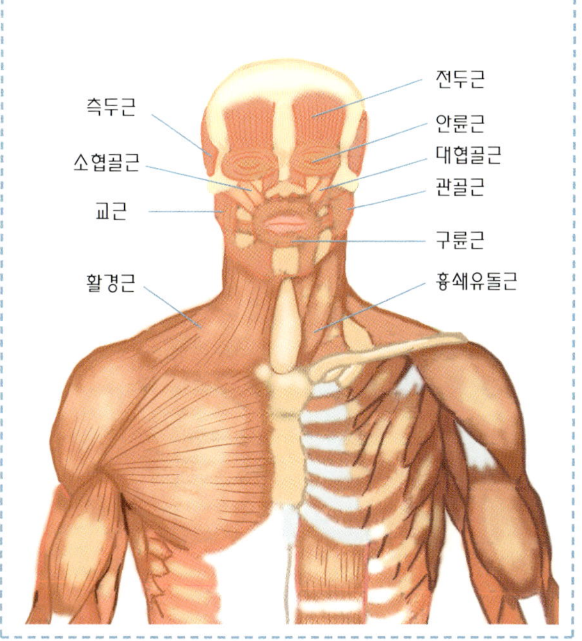

+ PLUS info

'놀라운 두개골 마사지'

두개골은 뇌를 보호하고 호흡을 하기 위해 8종 14개의 골절로 구분되어 있다. 대뇌 등 중추신경이 위치한 곳으로 인체의 전체를 조정, 통제한다. 전신의 근육이나 뼈, 신경에 문제가 있다면 반드시 해당 두개골 표면상에 예민한 긴장점이 생기는데, 이 예민한 긴장점을 풀어야 해당 질병이 치료된다.

두개골에 있는 긴장점은 모두 36개다. 얼음판에 넘어져 후두부를 다친 환자가 무릎근육에 심한 통증과 경련을 호소하여 치료를 한 적이 있는데 최초에 다쳤던 후두부의 긴장점을 해소하자 무릎 통증이 치료되었다. 또한 중추신경이 마비돼 거동도 할 수 없었던 환자도 두개골상의 긴장점을 해소해 주자 거동할 수 있게 되었다. 이처럼 두개골 마사지는 통증 치료에 매우 중요한 역할을 한다.

이 외에 측두골상 접합부에 18개의 작은 점은 전신의 근육반사점으로 밝혀진 바 있다. 따라서 마사지를 할 때 두개골 접합부를 이완해 호흡에 따라 잘 움직이도록 하는 것이 중요하다. 접합부를 잘 풀어 주면 자연치유력이 극대화돼 난치병을 치료할 수 있을 뿐만 아니라 얼굴의 문제를 수술 없이 치료할 수 있는 성형경락도 쉽게 할 수 있다.

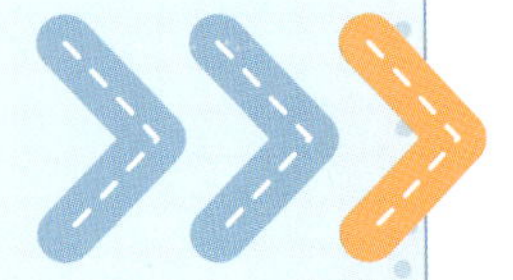

30식 얼굴에 에너지 넣기

얼굴은 신체의 꽃에 해당된다. 얼굴을 교정하고 근육과 피부의 탄력을 유지하며 주름을 제거하기 위해서는 인체의 뿌리와 줄기를 손질해야 한다. 얼굴의 뿌리와 줄기는 복부와 등이다. 근본적으로 얼굴을 개선하려면 복부와 등이 건강해야 한다. 또한 얼굴은 전신의 경락 및 신경과 연결되어 있으므로 얼굴을 마사지하면 전신의 건강을 지킬 수도 있다. 얼굴 마사지는 오감에 직접 영향을 미친다.

얼굴에는 근육뿐만 아니라 뇌신경이 얕게 또는 두껍게 분포하고 있기 때문에 마사지 효과가 즉시 나타난다. 심신을 이완시키며 스트레스로 인한 정신적인 피로를 회복시켜 상쾌해지고 심신에 활력을 주게 된다. 얼굴 마사지는 마음과 연결되어 있을 뿐만 아니라 음식물의 소화선에 자극을 줌으로써 소화촉진에도 많은 기여를 한다. 또한 전신 경락 중 핵심적인 경락인 위경과 대장경, 담경 등이 흐르고 있어 경락 치유에도 도움이 된다.

●준비정보 에너지가 뇌로 들어가는 통로는 눈 위의 안와상공, 눈 밑의 안와하공, 턱의 이공, 광대뼈의 관골안면공, 백회의 2개 구멍 등이다. 이들 구멍은 신경이 나오는 통로이면서 외부의 기가 뇌로 통하게 되는 중요한 에너지 블랙홀이다.

●방법 시술자는 피시술자의 머리맡에 앉아 손바닥을 눈 위에 올려놓는다. 손바닥의 노궁으로 기를 보낸다.

●효과 근육을 이완시켜 준다.

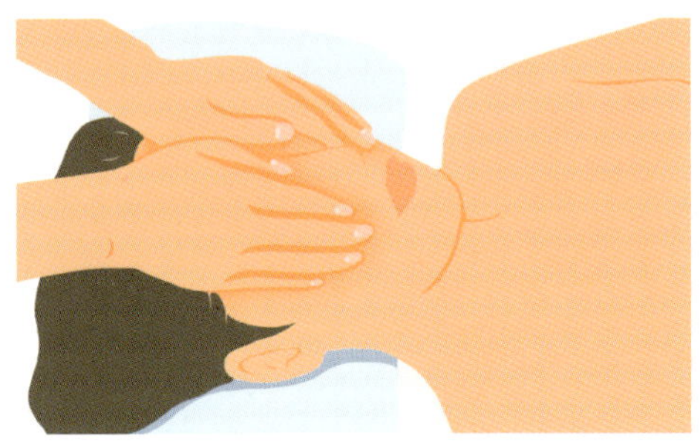

31식 눈 풀어 주기

일반적으로 신장이 허하고 간장이 손상을 입어 정혈이 부족하기 때문에 눈에 병이 생기거나 변형이 온다. 대표적인 눈 질환은 녹내장과 백내장이다. 아래 혈들을 잘 풀어 주면 눈 질환이 치료되고 아름다운 눈이 된다. 이와 병행하여 간 경락 및 간을 잘 풀어 주어야 한다.

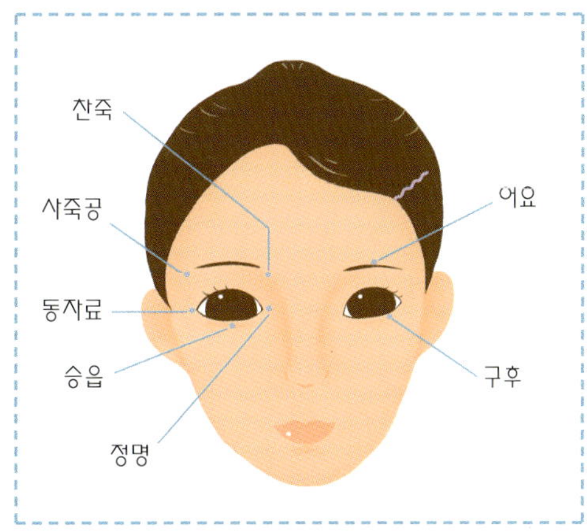

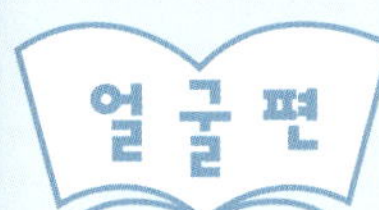

● 눈 주변 주요 혈과 치료

혈이름	위치	예속되는 경맥	적용 증상
정명	눈 가장자리에서 위로 100분의 1 되는 곳	방광경. 이곳은 소장경, 방광경, 위경, 음교, 양교 오맥이 모이는 곳	야맹, 사시, 색맹, 바람맞아 눈물 흘리는 병
찬죽	두 눈썹 사이	방광경	눈물 흘리는 병, 눈꺼풀 뛰는 병
승읍	동공 아래 오목한 곳	위경, 임맥, 양교와 위경이 모이는 곳	눈물 흘리는 병, 시신경 위축, 입이나 눈이 비뚤어지는 병
사죽공	눈썹 끝의 오목한 곳	삼초경	어지럼증, 눈꺼풀 뛰는 병
동자료	눈꼬리에서 5cm 되는 곳	담경. 소장경, 삼초경과 담경이 모이는 곳	편두통, 눈이 잘 보이지 않는 병, 흑내장
어요	동공과 맞은편	경외기혈	안질환, 앞머리 통증
구후	눈 아래 주위	경외기혈	시력감소, 내장 질환

🖐 1단계 | 정명혈 풀어 주기

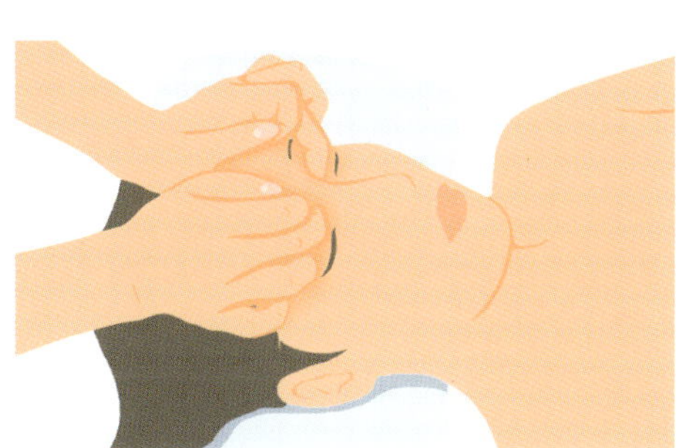

준비정보 피시술자의 머리맡에 앉는다. 피시술자는 편안히 눈을 감고 기다린다.

방법 양손 검지로 정명혈을 위로 당기며 지그시 눌러 주면서 풀어 준다. 너무 강하지 않게 하도록 한다.

효과 정명혈은 눈의 피로를 해소시켜 주고 맑게 해 주는 중요한 혈이다.

🖐 2단계 | 눈 위 풀어 주기

준비정보 엄지에 기를 모으고 지그시 눌러준 후 풀어 준다.

방법 눈 위 눈썹 주변을 따라서 찬죽혈로부터 사죽공, 태양혈까지 엄지로 지그시 누르면서 시신경을 풀어 준다.

효과 이곳은 삼차신경이 연결된 곳으로 눈떨림 등 각종 신경과 관련된 질환을 치료하는 곳이다.

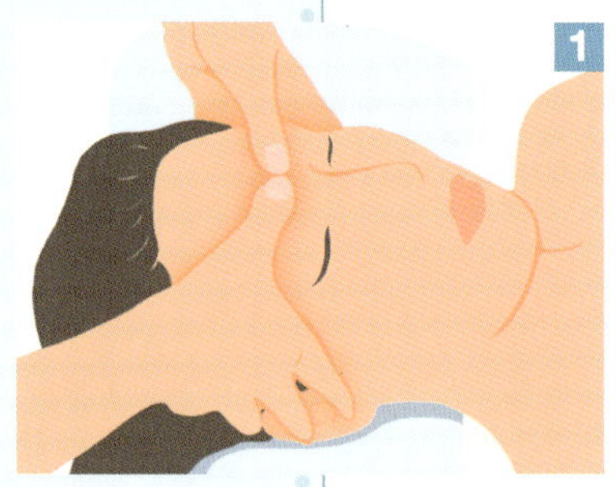
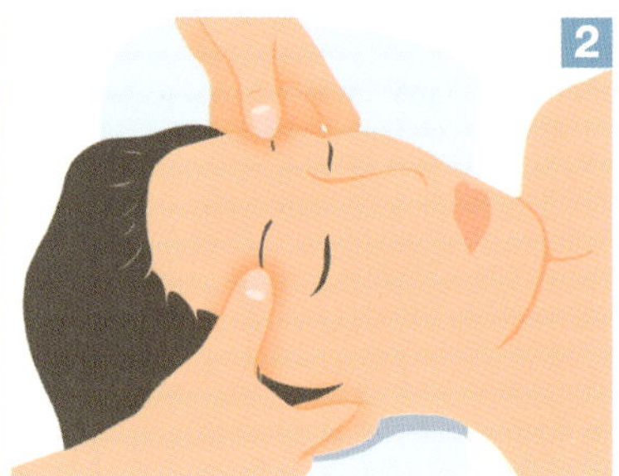
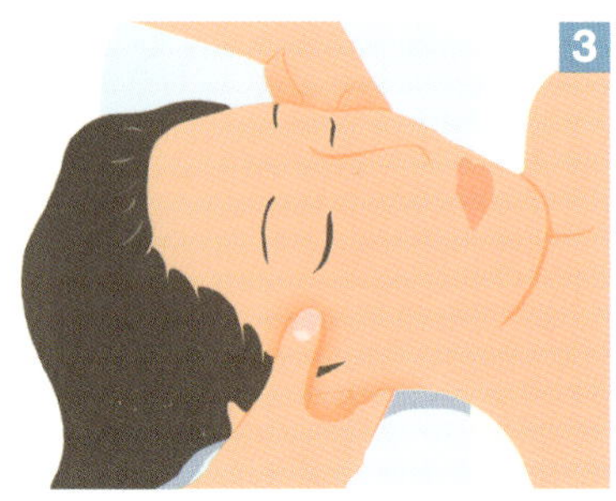

🖐 3단계 | 눈 아래 풀어 주기

준비정보 처음에 누르면 강한 통증이 일어나는데 지속적으로 관리하면 통증이 사라진다.

방법 눈 아래의 정명혈부터 승읍, 구후, 동자료까지 지그시 눌러 준다.

효과 눈 아래는 삼차신경이 지나가는 곳으로 승읍혈, 사백혈 등 눈을 맑게 해 주는 혈이 있다. 이곳이 풀리면 눈이 아름다워지고 눈떨림 등이 해소된다.

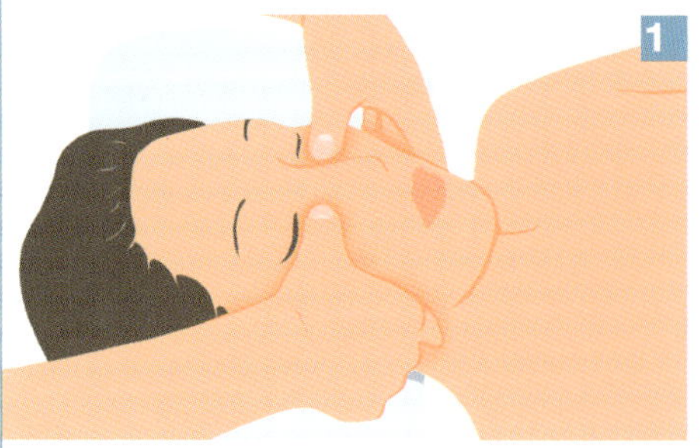
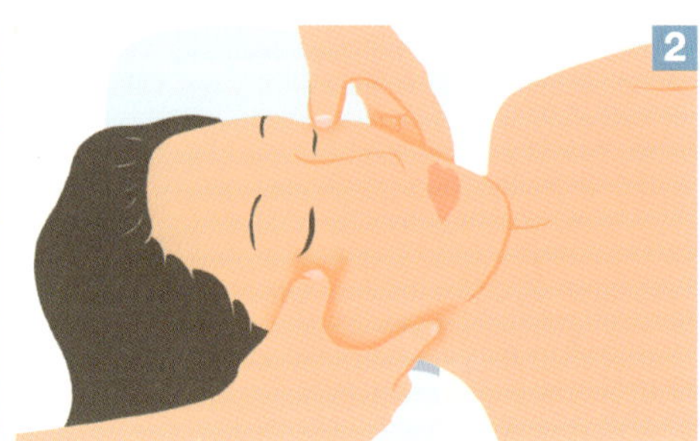

32식 독맥선과 두개골선 풀어 주기

준비정보 반드시 당긴 후 누르는 동작을 해야 처진 피부나 근육이 올라가게 된다.

방법 양 엄지를 코뿌리인 인당혈부터 머리 중앙의 백회혈까지 지그시 누른다. 앞머리가 시작되는 부위부터 백회까지는 두정골을 잇는 접합부다. 전두골과 후두골의 접합부를 눌러 준다.

효과 두통, 위하수, 탈항, 치질 등 내림병에 효과가 있다.

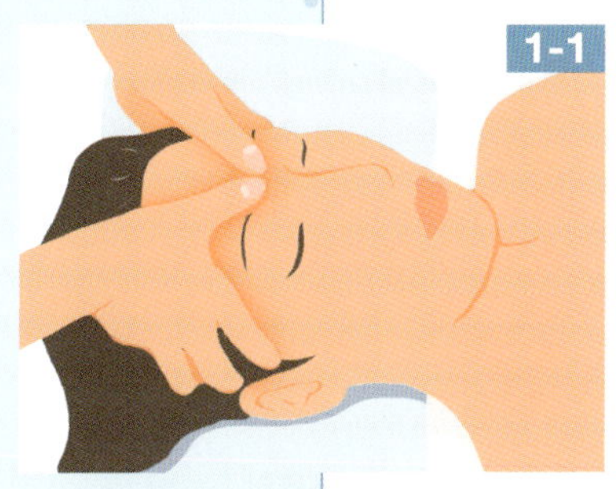
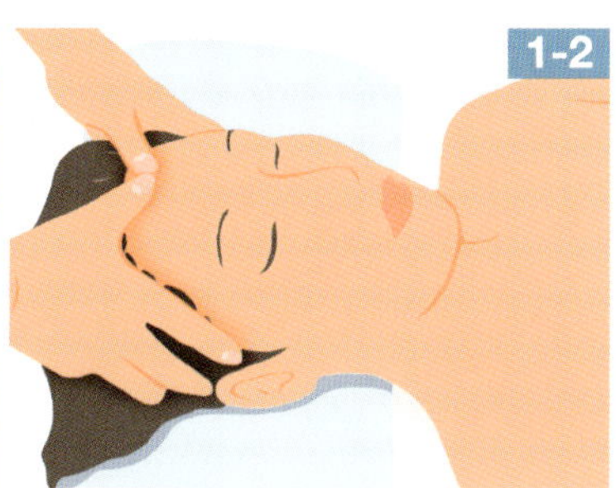
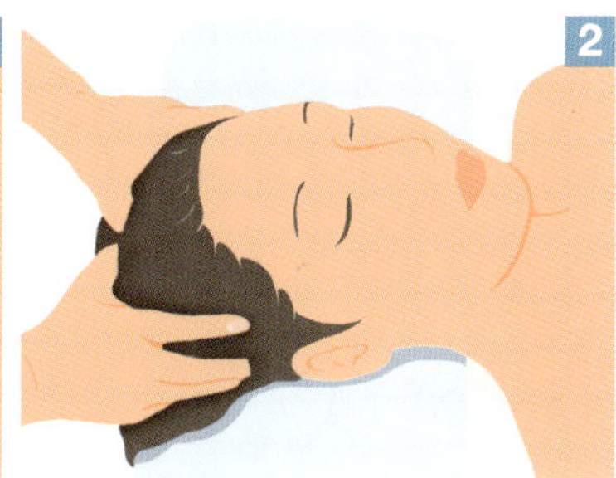

33식 방광경 풀어 주기

준비정보 정명혈은 너무 강하지 않게 눌러 준다.

방법 눈의 정명혈로부터 머리 중앙 쪽에 해당되는 방광 경락을 양손 엄지를 이용하여 지그시 눌러 주며 풀어 준다.

효과 눈, 신장, 방광이 좋아지고 두통에 효과적이다.

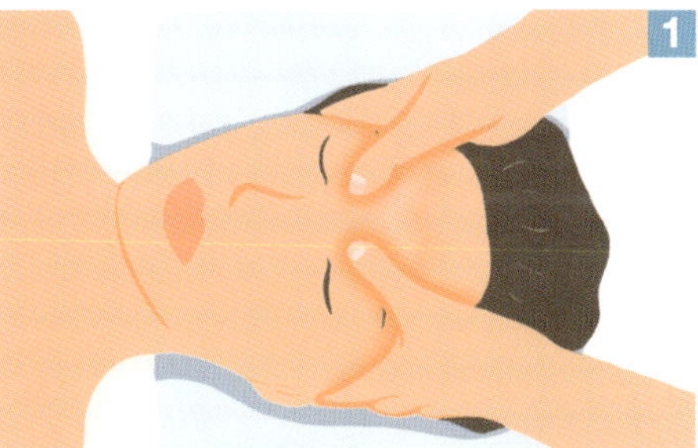
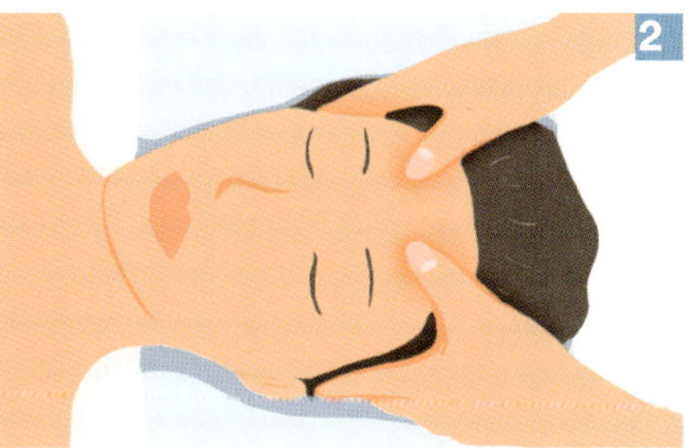
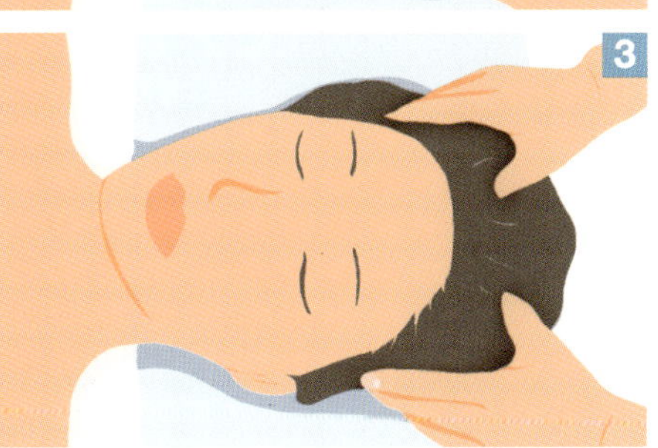

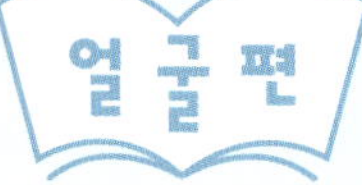

34식 눈썹중앙선 풀어 주기

● 준비정보 눈썹이 처지지 않도록 위로 당기면서 눌러 준다.

● 방법 눈썹중앙 어요혈에서 양백혈 쪽, 사선 방향으로 머리까지 풀어 준다. 눈썹 아래 안와상공의 구멍은 신경이 나오는 구멍이다. 엄지로 기를 넣으면서 풀어 준다.

● 효과 삼차신경, 편두통이 해소된다.

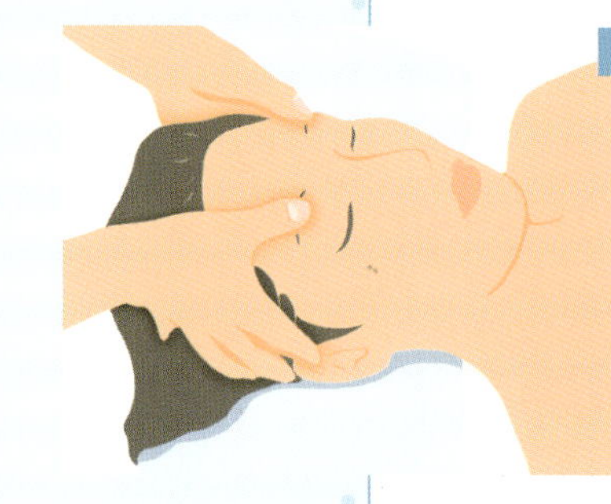
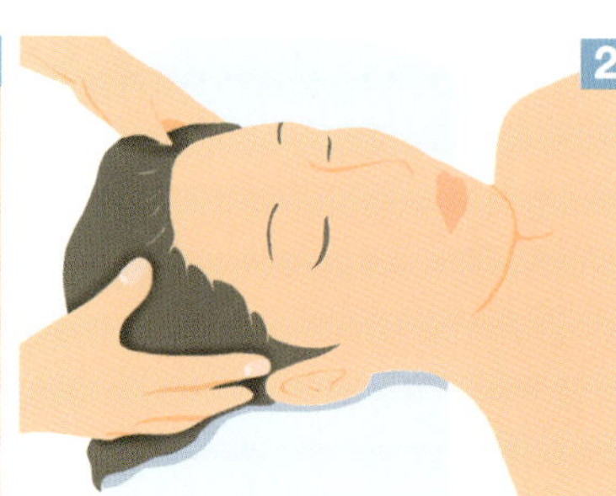
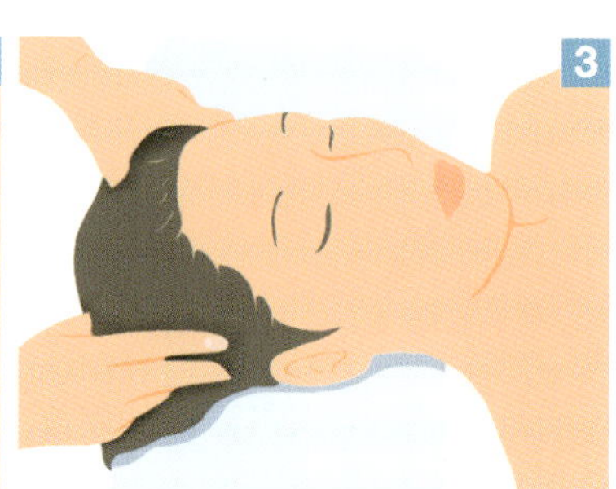

35식 접형골과 측두골 풀어 주기

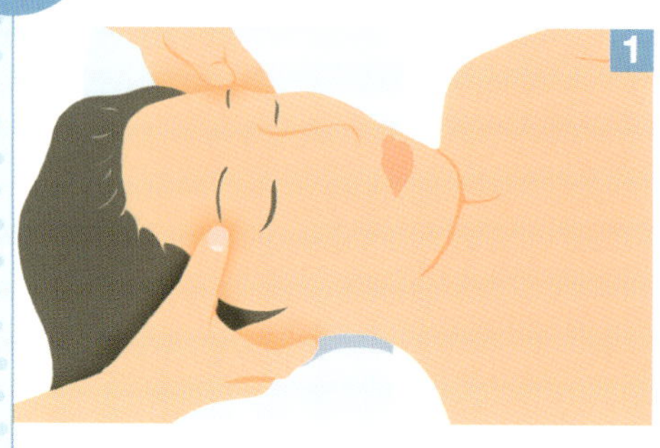
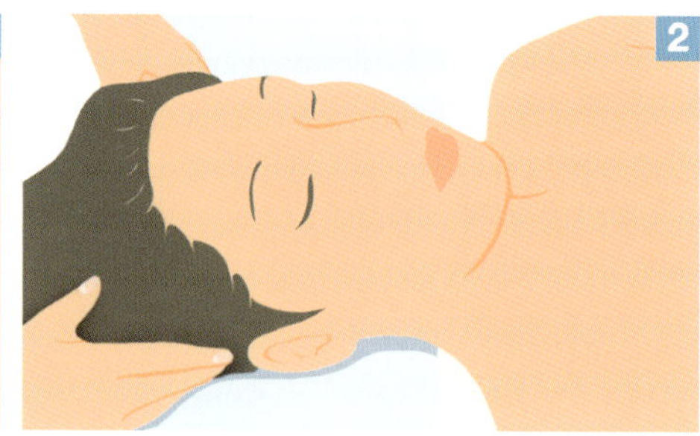

● 준비정보 접형골 이상은 두개골의 비틀림 때문에 발생한다. 지그시 밀면서 교정한다.

● 방법 1 눈썹 끝선이 연결된 사죽공혈로부터 머리 쪽, 사선 방향으로 지그시 눌러 준다.

2 관자놀이인 접형골 주변의 선을 따라 마사지한다. 이어서 측두골의 접합부를 풀어 준다.

● 효과 측두골 접합부는 근육과 관련된 많은 반사구가 있다. 충분히 풀어 주면 머리가 시원해진다.

36식 코 마사지하기

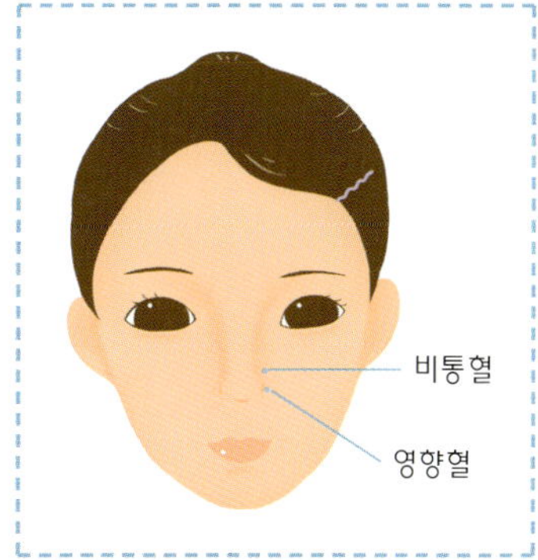

● **준비정보** 코를 잘 풀어 주면 오똑한 코를 만들 수 있다.

● **방법** **1** 코뿌리를 양 엄지손가락을 사용해 원형을 그리면서 마사지한다.

2 비통혈과 영향혈을 마사지하고 영향혈에서 정명혈로 이어지는 선을 풀어 준다. 축농증이 있을 때는 비골과 전두골의 접합부를 이완시키는 마사지를 한다.

● **효과** 콧대가 살아나 아름다운 코가 되고, 비염 등 각종 코 질환도 좋아진다.

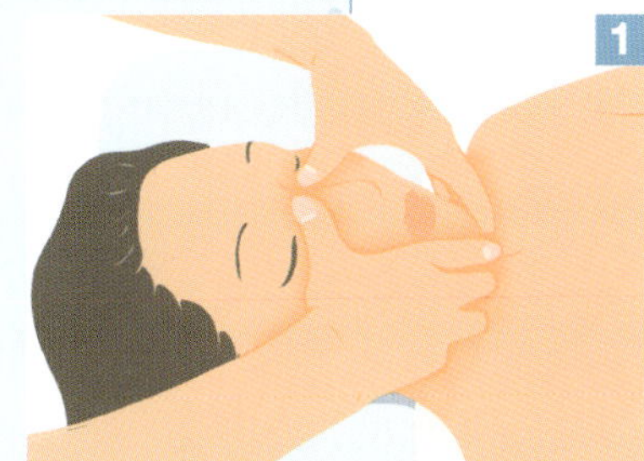
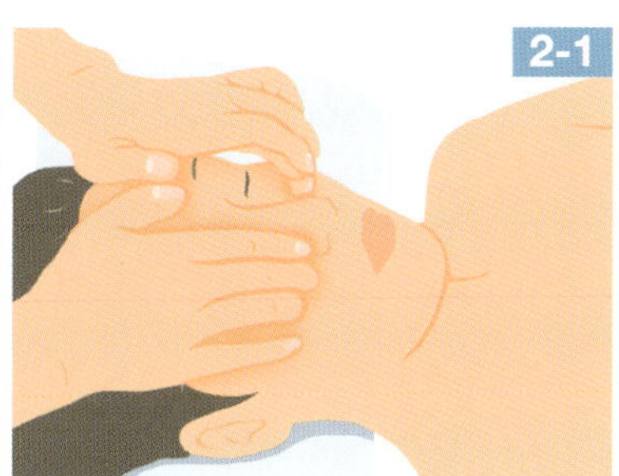
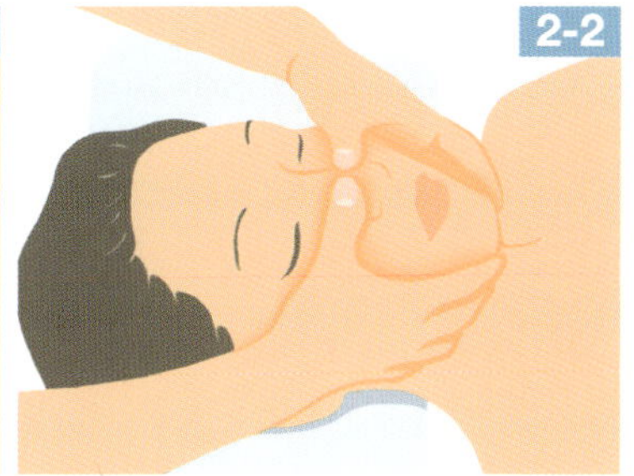

37식 광대뼈 풀어 주기

🖐 1단계 | 3선 마사지

● **준비정보** 시신경이 집중된 곳으로 문제가 생기면 심한 통증을 야기한다. 꾸준히 풀어 준다.

● **방법** 뺨을 3등분하여 1선, 2선, 3선으로 나누고 엄지를 이용하여 코에서 귀 쪽으로 눌러 준다. 1선은 코의 뿌리 부근, 2선은 비통혈 부근, 3선은 정명혈 부근이다. 충분히 힘을 가하면서 막힌 경락을 뚫어 준다.

● **효과** 삼차신경통, 안면마비, 광대뼈 돌출 등에 효과적이다.

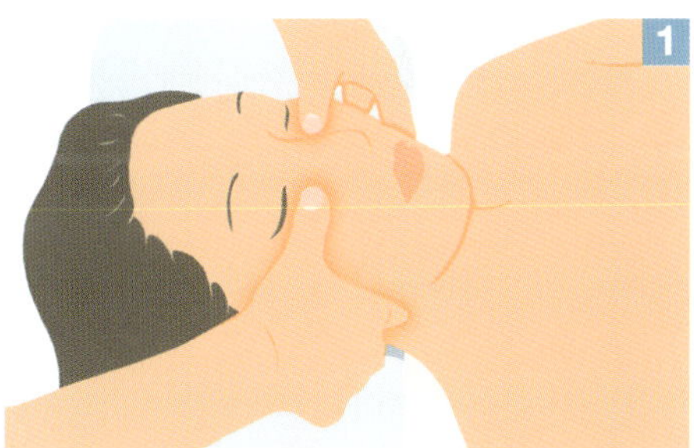
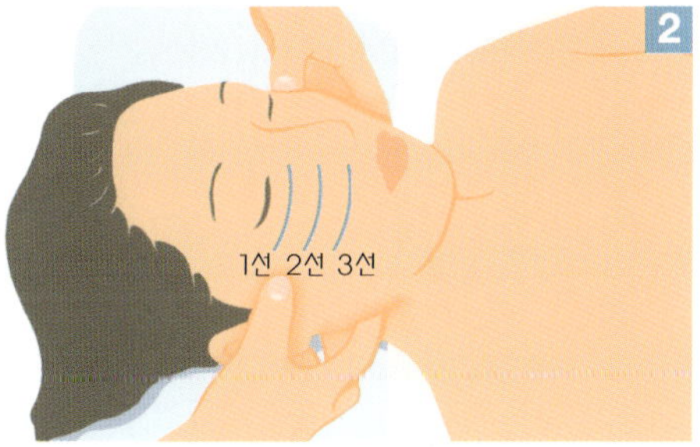

🖐 2단계 | 광대뼈 돌리기

준비정보   광대뼈는 측두골과 연결되어 있다. 광대뼈를 풀어줄 때는 측두골을 동시에 풀어 주어야 한다.

방법   엄지나 손바닥을 이용해 광대뼈를 돌리면서 마사지한다. 충분히 시간을 들여 풀어 주어야 한다.

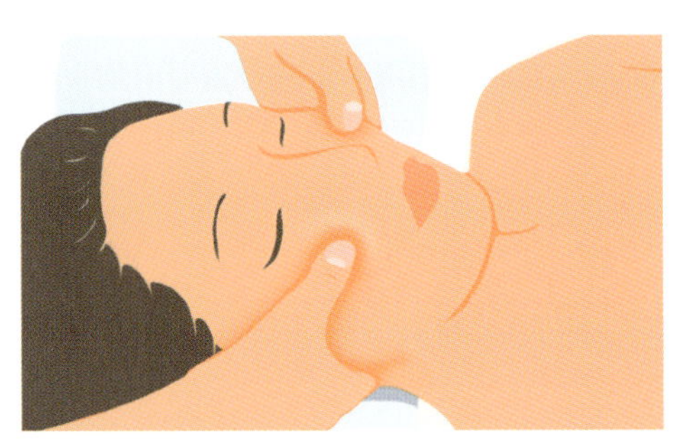

효과   광대뼈 라인을 잘 풀어 주고 조정하면 광대뼈를 축소하여 작은 얼굴을 만들 수 있다. 시간을 들여 충분히 풀어 준다.

🖐 3단계 | 볼 밑 파 주기

준비정보   꾸준히 풀어 주면 광대뼈에 미세한 움직임을 느낄 수가 있다.

방법   **1** 네 손가락을 이용해 그림과 같이 볼 밑을 파 주듯이 뭉친 곳을 풀어 준다.

2 수근으로 압력을 주면서 광대뼈를 고정시킨다.

3 광대뼈 밑을 엇갈리면서 마사지한다.

효과   얼굴의 윤곽, 전체 두개골의 균형을 잡는 데 도움이 된다.

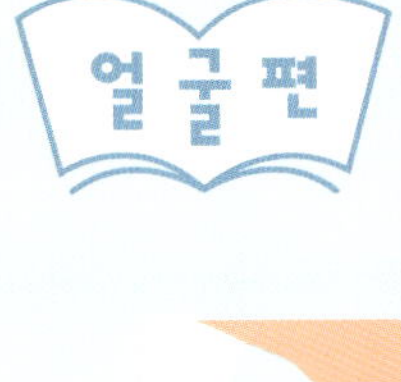

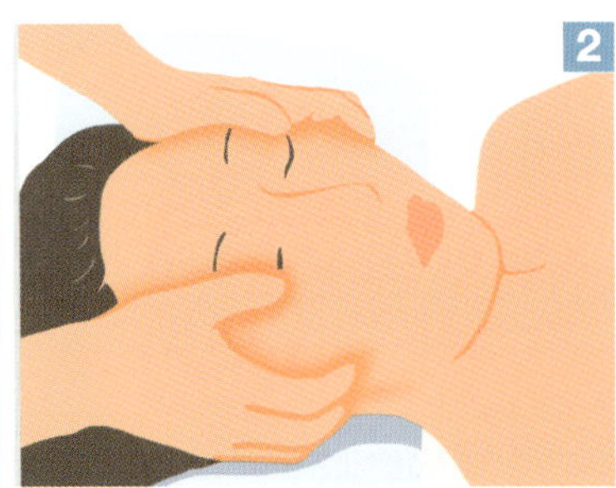

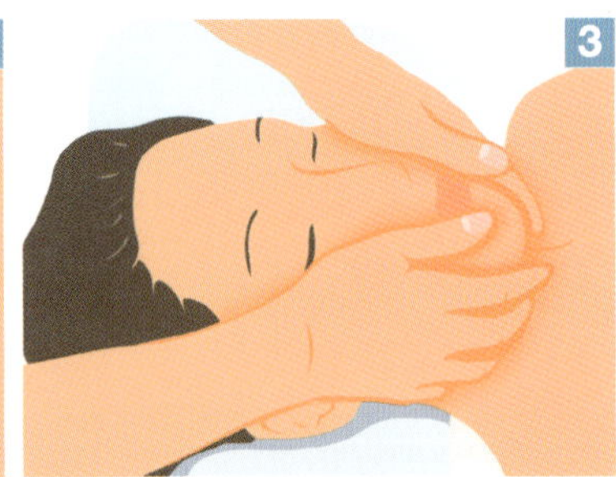

38식   턱 풀어 주기

준비정보   중요한 혈로는 코 밑의 인중혈, 양 입술 옆의 지창혈, 턱 아래의 승장혈이다.

방법   **1** 인중을 양 엄지손가락으로 지그시 누른 다음 윗구륜근을 풀어 준다.

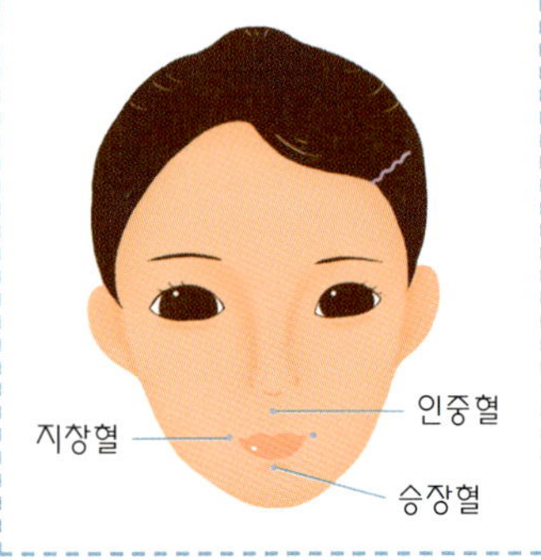

2 아랫입술도 승장혈을 지그시 누른 후 입술 주변을 풀어 준다.

● **효과** 잇몸 질환에 효과적이다.

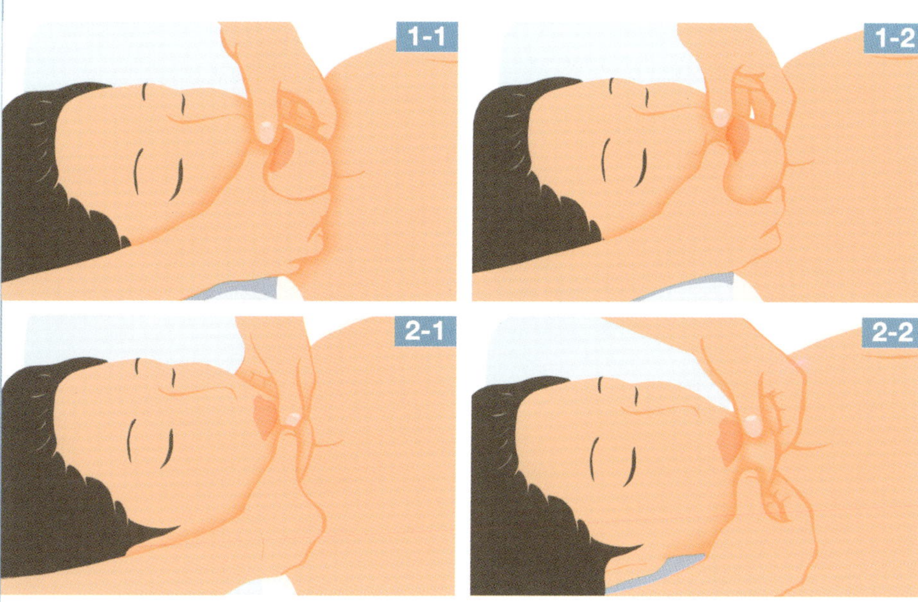

얼굴편

39식 턱선 마사지하기

● **준비정보** 아래턱을 충분히 풀어준 다음 시작한다.

● **방법** 네 손가락으로 아래턱을 감싸안듯이 잡아 처진 볼을 위로 올리면서 충분히 마사지한다.

● **효과** 턱의 문제는 하악골과 상악골을 연결하는 교근**(씹는 근육)**이 굳어서 오는 경우가 많다. 아래턱을 위로 올리면서 충분히 풀어 주면 아름다운 턱을 가질 수가 있다. 턱에서 소리가 나는 경우는 두개골의 봉합선에 문제가 있는 것으로 두개골 마사지로 풀어 준다.

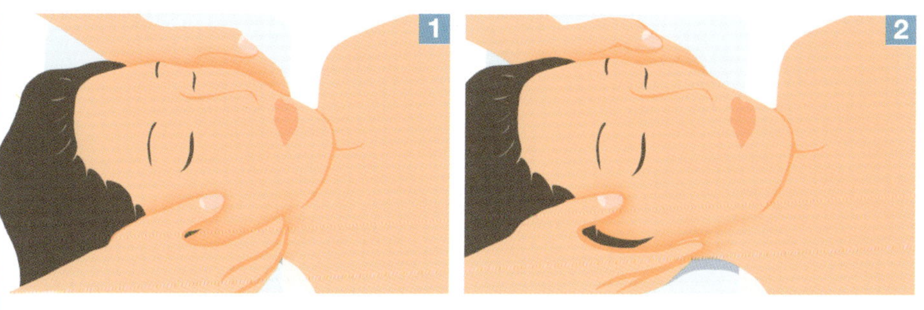

 광대뼈와 턱 교정하기

준비정보 두개골 마사지를 충분히 한 다음 이 부분을 교정하면 효과가 빠르다.

방법 **1** 그림과 같이 수근을 이용해 광대뼈를 위로 밀면서 교정한다.

2 깍지를 낀 다음 그림과 같이 턱을 잡고 반동을 주면서 올려 준다.

효과 튀어나온 광대뼈를 아름답게 교정하여 준다.

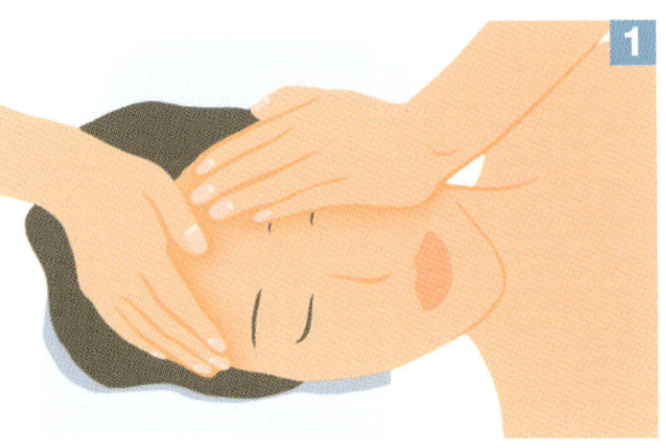
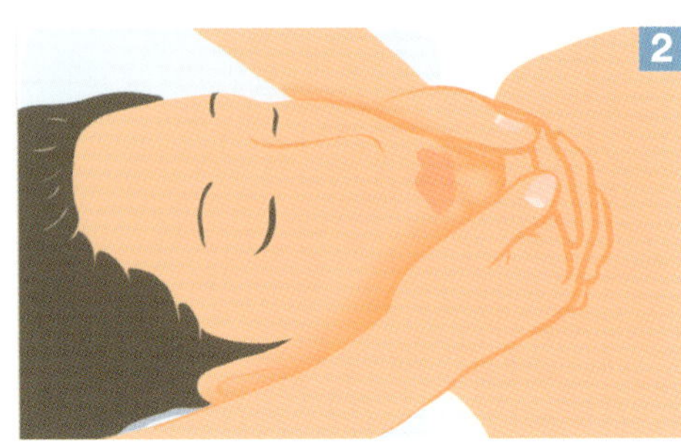

얼굴편 **41식** **손바닥으로 누르기**

준비정보 손에 에너지를 모으면서 얼굴에 기가 스며들도록 한다.

방법 풀어진 근육을 축소시키는 동작으로 손바닥을 이용해 이마, 광대뼈 등을 그림과 같이 지그시 누른다.

효과 두개골과 근육을 안정시켜 주고 얼굴을 축소시켜 준다.

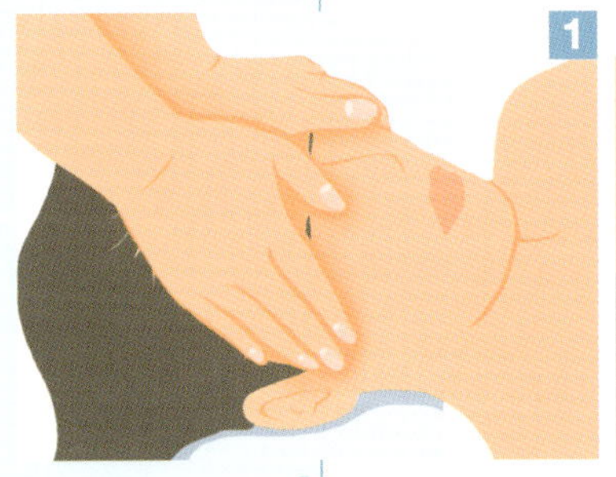
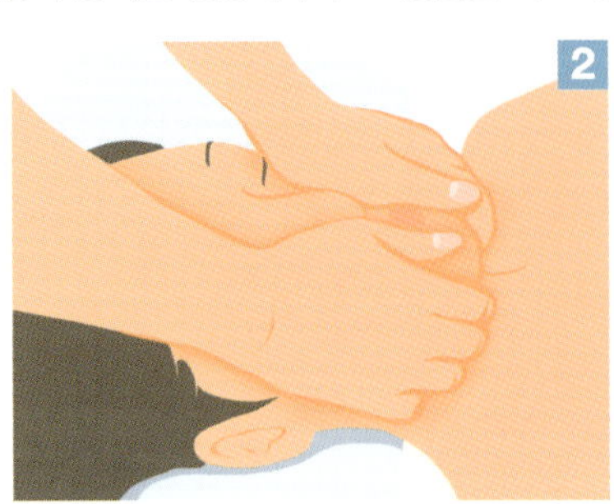
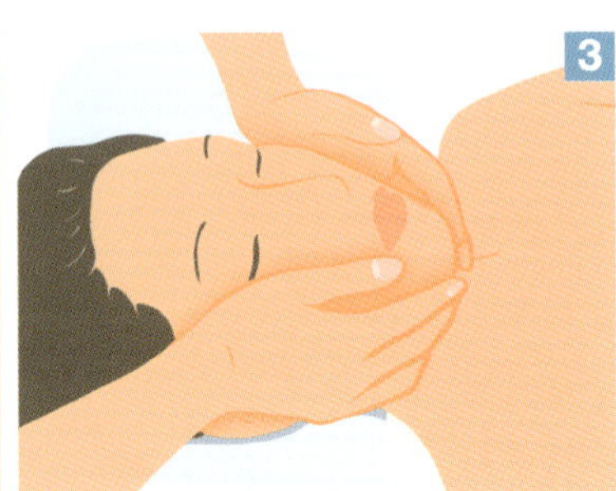

42식 손가락으로 털어 주기

- **준비정보** 손가락으로 밑에서부터 위로 피부를 올려주면서 털어 준다.
- **방법** 네 손가락을 이용해 그림과 같이 파동을 주면서 처진 근육을 올려 준다.
- **효과** 피부가 진정되고 탄력성이 강화된다.

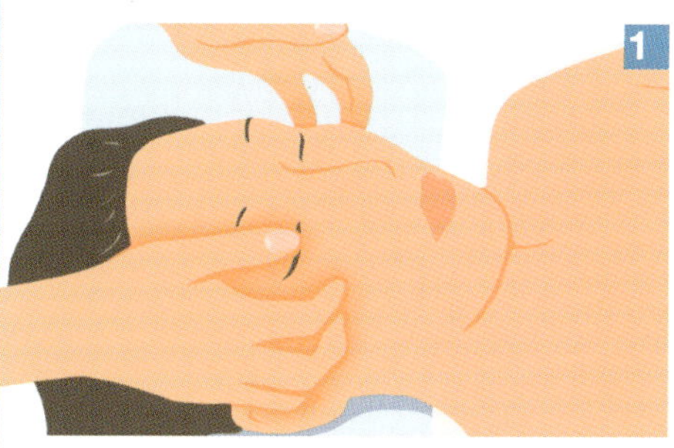

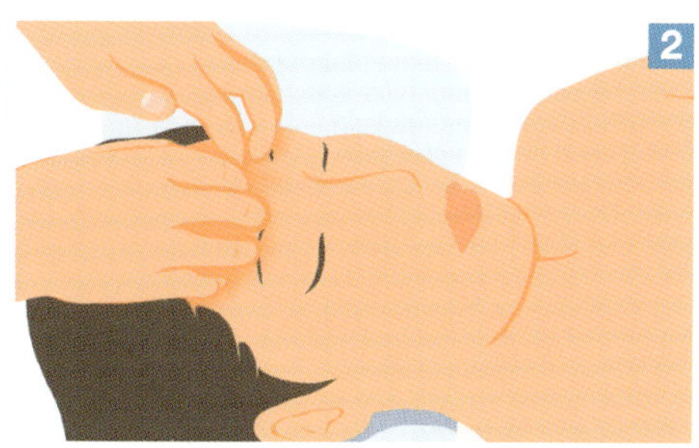

43식 두개골(뇌) 풀어 주기

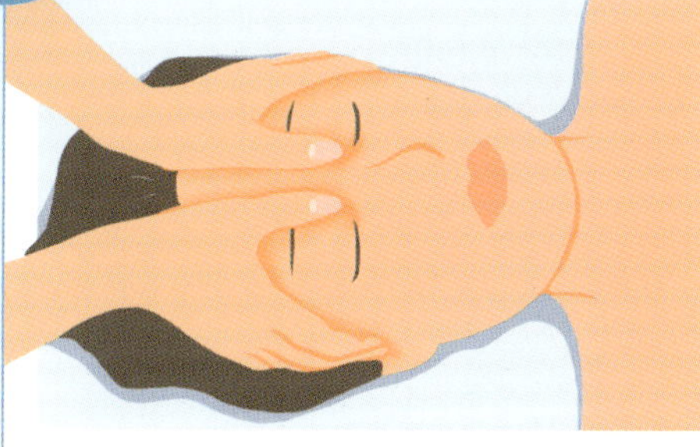

1단계 | 전두골 풀어 주기

- **준비정보** 지그시 감싸고 가볍게 올려준 후 정지해야 한다.
- **방법** 그림처럼 전두골을 잡고 엄지는 눈의 정명혈 자리에, 다른 손가락은 관자놀이 옆에 오게 한 다음 지그시 당겨 주면서 전두골을 이완시킨다.
- **효과** 전두통, 비염, 축농증, 눈질환 등에 효과가 있다.

2단계 | 두정골 풀어 주기

- **준비정보** 힘을 빼고 가볍게 올려 준다.
- **방법** 양손바닥으로 그림처럼 두정골 접착부를 단단하게 잡은 후 위로 당기면서 두개골을 열어 주는 동작을 한다. 5분 정도 당기고 있는다.

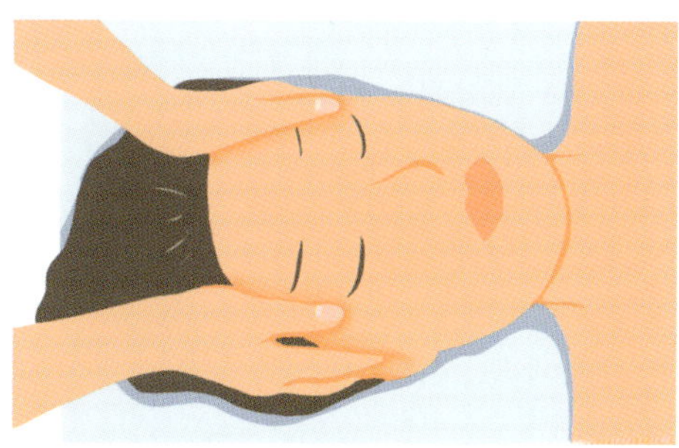

- **효과** 머리가 시원해지면서 두개골이 열리는 느낌이 든다. 다리 및 중풍 치료에 특별한 효과가 있다.

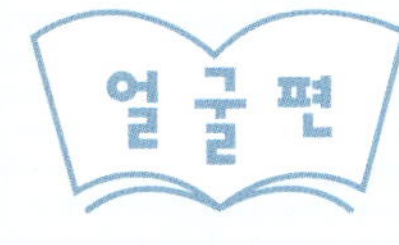

🖐 3단계 | 측두골 풀어 주기

준비정보 측두골을 움직일 수 있도록 에너지를 넣으면서 풀어 준다.

방법 양손바닥을 측두골에 밀착시킨 후 왼쪽으로 6회, 오른쪽으로 6회 서로 엇갈리게 돌리면서 풀어 준다.

효과 틀어진 두개골을 바로잡는 데 도움이 되며 어지러움증, 이명, 편두통을 해소한다.

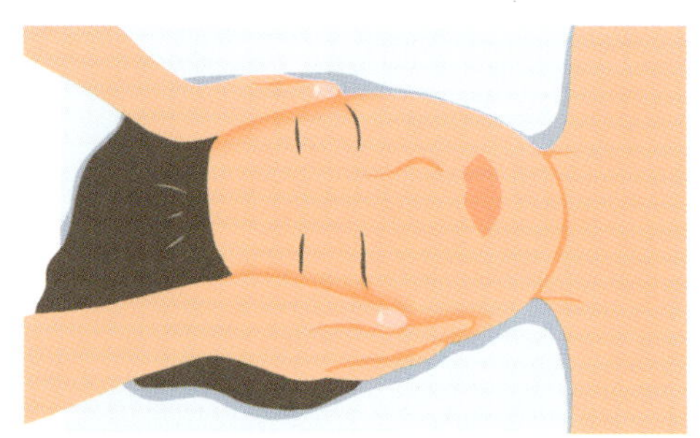

🖐 4단계 | 후두골 풀어 주기

준비정보 우리 몸의 신경세포 절반 이상이 소뇌에 집중되어 있다. 이곳을 풀어 주면 부교감신경을 자극하여 뇌파가 α파 상태로 떨어진다. 또한 미주신경을 풀어 위장과 대장 기능을 활성화한다.

방법 양손 네 손가락을 모아 수직으로 세운 후 후두골 아래에 놓고 머리 무게를 이용해 후두골 두개저가 풀어지도록 한다. 약 5분 정도 지나면 두개저 밑이 이완되어 풀어지면 손가락 끝이 후두골 밑으로 쑥 들어간 느낌이 든다.

효과 이곳은 경추 1번과 후두골을 분리시키는 곳으로 소뇌가 이완되고 중추신경이 이완되어 전신이 편안해지고 가최면 상태에 들어간다.

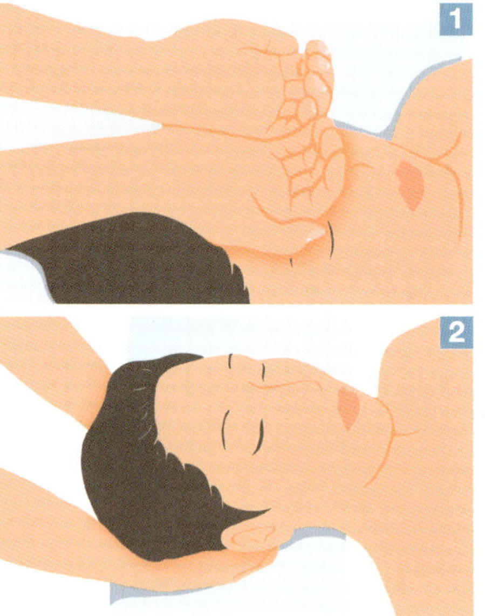

🖐 5단계 | 뇌 디톡스 마사지

준비정보 머리의 후두골 속에 있는 제 4뇌실이 압박받도록 받쳐주고 엄지 끝은 아문혈에 둔다.

방법 양손을 배구공 받는 모양으로 하고 머리를 그 위에 올려놓는다.

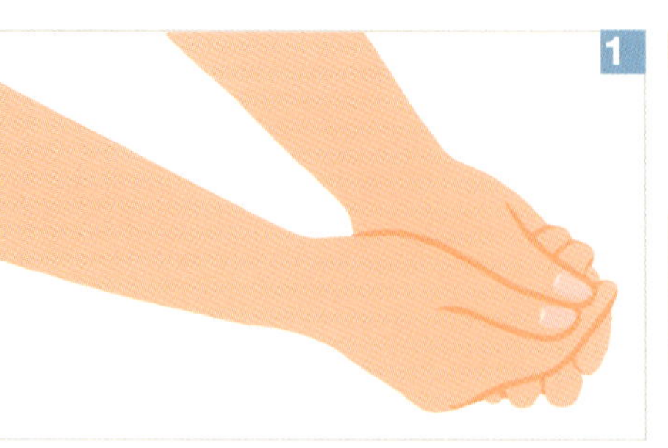 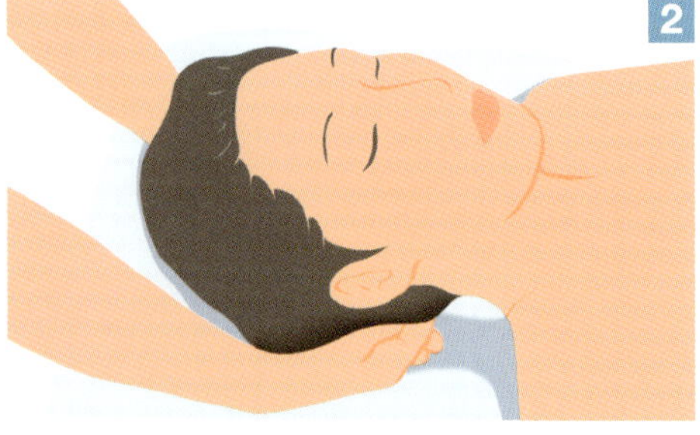

효과　머리 부위에 생기는 대부분의 질환을 잡아 주는 효과적인 방법이다.

🖐 6단계 | 턱 끌어당기기

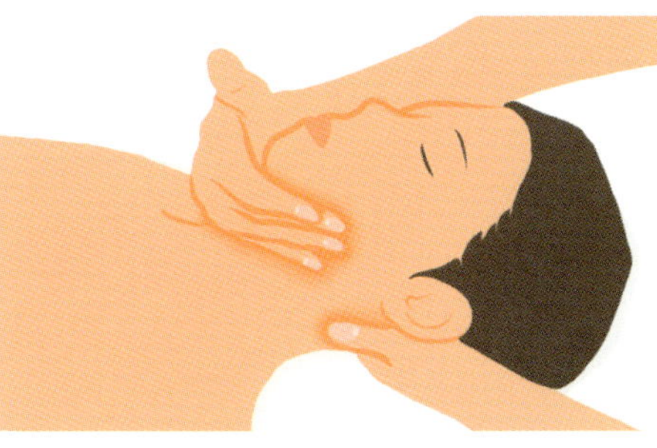

준비정보　가슴과 얼굴이 평행이 되도록 하는 자세에서 끌어당겨 준다.

방법　한 손은 후두골을 받치고 한 손은 턱을 감싸 앞으로 당겨 준다.

효과　협착된 부위를 이완시켜 줌으로써 경추압박증후군에 매우 효과가 있다.

🖐 7단계 | 목 들어올리기

준비정보　목이 들어 올려지지 않으면 목디스크 등 목에 이상이 있다는 신호다.

방법　양손바닥으로 머리를 감싸 수직으로 들어 올리는 운동요법을 병행한다.

효과　일반적인 목 질환은 이 동작만으로 좋아지는 경우가 많다.

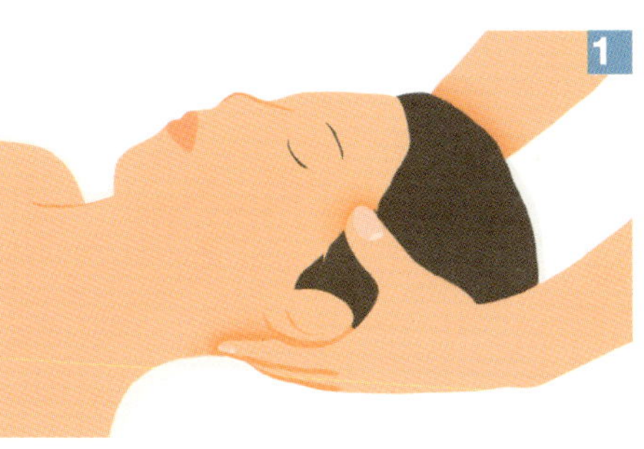
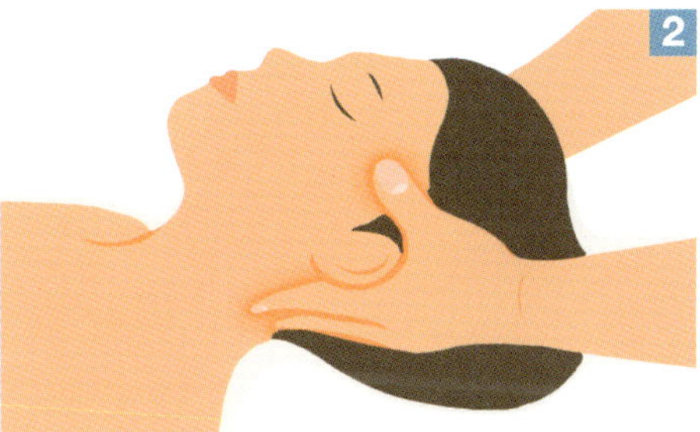

🖐 8단계 | 마무리 하기

준비정보　손바닥을 10cm 정도 떨어지게 둔 다음 의념을 병행한다.

방법　양손바닥을 그림처럼 얼굴 위에 놓고 양손의 노궁혈로 얼굴 전체에 에너지를 넣어 준다.

효과　흐트러신 에니지기 정리되고 활기를 찾는다.

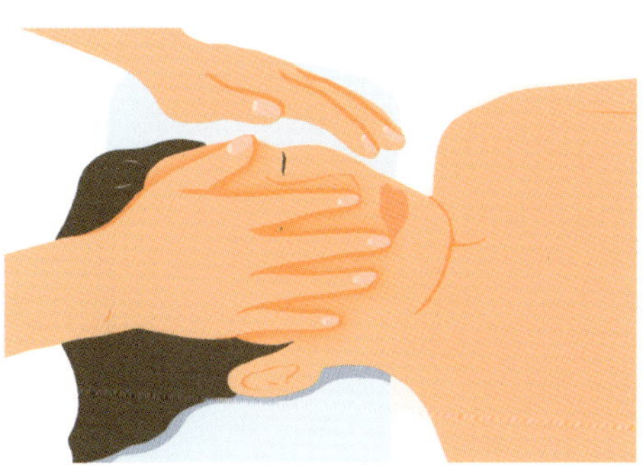

44식 귀 잡아당기기

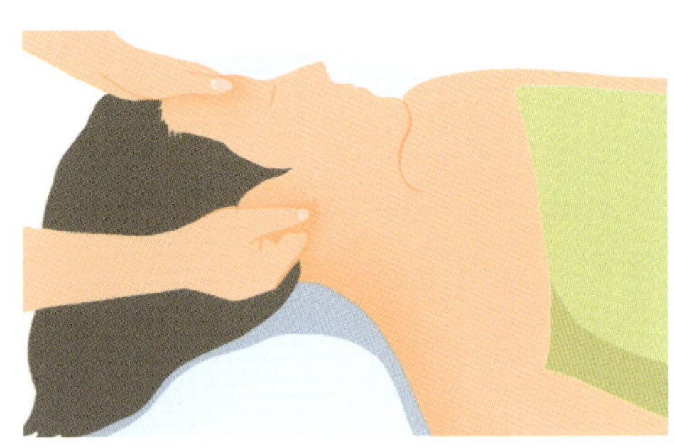

준비정보 측두골이 있는 곳으로 귀를 앞으로 잡아당기면 측두골의 문제를 해소할 수 있다.

방법 한 손으로 얼굴을 받치고 한 손으로 귀를 잡고 당기거나 흔들면서 마사지한다. 피시술자가 반응을 보일 때까지 귀를 지그시 잡아당긴다.

효과 귀는 신장과 관계가 있다. 귀지가 있거나 귀가 막혀 있으면 신장에 이상이 있다는 증거로 충분히 풀어 주면 신장도 좋아진다.

45식 목 풀어 주기

1단계 | 목선 풀어 주기

준비정보 목 중앙의 갑상선과 기도에 직접적으로 강한 자극이 되지 않도록 한다.

방법 1 한손으로 머리를 잡고 엄지를 이용해 목선을 전사각, 중사각, 후사각근으로 3등분하여 촘촘히 풀어 준다.

2 쇄골 밑에 엄지손가락을 깊숙이 넣어 완신경총을 잘 마사지한다.

3 네 손가락을 이용해 목 뒤의 아문혈, 천주혈, 풍지혈, 완골혈 등 후두골 접합부를 그림과 같이 잘 풀어 준다.

효과 견갑골 통증 및 각종 어깨 통증을 쉽게 해소할 수 있다. 완신경총이 막혀서 생기는 질병을 흉곽출구증후군에도 효과가 있다.

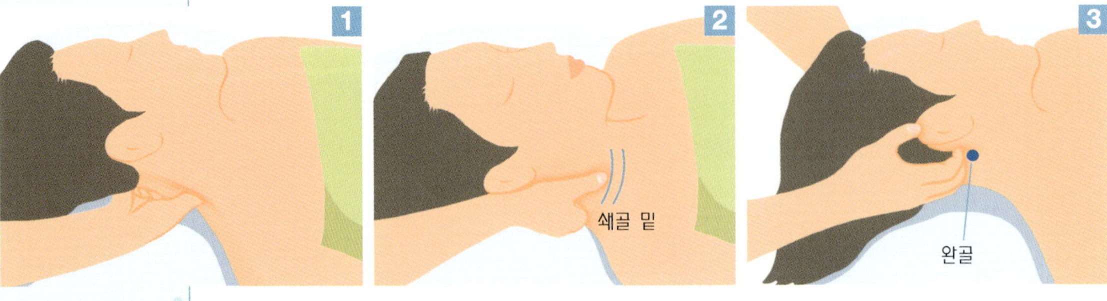

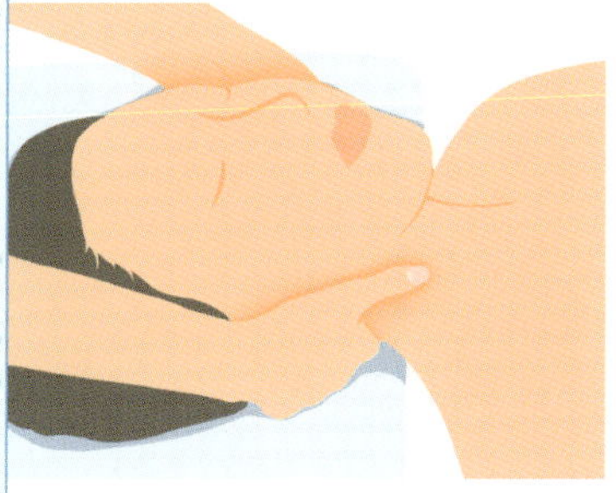

🖐 2단계 | 흉쇄유돌기근 풀어 주기

준비정보 흉쇄유돌기근은 '미인결'이라고도 한다. 이곳을 풀어 주면 미인의 목선을 갖게 된다.

방법 한 손이나 양손 엄지 수근을 이용해 그림과 같이 흉쇄유돌기근을 부드럽게 풀어 준다.

효과 부기가 빠지고 사각턱 등이 해소된다.

🖐 3단계 | 목 근육 풀어 주기

준비정보 손끝으로 에너지를 발사하면서 풀어 준다.

방법 한쪽 손을 반대쪽 목 뒤로 넣어 반대쪽 목 근육을 풀어 준다. 다른 한 손은 뒷머리 머리털이 나는 부분을 풀어 준다. 네 손가락 끝으로 눌러 준다.

효과 목 근육이 시원하게 풀린다.

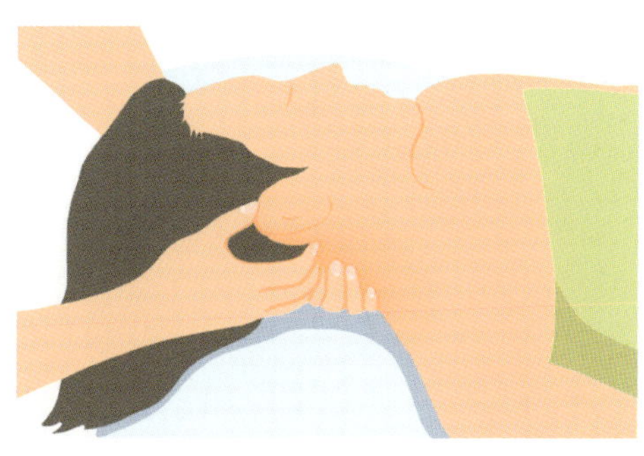

🖐 4단계 | 후두공 및 갑상선 풀어 주기

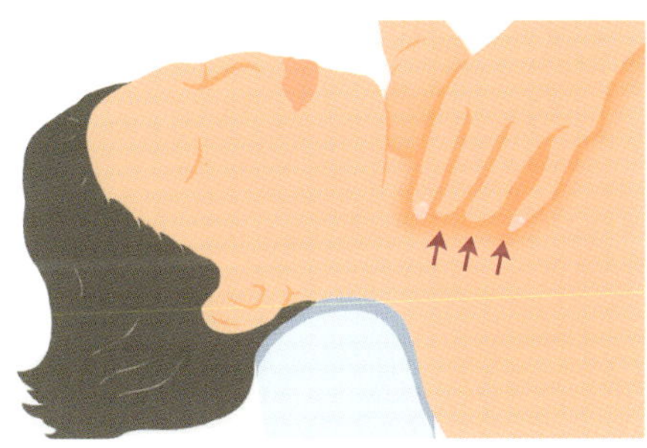

준비정보 강한 자극은 절대 피한다.

방법 턱 바로 아래 후두공 및 갑상선을 지그시 잡고 당기면서 풀어 준다.

효과 갑상선 질환에 다소 도움이 된다.

🖐 5단계 | 목 스트레칭 하기

준비정보 과도하게 펴주는 것은 피한다.

방법 그림과 같이 한쪽 팔을 목 뒤에 가로눕혀 빗장을 걸고, 이 팔을 지렛대로 이용해서 다른 팔로 목을 돌려 준다.

효과 목 근육이 이완된다.

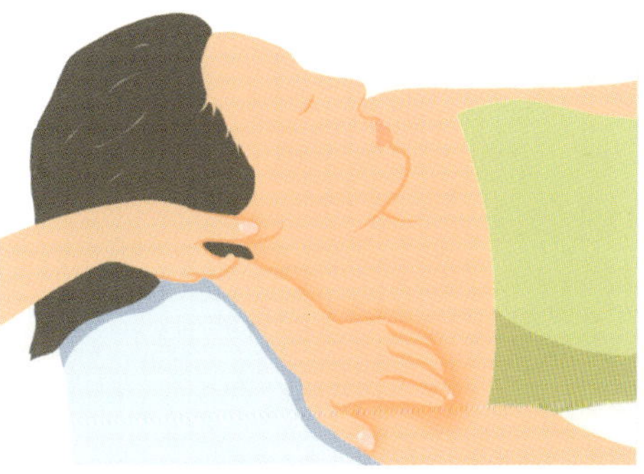

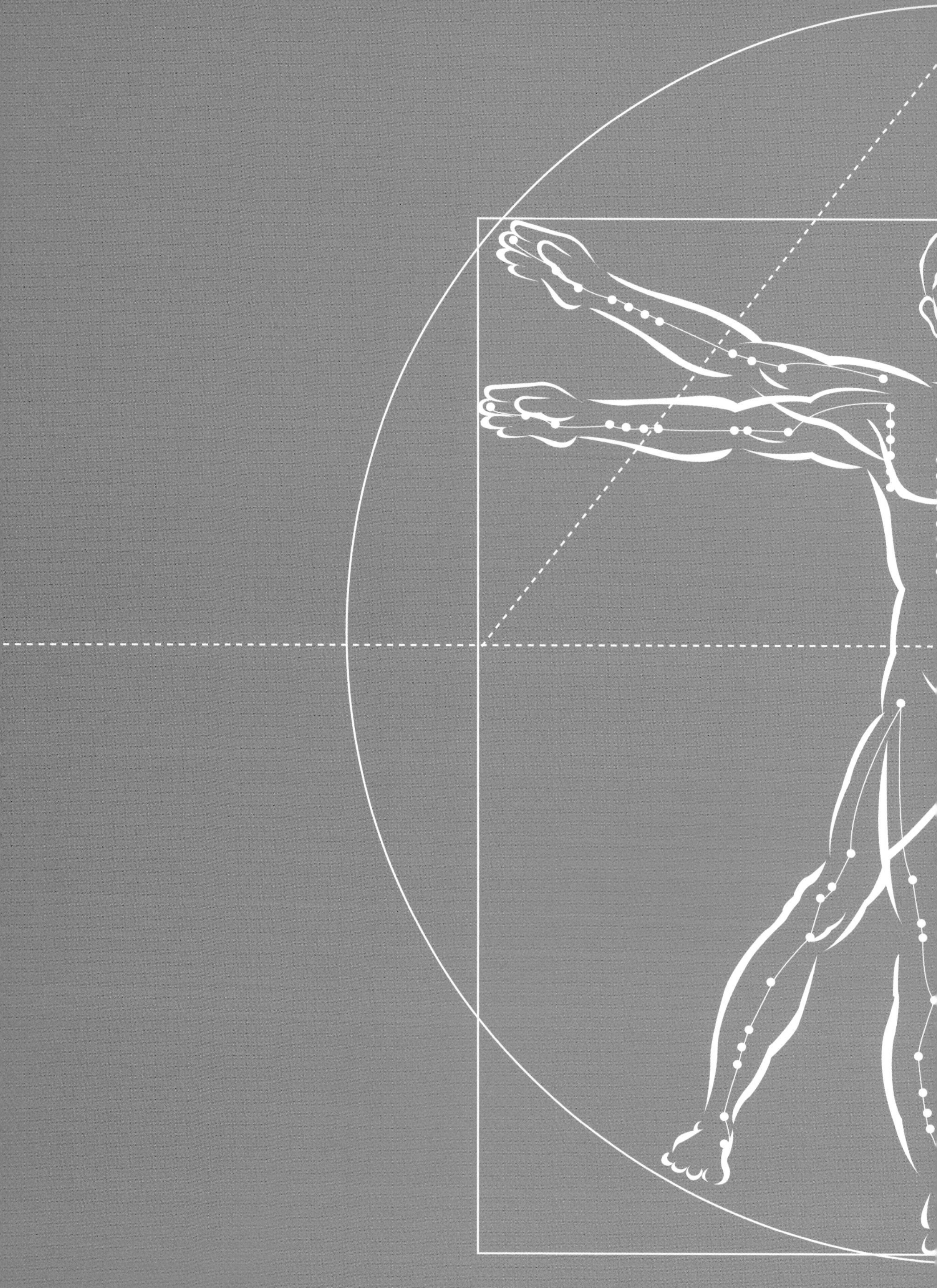

부록

쾌뇌장 힐링요법

쾌뇌장 힐링마사지는 복부와 뇌를 터치하여 인간의 면역력과 자연치유력을 극대화하고 각종 암, 고혈압, 중풍, 당뇨 등 생활습관병 뿐만 아니라 우울증, 정신분열증, 파킨슨, 치매와 같은 각종 뇌질환을 자연치유하는 한국식 맨손자연치유 대체의학의 완성이라고 할 수 있다. 이번 장에서는 복부가 풀리면 만병이 치유되는 원리에 대해 설명한다.

쾌뇌장 힐링마사지란?

● 난치병 · 불치병 시대와 힐링요법 태동배경

세계보건기구(WHO)에서 밝힌 바에 의하면 만성질환으로 연간 3,500만 명이 사망한다고 한다. 만성질환 중에서 심근경색증, 뇌졸중 등 심혈관질환으로는 1,753만 명, 각종 암으로 759만 명, 천식 등 만성폐질환으로 406만 명, 당뇨병으로 113만 명이다. 따라서 유엔차원에서 이러한 만성질환과 전쟁을 선포하여 대처하고 있으나 아직 뚜렷한 치료법이 없는 실정이다.

그래서 자신의 생명을 완벽하게 지켜주지 못하는 현대의학에 전적으로 의존하는 것보다 스스로 면역력과 자연치유력을 높여 자신의 생명은 자신이 지킨다는 분위기가 확산되고 있다. 한편으로는 현대의학을 대체할 수 있는 새로운 의학과 보완의학 등 대체의학에 관한 관심도 많다.

이미 서구에서는 각 의과대학에서 대체의학에 대한 집중적인 지원을 하고 있고 국민의 70%이상이 대체의학에 의존하고 있는 것으로 알려지고 있다. 국내에서도 이러한 추세에 맞춰 대체의학대학원, 자연치유학과, 보완의학대학 등 학교 및 학과가 50여 개 이상 개설되었고 일부 일반 병원에서도 통합의학을 추구하고 있다. 또한 사회적으로는 힐링이라는 문화가 형성되면서 힐링병원, 힐링시티, 힐링센터 등이 세워지고 있으나 국내에서는 이렇다 할 힐링 프로그램이 부재하여 이제는 힐링이라는 용어도 시들해지고 있는 분위기다.

힐링프로그램이 성공하여 삶의 질을 높이는데 기여하려면 이러한 난치성 질환자들이 힐링프로그램으로 큰 도움을 받을 때 가능한 것이다. 단순히 공기 좋은 곳에서 머물면서 요가나 명상, 마사지를 받는다고 힐링이 되는 것은 절대 아니다. 환경오염, 서구식 식습관, 스트레스 등으로 현대인들은 암 및 대사성질환 등 난치성환자들이 대부분이다. 힐링프로그램으로 이러한 난치성 환자들이 도움을 받을 수 있을 때 진정한 힐링이라고 할 수 있다.

인간의 몸이 면역력과 자연치유력으로 극대화되어 난치성질환에 대한 힐링이 일어나려면 몸, 마음, 에너지, 영적인 차원에서 동시에 일어나야 된다. 몸은 마음에 영향을 미치고 마음은 몸에 직접적인 영향을 미치게 된다. 또한 영적인 차원을 이해하지 못하면 정신이 타락하여 질병을 일으키게 되고 몸과 마음을 연결해주는 에너지가 막히게 되면 난치성질환이 발생할 수밖에 없다.

대체의학 중에서 심신통합치유를 통해 난치병에 효과가 인정되고 있는 분야는 기치료인 에너지 의학이라고 할 수 있다. 필자는 30여 년간의 기공수련과 대체의학 자연치유를 연구해왔다. '어떻게 하면 인간의 면역력과 자연치유력을 극대화시켜 각종 난치성질환을 예방하고 스스로 난치성질환을 치유할 수 있을까.' 그 방법에 대해 연구해 오다가 수많은 임상실험을 거쳐 쾌뇌장 힐링마사지 자연치유법을 개발하여 보급하게 되었다. 대체의학은 기공, 명상, 마사지, 심신치료, 식이요법 등 다양한 방법이 있으나 이미 수천 년 전부터 효과가 검증된 기공, 심리치료를 병행한 수기치료가 가장 즉효성이 있고 효과적임을 각종 사례를 통해 알 수 있다.

쾌뇌장 힐링마사지는 암, 당뇨, 고혈압, 중풍, 아토피, 자가면역성 질환뿐만 아니라 영적치유, 심리치료에도 탁월한 효과가 인정되고 있는 전인적인 힐링치유 프로그램이라고 할 수 있다. 특히 에이즈를 치료하여 세계를 놀라게 했던 민족 최고의 민중의술인 '활의무술'의 치유법을 계승 발전시킴으로써 한국 전통의 맥을 잇고 세계 최고의 대체의학 자연치유 센터로 거듭나고 있다.

쾌뇌장 힐링마사지의 원리

쾌뇌장 힐링마사지는 약손과 약발을 동시에 사용하여 복부, 척추, 경락, 두개골, 에너지장 등을 터치하여 체내에 독소를 제거하고 기소통을 원활히 함으로써 각종 난치성질환을 예방하고 자연치유하는 심신통합요법이라고 할 수 있다. 쾌뇌장 힐링마사지는 기존의 마사지나 수기요법과는 근본적으로 다르다.

마사지가 어떻게 난치병을 예방하고 자연치유할 수 있을까 하는 의구심을 갖는 독자들도 있을 것으로 생각한다. 하지만 마사지는 기치료, 교정요법, 추나요법, 약손요법 등의 형태로 대체의학의 핵심으로 수천 년 동안 인류의 건강을 지켜온 가장 소중한 자연치유법이라고 할 수 있다.

쾌뇌장 힐링마사지는 단순한 마사지가 아니라 오장육부를 직접 터치해주는 수법으로 기치료, 교정요법, 경락마사지요법, CST요법(두개천골요법) 등 각종 수기요법의 핵심이 들어 있는 종합 힐링요법이라고 할 수 있다. 쾌뇌장 힐링마사지의 원리는 다음과 같다.

● 복부와 오장육부를 직접 풀어준다

대사성질환 및 각종 생활습관병의 근본 원인은 복부비만·내장비만에 있다는 것이 최근 밝혀지고 있다. 복부문제는 건강과 직결되며 복부문제 해결 없이 의학적인 조치나 대체의학적인 접근으로 난치성질병을 예방하고 치유한다는 것은 모래로 밥을 짓겠다는 것과 마찬가지다. 인체의 오장육부란 간, 담, 심장, 소장, 비장, 위장, 폐장, 대장, 신장, 방광을 말한다. 일반마사지는 발마사지나 근육을 풀어주는 스포츠마사지, 경락을 풀어주는 경락마사지, 림프마사지 등이 있는데 오장육부를 직접 터치해서 풀어주는 마사지는 태국의 만탁치아의 기내장마사지가 있다.

기내장마사지는 손을 주로 이용하는데 비해 쾌뇌장 힐링마사지는 손과 발을 동시에 이용한다는 점에서 다소 차이가 있다. 또 하나의 차이점은 오장육부뿐만 아니라 복대동맥 림프관 등 핵심혈을 풀어준다는 점이다. 현대인들의 복부는 내장비만형으로 과거에 비해 두꺼워져서 손으로 장기를 푸는 데는 한계가 있으므로 족심혈로 지그시 누르면서 풀어주면 쉽게 풀어줄 수 있는 장점이 있다. 족심혈로 복직근과 복대동맥을 풀어준 후 손으로 간, 위장, 비장, 췌장, 소장, 대장, 방광 등을 직접 터치하면서 뭉친 곳을 풀어주면 장기기능이 되살아나고 회복되는 것을 스스로 느낄 수 있게 된다.

복부 내부와 각 장기 속에도 많은 독소나 오염물질이 쌓여 있고 혈관이나 림프관 속에도 프라그 등 혈액순환을 막는 많은 물질들이 쌓여 있다. 직접 기를 발사하면서 복부나 장기를 풀어주게 되면 각종 독소의 제거뿐만 아니라 막혔던 미세혈관과 경락이 뚫리게 되고 세포에 혈액순환과 산소공급이 촉진됨으로써 건강한 장기로 회생하게 된다.

● 중추신경을 이완시켜준다

동양의학에서는 경락위주치료법으로 침, 뜸, 한약, 부항 등이 발전되어 왔다. 건강관리를 위해서 경락이 뚫리는 것은 매우 중요하다. 경락은 장기와 연결되어 있어서 경락을 통해서 장기를 치료하는 간접요법이라고 할 수 있다. 인체에서 장기도 중요하지만 보다 중요한 기능은 뇌와 척수인 중추신경이라고 할 수 있다. 중추신경은 단단한 두개골과 척추관 속에 위치하기 때문에 한의학적인 접근이 곤란하다. 또한 서양의학에서도 최근에 두개골을 열 수 있는 의술이 발달되고 있으나 이전에는 미지의 영역이었다고 할 수 있다. 중추신경은 마음과 깊은 관련이 있다. 스트레스를 많이 받는 현내인들은 대부분 중추신경이 긴장되어 각종 정신질환뿐만 아니라 생활습관병의 주요인으로 작용하고 있다.

안면신경통이나 삼차신경통 등 중추신경성의 질환은 최근에는 미세감압술 수술이 발전되어 어느 정도 도움을 주고 있으나 뇌를 열어야 하는 부담감도 있고 수술의 부작용이 있기 때문에 약물조절 외에 특별한 대책이 없는 것이 현실이다. 필자는 수많은 임상경험을 통해서 중추신경을 효과적으로 이완시켜주는 힐링요법을 개발했는데 중추신경이완요법(쾌뇌기공)이라고 이름을 붙였다. 중추신경이완요법으로 12개의 뇌신경을 이완시켜주고 두개골 운동성 회복과 두개골과 천골 사이에 척수액 순환을 촉진시켜주는 수법을 통해서 우울증, 정신분열증, 파킨슨, 치매 등 각종 뇌질환을 자연치유할 수 있는 원리를 밝혀 낸 것이다. 기는 신경을 이완시켜주는 고급 물질이라고 할 수 있다. 단단하게 굳은 신경에 기에너지를 발사하면 신기하게 이완됨을 느낄 수 있다. 두개골 속의 신경세포도 기의 투과성에 의해서 쉽게 풀 수가 있다.

● 간문맥과 담석을 제거해준다

쾌뇌장 힐링마사지의 두드러진 또 하나의 특징은 담도관을 이완시켜 담석이나 간석을 제거해 준다는 점이다. 암 등 각종 난치성질환은 초기에는 림프관이 폐쇄되고 더 악화되면 담도와 간문맥 폐쇄로 진행된다. 간 기능이 저하되어 체내에 독소를 제거해주지 못하면 신장도 망가지게 되고 모세혈관이 막히게 됨으로써 산소가 통하지 않는 부위에는 암세포가 발생하게 된다. 말기암환자들을 보면 반드시 간이 망가져 복수가 차게 된다. 간에 복수가 차게 되면 회생이 어려운 경우가 대부분이다. 복수가 차지 않았다 하더라도 간 부위에 악액질이 많이 발생해서 사망하는 경우가 많다. 따라서 간은 인체의 해독장기로서 간이 건강하면 체내에 독소가 쌓이지 않고 암세포도 존재하지 않는다.

말기암환자라도 쾌간요법으로 간문맥과 담석을 제거해주면 신기하게도 악액질과 복수가 제거되는 경우가 많은데 쾌뇌장 힐링마사지 중 보물 같은 요법이라고 할 수 있다. 담석이나 간석이 큰 경우에는 복강경 수술을 해야 하는 경우가 대부분이다. 수술을 한다고 하더라도 영상으로 나타나지 않는 미세한 담석이나 간석은 빠지지 않는데 쾌간요법으로 담도를 넓혀주고 콜레스테롤 덩어리인 간석과 담석을 녹여 빼주게 되면 쿨쿨 소리를 내면서 담즙이 십이지장으로 분비되는 소리를 들을 수 있다. 담즙분비가 제한을 받게 되면 동물성 지방이 분해되지 않아 소장과 대장을 탁하게 하고 복부가스와 독소가 차는 원인이 된다.

쾌간요법에서는 담즙분비뿐만 아니라 췌장액분비도 인위적으로 흐르게 해줄 수 있다. 막힌 췌장관을 뚫어주고 췌장액분비를 촉진시켜주게 되면 당이 일시적으로 정상화되는 경우가 많은데 정말 신비한 요법이라고 할 수 있다.

● 척추와 골반을 바로 잡아준다

대부분의 척추문제는 척추자체에 문제가 있어서 발생하는 질환이 아니라 스트레스나 잘못된 자세 등으로 척추 주변 근육이나 연부조직이 경직되거나 문제가 있어 발생한다. 척추나 골반의 교정은 드롭다이(교정기계의 일종) 등을 이용하거나 무리하게 꺾거나 하는 경우에는 오히려 악화될 우려가 있으므로 많은 임상경험이 있는 분들에게 맡겨야 한다. 미국 카이로프랙틱 협회에 의하면 4년간 전문적인 교육을 받고 수많은 임상을 한 전문 의사들도 10명 중 1명이 사고가 나거나 부작용이 난다고 하니 골반이나 척추교정, 경추교정 등은 함부로 맡기면 절대 안 된다.

척추교정을 효과적으로 하려면 척추기립근, 요근 등을 충분히 풀어준 다음 부작용이 없는 수법으로 자연교정을 해야 한다. 하지만 중추신경의 긴장으로 과도하게 굳어 있는 현대인들에게 기립근이나 주변 연부조직 그리고 복부를 풀어주지 않고 교정을 하게 되면 반드시 문제가 생긴다. 쾌뇌장 힐링마사지에서는 족심혈로 단단히 굳은 척추기립근을 풀어준 다음 간단한 이완과 교정술로 척추와 골반문제를 해결해준다.

● 몸을 통하게 하여 마음과 영혼을 힐링한다

필자는 복부를 집중적으로 풀어주는 쾌장경락힐링요법과 중추신경을 이완시켜주는 쾌뇌기공요법으로 복부와 중추신경을 충분히 이완시켜줌으로써 우울증, 강박증, 정신분열증 등 마음의 병을 자연치유 하고 활용하였는데 그 효과는 매우 높다. 우울증이나 강박증, 정신분열증 등을 심리 상담만으로 치유하는 것은 어렵다. 특히 정신분열증의 경우 대화가 안 되기 때문에 심리 상담 치료는 적용할 수가 없다. 이런 경우 복부와 중추신경을 이완시켜주면 신기하게도 마음이 정상화되는 경우가 대부분이다.

이런 경험으로 볼 때 마음이란 몸의 문제라는 것을 깨달았다. 몸의 문제는 마음에서 치유하고 마음의 문제는 몸에서 치유하는 상호보완적인 치유가 가능하다는 것을 경험을 통해 알게 되었다. 또한 중추신경이 심하게 굳어있고 말기암이나 파킨슨, 치매 등의 환자들은 몸 이완과 동시에 마음을 이완시킬 수 있는 상담요법이 필요한 경우도 있다. 최면요법이나 NLP(신경언어프로그램)요법은 마음을 바꾸는데 매우 뛰어난 심리요법이다. 쾌장경락마사지를 하게 되면 쉽게 무의식으로 들어가 최면 상태가 되기 때문에 별도로 최면을 걸지 않더라도 대화를 통해 마음을 바꿀 수 있다. 마음이 변화되면 질병은 극적으로 좋아지게 된다. 일체유심조라는 말이 있듯이 탐진치(불교용어로 욕심, 노여움, 어리석음)를 버리고 무심·무아의 경지에 이르게 되면 몸은 마음에 반응하게 됨으로써 자연치유력과 면역력은 저절로 이루어진다.

복부(장)건강과 자연치유

난치성질환의 증가로 복부건강법에 대한 연구가 활발해지고 있다. 복부는 인체의 뿌리이자 엔진이라고 할 수 있다. 지금까지 뇌에 관한 연구는 매우 활발하였으나 상대적으로 복부에 관한 연구는 미흡했는데 최근 복부건강이 면역력과 자연치유력의 핵심으로 부상하고 있어 복부건강법에 대한 관심이 높아지고 있다.

복부는 감정에 직접적으로 영향을 미치고, 장은 면역체계의 70%를 담당하고 있을 뿐만 아니라 세로토닌 등 20여 종의 호르몬을 생산하는 독립적인 장 신경세포를 갖추고 있어 면역력과 자연치유력의 핵심 부위다. 미국의 유명한 생화학자 롭 나이트도 과학전문지 네이처에 "장 분야는 최소한 줄기세포 연구만큼 유명하다"라고 언급했다.

복부건강법은 동양에서는 전통적으로 건강의 핵심이고 중심에 있다. 도가 양생술이나 기공수련, 단전호흡 등에서 복부의 하단전에 기를 축기시켜 장수를 도모해왔고 현재에도 기공수련과 단전호흡은 현대인의 건강에 중요한 역할을 하고 있다. 일반적으로 복부에는 중요한 장기가 있기 때문에 만지거나 마사지를 할 수 없는 부분으로 생각했다. 때문에 '엄마 손은 약손이다' 라는 생각으로 배가 아플 때 가볍게 문질러주는 정도였다. 이러한 생각을 바꾼 것은 세계적인 복부마사지로 알려진 만탁치아의 장기 기내장마사지라고 할 수 있다. 장기 기내장마사지는 복부의 장기를 심도 있게 터치하여 심부를 풀어주는데 미국 백악관 대체의학 위원회에서도 기내장마사지를 할 정도로 대체의학의 한 분야로 자리 잡고 있다.

현대인들은 건강한 복부를 가지고 있는 사람이 많지 않다. 대부분 복부에 가스가 차있거나 팽만해 있고, 복부지방이 많아 출렁거리고 아랫배나 윗배가 부르거나 탄력이 없는 복부를 가지고 있다. 복부건강법에 조금만 관심을 갖는다면 모두 질병으로부터 자유롭고, 행복한 가정, 행복한 사회가 될 수 있다고 생각하는데 정말 아쉬움이 크다. 과거에는 복부가 많이 나오면 부의 상징처럼 여기거나 심지어 인격이 발달되었다고 하는가 하면 복부가 나와야 힘이 있다고 할 정도로 복부에 대한 올바른 정보가 부족하였다.

복부건강은 전신의 건강에 직접적으로 영향을 미친다. 특히 미주신경과 뇌는 긴밀히 연결되어 있어 복부상태가 그대로 뇌에 전달될 뿐만 아니라 각종 정신질환에 직접적인 영향을 미친다. 미주신경은 장에서 횡격막을 지나 폐와 심장 사이를 빠져나가 식도를 따라 목을 통과해 뇌와 연결되어 있다. 장이 뇌에 미치는 영향은 2013년에 최초로 학술지를 통해 발표되었는데 정신적인 문제는 장과 연관이 있는 것으로 밝혀졌다.

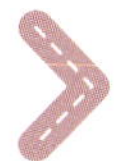

복부가 풀리면 만병이 치유되는 원리

　한국전통 쾌뇌장 힐링마사지의 핵심은 복부와 중추신경을 잘 풀어주는 마사지라고 할 수 있다. 족심혈을 이용하여 복부를 풀어주는 치료법은 세계에서 유일하고 독특한 힐링요법이다. 정신적인 스트레스와 서구식 식습관으로 단단하게 굳어 있는 현대인들의 복부를 풀어주는데 정말 보물 같은 힐링요법이라고 할 수 있다. 최근 각종 생활습관병과 난치병 발병요인이 복부비만으로부터 비롯된다는 연구결과가 많이 나오고 있다. 특히 인체의 에너지 대사기능 저하로 인해서 발생하는 고혈압, 당뇨, 고지혈증 등 대사증후군 관련 질환이 매년 평균 3.9% 증가하고 있고 환자수도 1,000만 명에 육박한다는 건강심사평가원의 발표가 있었는데 이들은 대부분 복부비만, 내장지방 등 복부문제로 발생하는 생활습관병이라고 할 수 있다.

　서양에서는 최근에 복부에 관심을 갖고 연구하기 시작했으나 동양에서는 수천 년 전부터 복부건강이 건강의 핵심이라는 사실을 깨닫고 복부건강법을 발전시켜왔다. 한국의 복부마사지 원조라고 할 수 있는 장부조절법은 조선시대 선사 권극중에 의해 개발되어 왕실의 건강을 위해 시행되어 왔고, 복부의 횡격막을 풀어 오장육부를 운동시키고 산소공급을 늘려주는 단전호흡은 단군시대까지 거슬러 올라 갈 정도로 그 역사가 깊다. 또한 수천 년의 역사를 가지고 있는 도가 양생법의 핵심 역시 복부건강법이라고 할 수 있다. 이러한 전통적인 건강법은 약물 없이 조상들의 건강을 지키는 동반자 역할을 해왔다고 볼 수 있다.

유럽에서 2013년에 뇌와 복부와의 관계를 규명하는 연구논문이 발표되어 화제를 일으킨 바 있는데 향후 복부연구는 줄기세포처럼 차세대 건강법으로 주목을 받고 있다고 하니 정말 반가운 소식이 아닐 수 없다. 필자는 이보다 몇 년이 앞선 2009년에 박사학위 연구를 통해 복부가 우울증 등 정신적인 질환에 탁월한 효과가 있음을 15명의 난치성질환자들의 연구를 통해서 밝힌 바 있다.

그뿐만 아니라 기에너지를 이용해서 중추신경을 이완해주는 중추신경이완요법을 접목함으로써 정신분열증, 파킨슨, 치매 등 정신질환과 뇌질환 자연치유에 도움을 주고 있다. 결국 각종 호르몬 및 뇌신경세포의 이상으로 발생하는 정신분열증이나 각종 뇌질환 역시 복부 문제가 해결되어야 자연치유 될 수 있다는 원리를 밝힌 것이다.

그렇다면 복부를 풀어주면 현대의학으로 치료가 어려운 이러한 불치병·난치병의 자연치유가 어떤 원리에 의해 도움이 되는지 그 이론적인 근거를 밝히도록 하겠다. 복부를 잘 풀어주면 혈액순환이 촉진되어 산소공급이 많아지게 되고 체내에 독소가 제거된다. 이 세 가지가 복부를 풀어주면 만병이 자연치유 되는 원리임을 밝혀둔다. 지금까지 왜 수천 년 동안 선조들은 복부에 관심을 두었고 단전호흡이나 기공수련을 통해서 장수건강에 도움이 되었는지 이해하는 계기가 될 것으로 본다. 혈액순환 원리, 산소공급의 원리, 독소제거의 원리 등을 상세히 설명하도록 한다.

●복부와 혈액순환 원리

암 등 각종 난치성질환의 가장 큰 요인은 혈액순환 장애라고 할 수 있다. 모든 병의 근원은 혈액순환 장애라는 데에는 이견이 있을 수 없다. 현대의학에서도 혈액순환을 촉진시키는데 초점을 두고 약물을 처방하고 있고, 전통의학에서도 혈액순환 장애를 해소하기 위해 침, 뜸, 한약 등이 발전되어 왔다. 전신 세포에 혈액순환만 잘 공급된다면 대부분의 질환은 자연치유 될 수 있을 것이다.

혈액순환의 장애는 국부적인 문제와 전신적인 문제 등이 있을 수 있다. 혈액이 통하지 않아서 발생하는 질병은 대부분 초기에는 염증이나 통증질환으로 나타난다. 혈액순환이 잘되지 않는 곳에는 냉증이나 차가움으로 나타나는데 손발이나 하체가 차가운 현상은 대부분 혈액순환 장애라고 볼 수 있다. 나이가 들수록 몸이 여기저기 쑤시고 비오기 전에 묵직해지는 현상 등도 대부분 혈액순환과 직접적인 관련이 있다. 몸의 냉증 역시 혈액순환 장애로 발생하게 되는데 체온이 35°C 이하로만 떨어져도 암세포로 변질된다는 연구결과가 있고 체온이 1°C만 올라도 면역력이 30%이상 증진된다고 하는데 체온 역시 혈액순환과 깊은 관련이 있다.

혈액 속에는 세포가 필요한 산소와 포도당 그리고 몸을 적으로부터 지켜주는 백혈구 면역세포가 들어 있는데 혈액순환 장애가 오게 되면 세포가 충분한 산소와 영양분을 공급받지 못하게 되고 또한 몸을 지켜주는 백혈구 역시 활동할 수 없게 되므로 면역력이 떨어지는 것은 당연하다고 할 수 있다. 따라서 혈액순환 장애를 근본적으로 개선하는 것은 질병을 예방하고 자연치유 하는데 중요한 요소라고 할 수 있다. 그런데 혈액순환이 복부건강과 직접적으로 관련이 있다는 것을 아는 사람들은 없는 것 같다. 혈액순환 장애가 오면 특정한 곳이 막혀서 발생하는 국부적인 질환으로 인식하는 경우가 많다. 전신적인 혈액순환은 복부가 핵심적인 역할을 한다. 쾌장경락마사지로 복부를 풀어주면 체온이 3°C 이상 올라가고 냉증 체질 등이 개선될 뿐만 아니라 각종 통증이나 염증이 사라지게 되는데 복부가 풀림으로써 혈액순환이 근본적으로 해결되기 때문이다. 복부가 풀리면 두통이나 어깨통, 요통 등은 사라진다. 복부는 정말 마술과 같은 효과를 발휘하는 곳으로 인간의 삶과 죽음을 관장하는 매우 중요한 곳이라고 할 수 있다.

현대인들은 동물성 지방과 단백질 위주의 식습관과 각종 스트레스, 운동부족 등 여러 가지 요인에 의해 복부비만, 복부내장지방, 복부가스, 복부경직 등 대부분 심각한 복부문제를 가지고 있다. 이러한 요인으로 복부는 공기로 가득한 단단한 축구공처럼 복압이 가득 차게 된다. 혈액순환은 근본적으로 폐의 흉압과 횡격막 아래의 복압과의 차이가 중요한 영향을 미친다. 심장의 우심방에 위치한 동방결절은 자동적으로 정맥피를 받아들이고, 폐순환을 통해 맑은 산소를 머금은 피는 좌심실을 통해 복대동맥과 추골동맥으로 밀어내면서 전신에 혈액이 공급되도록 하는 시스템을 갖추고 있다. 하지만 복부에 복압이 흉압보다 높으면 심장에서 뿜어주는 혈액이 복대동맥을 타고 하체로 내려가는 것을 방해하게 된다. 복압에 의해 하체로 내려가지 못한 혈액은 뇌동맥을 타고 뇌로 흐르게 됨으로써 뇌혈관이 확장되어 고혈압을 발생시키고 뇌신경세포 손상 등 여러 가지 정신질환과 뇌질환을 일으킨다.

복압의 문제로 인해서 상체의 혈관은 과중한 압력을 받게 된다. 신경이나 뇌세포를 눌러 가슴에 압력이 발생하면 흉통이나 화병을 일으키고, 뇌신경에 압력을 가하면 삼차신경통, 안면신경통, 두통, 충혈 등 각종 통증과 염증성질환을 일으키게 된다. 하체는 혈액순환이 되지 않아 과도한 활성산소와 염증을 일으키고, 혈액이 정체되어 각종 동맥류와 부종 신경통 등의 문제를 유발하게 된다. 따라서 복부가 막히게 되면 혈액순환에 문제를 일으키고 또한 건강에 가장 중요한 수승화강(차가운 것은 아래로 뜨거운 것은 위로)이 되지 않음으로써 질병의 고통이 시작된다고 할 수 있다.

혈액순환 장애를 근본적으로 해소하기 위해서는 복압을 떨어뜨리는 것이 가장 중요하다. 복압을 떨어뜨리지 않고 혈액순환 장애를 해소하는 것은 불가능하다. 세포가 건강하고 질병을 일으키지 않으려면 가장 필요한 요건은 충분한 산소공급과 영양분공급이다. 복압이 높아 혈액이 하체로 흐르지 못하면 세포는 영양분과 산소를 충분히 공급받지 못하게 됨으로써 세포가 병들게 된다. 세포에 산소가 부족해지면 세포는 긴장하게 되고 각종 통증을 일으키는 원인이 된다.

몇 십 년 전만 해도 복부비만이나 내장비만은 소수에 불과했다. 따라서 혈액순환 장애는 심각한 신체적인 문제를 일으키지 않았고 오늘날처럼 암, 당뇨, 고혈압 등 각종 난치성질환에 걸린 사람들도 많지 않았다. 최근 육식위주의 식습관과 컴퓨터 위주의 근무환경으로 운동부족, 각종 스트레스 등이 복부비만·내장비만을 일으키고 생활습관병을 일으키는 주요 원인이 되었다.

쾌뇌장 힐링마사지는 복부의 지방을 분해하고 복부의 가스를 제거해서 복부비만과 내장지방을 제거해줄 뿐만 아니라 복압을 신속히 떨어뜨려 혈액순환 장애를 근본적으로 해결해주는 자연치유 대체요법이라고 할 수 있다.

● 산소공급의 원리

복부가 풀리면 난치성질환이 치유되는 두 번째 핵심요소는 산소공급의 원리다. 세포가 생존하려면 가장 중요한 요소는 산소다. 세포는 산소가 부족해지면 필수 에너지원인 ATP를 생산하지 못하고 불완전 대사를 하게 됨으로써 젖산을 다량 생산하게 되는데 우리가 등산할 때 고산지역에 올라가게 되면 호흡이 가빠지고 종아리나 몸 여기저기 통증이 발생하게 되는 원인은 산소가 부족해지기 때문이다. 뇌세포는 산소가 몇 분만 공급이 지연되어도 뇌사상태에 빠질 만큼 중요하다.

세포에 산소가 충분히 공급되면 사실 아프고 싶어도 아플 수 없게 된다. 우리의 모든 질병은 세포차원의 문제라고 볼 수 있다. 각종 통증이나 염증 등 질병의 대부분의 원인은 산소부족과 밀접한 관련이 있다. 세포가 영양분을 잘 공급받지 못한다 하더라도 생명에는 큰 지장이 없지만 산소가 부족하게 되면 즉각적으로 육체적·정신적인 질병을 유발하게 된다.

공기 속에는 평균 20.98%의 산소가 들어있고 나머지는 대부분 질소로 구성되어 있다. 과거에는 산소가 공기 중에서 30%이상 함유되었다고 하는데 갈수록 산소가 부족해지는 환경 속에서 살고 있다. 산소부족이 건강에 치명적인 영향을 미친다는 이론은 학자들에 의해서 많이 발표되고 있지만 어떻게 체내에 산소를 보충할 것인가에 대한 연구는 지극히 미흡하다. 수천 년 동안 동양의 건강법으로 매우 중요한 역할을 하고 있는 기공수련이나 요가, 단전호흡, 명상 등은 사실 몸을 이완시켜 세포에 산소공급을 충분히 해주려는 몸 수련법이라고 할 수 있다. 기공수련이나 명상의 핵심인 단전호흡 역시 인위적으로 산소를 체내에 끌어들이려는 산소 충만법이라고 할 수 있다.

그러나 단전호흡이나 요가 기공을 가르치는 지도자들 역시 호흡의 원리를 정확히 알고 지도하는 분들은 없는 것 같다. 몇 십 년 전만 해도 육식위주의 식습관이 아니었고 음식에 환경물질이 들어 있거나 공기가 탁하지도 않았기 때문에 정확한 호흡의 원리만 알고 지도하면 체내에 산소가 충분히 공급되어 신속히 건강을 되찾을 수 있었다. 그러나 현대에는 환경이 많이 달라져서 과거의 호흡지도법으로 지도하다가는 호흡의 부작용이나 주화입마 등으로 건강을 찾으려다 오히려 더욱 악화되는 경우가 있어 주의가 필요하다. 단전호흡은 체내에 산소를 3~5배 정도 이상 충만시킬 수 있으며, 말기암 치료에 맞도록 개발된 항암기공은 체내에 산소를 무려 8~20배 정도 공급할 수 있는 원리가 있다. 현대인들은 반드시 단전호흡이나 항암기공 등을 통해서 부족해진 산소를 공급할 수 있도록 해야 한다.

단전호흡이나 호흡 수련으로 상기증이나 고혈압이 발병하여 고생하는 분들이 필자에게 찾아오는 경우가 많이 있다. 최근에는 불교수행법인 화두선 수행으로 상기되어 찾아오는 경우가 많이 있는데 모두 복부와 깊은 관련이 있다. 또한 특별한 호흡 수련을 하지 않더라도 상기증을 일으키거나 정신분열증 뇌질환을 일으켜 찾아오는 경우도 많은데 이는 복부가 굳어짐으로서 산소부족 때문에 발생하는 질환들이라고 할 수 있다.

산소부족으로 유발된 질환은 대부분 난치성 · 불치성 질환이 대부분이다. 산소부족으로 인한 질환은 백약이 무효라고 할 수 있다. 세포에 산소가 공급되지 않는다는 것은 혈액순환이 원활하지 않다는 것을 의미한다. 대부분의 약물은 혈액을 타고 세포에 공급되는데 세포에 혈액이 공급되지 않으면 약물이 세포에 공급될 수 없기 때문에 약물적인 조치는 효과가 일어나지 않는다. 약물이 효과를 내기 위해서는 약성분이 세포에 공급되어야 한다. 따라서 산소부족으로 발병한 암, 고혈압, 당뇨, 치매, 대사성질환, 각종 신경통, 염증성질환, 뇌심혈관질환, 우울증, 정신분열증 등에는 약물이 크게 효과를 발휘하지 못한다.

체내에 산소가 부족해지는 근본요인은 잘못된 호흡법에 있는 것이 아니라 근본적으로 복부에 문제가 있기 때문에 발생하는 복부질환이다. 인체의 호흡의 원리는 신장이나 폐 등 특별한 장기에 의해서 이루어지는 것이 아니라 횡격막의 상하운동에 의해서 자연적으로 이루어지게 된다. 그런데 복부비만, 내장비만, 복부가스 등으로 복압이 팽창되게 되면 횡격막은 움직일 수 없게 된다. 복압이 차있는 사람은 횡격막이 위로 올라가 폐를 강하게 지속적으로 압박하고 있는 상태로 살아가고 있다고 볼 수 있다. 따라서 폐가 축소되어 흉압이 높아진 상태에 있으므로 외부보다 항상 흉압이 높고 산소가 충분히 공급되지 않아 만성적인 산소부족상태로 살아가게 된다. 이런 분들은 산소를 공급받아 생존해야 되기 때문에 호흡근육들을 무리하게 사용하게 되는데 산소가 부족한 상태에서 과도하게 긴장된 근육을 사용하면 많은 활성산소와 젖산을 만들게 됨으로써 질병의 악순환을 반복하게 된다.

이러한 원리 때문에 복부가 굳은 사람들은 가슴도 굳어 있고 등이나 목도 굳어 있다. 정신적인 스트레스 역시 복부가 굳어서 발생한다. 복부가 잘 풀려 있고 산소가 충분히 공급되고 있는 사람들은 웬만한 일에 스트레스를 느끼지 않는다. 스트레스 역시 산소부족으로 발생된다는 것을 알 수 있다. 복부가 풀리고 정상적인 호흡인 단전호흡을 하게 되면 하단전에 에너지가 모이게 되고 웬만한 스트레스에는 반응하지 않게 된다. 스트레스를 받는다는 것은 몸이 굳어 있고 에너지 공급이 잘 안되고 있다는 것을 의미한다. 복부가 막혀서 흉식호흡을 하게 되면 산소가 부족해져 가슴이 답답해지고 머리에 통증이 오게 된다. 그렇게 되면 스트레스에 민감해져 중추신경이 더욱 긴장하게 된다.

복부를 잘 풀어주고 횡격막을 이완시켜주게 되면 단전호흡은 저절로 된다. 복부가 풀리게 되면 근본적으로 호흡방법이 변하게 되고 산소공급이 충분해짐으로써 중추신경이 이완되고 스트레스 없는 건강한 삶을 살아갈 수 있게 된다.

● 독소제거의 원리

　　최근 암 등 난치병을 예방하고 면역력을 높여 자연치유를 하기 위해서는 체내 독소제거가 중요하다는 것을 알게 되었다. 현대인들은 독소가 가득한 환경 속에서 살고 있다. 환경오염으로 미세 먼지 속에 들어 있는 납과 카드뮴 등 12가지의 중금속물질은 1급 발암물질로 지정되어 있다. 우리의 식탁에 오르는 식품 또한 각종 식품첨가제, 보존제, 합성감미료 등으로 체내를 오염시키고 있다. 스트레스나 혈액순환 장애로 발생하는 활성산소는 체내에 독소를 축적하여 혈액을 걸쭉하게 만들고 각종 호르몬분비 이상을 일으켜 암 등 난치성질환의 원인이 된다.

　　이러한 체내에 쌓인 독소를 제거하기 위해 각종 해독요법이 등장하고 있다. 암치료를 위해 관장요법이나 식이요법으로 체내 독소를 제거해서 암을 자연치유하는 요법들이 인기를 끌고 있다. 현대의학뿐만 아니라 한의학, 대체의학에서도 해독요법은 난치성질환을 치료하고 예방하는 핵심 자연치유요법으로 부상하고 있다. 몸을 해독하지 않는 증상위주의 질병 치료는 병을 완전히 고칠 수 없다. 질병의 원인을 치료하기 위해서는 해독요법이 매우 중요하다는 것을 알게 되었다.

　　이러한 해독요법 중에도 외부적인 방법은 한계가 있을 수밖에 없다. 아무리 좋은 해독요법이라고 하더라도 인체의 해독장기인 간과 신장기능이 개선되지 않으면 몸속의 중금속과 독소를 완벽하게 제거하는 것은 어렵다고 할 수 있다. 몸속의 독소를 제거하기 위해서 보조기능식품이나 약물을 복용해서 해결하려고 하는 것은 오히려 부작용만 가져올 수 있음을 알아야 한다. 말기암 환자의 경우 간 기능이 저하되어 작동되지 않고 있는데 몸속의 독소를 뺀다고 기능성식품을 먹으면 오히려 더욱 악화된다. 검증되지 않은 해독요법을 잘못 사용하다가 오히려 악화되는 경우가 있으므로 지나치게 기능성식품에 의존하는 것을 피해야한다. 인체의 해독장기인 간과 신장이 건강하다면 인체의 해독은 저절로 이루어지게 되므로 큰 걱정을 할 필요는 없다. 우리의 간은 중금속을 해독할 수 있는 기능을 갖추고 있다. 문제는 대부분 환자들은 간 기능과 신장 기능이 약해짐으로써 난치성질환을 일으킨다는 점이다. 따라서 근본적으로 간과 신장 기능을 회복할 수 있도록 하는 것이 해독요법에서 제일 중요한 관건이라고 본다.

이런 경우에도 쾌뇌장 힐링마사지가 탁월한 효과를 발휘한다. 쾌뇌장 힐링마사지로 오장육부를 직접 풀어줌으로써 장기에 쌓인 독소와 노폐물을 매우 효과적으로 제거해 줄 수 있다. 복부에 정체된 독소는 대부분 대장에 많이 쌓여 있는데 보통사람들의 경우에도 숙변이 3~4kg정도 쌓여 있다고 한다. 쾌뇌장 힐링마사지는 대장을 잘 풀어줌으로써 숙변을 제거하는데도 큰 도움을 줄 수 있다. 대장을 만져보면 오래된 숙변덩어리들은 돌처럼 단단하게 잡히는데 이러한 숙변은 장폐색의 원인이 될 수 있으므로 반드시 제거해야 한다. 대장이 풀리게 되면 대부분 숙변이 배출되는데 일시적으로 많은 양의 대변이 배출되고 심한 악취가 나는 경우가 대부분이다.

필자를 찾아온 환자 중 20년간 당뇨로 고생하는 분이 있었는데 쾌뇌장 힐링마사지로 복부를 풀어주자 다음날 변기를 가득 채울 정도로 대변이 나와서 변기가 막혀서 남편이 도와주었다는 에피소드가 있었다. 이 여성은 혈당이 400이상이었는데 숙변이 빠지게 되자 당이 정상화되었다. 암환자들도 보통 이런 경험을 하게 된다. 대장을 풀어주게 되면 오래된 숙변들이 대부분 배출되는데 숙변이 배출된 후부터 복부의 가스가 제거되고 얼굴색이 맑아지는 등 매우 빠른 회복상태를 보인다. 이는 대장의 숙변이 혈액을 탁하게 하고 몸을 오염시키는데 큰 몫을 하고 있다는 것이다. 소장과 대장 속에는 많은 유익균과 유해균이 살고 있는데 2kg정도의 무게라고 한다. 숙변이나 소화되지 않는 음식은 대부분 이들 박테리아가 해결하는데 유해균에 의해 복부가스와 혈액이 탁하게 되어 독소가 만들어진다. 그러므로 유해균이 활동하지 못하도록 소화를 잘 시키고 변비를 제거해서 숙변이 체내에 쌓이지 않도록 하는 것이 무엇보다 중요하다.

장박테리아에는 박테로이데스, 프레보텔라, 루미노코쿠스의 3가지 유형이 있다. 박테로이데스는 비타민H라고 하는 비오틴을 생산한다. 비오틴은 생명과 직결된 중요한 대사과정에 참여하는데 탄수화물과 지방을 만들고 단백질을 분해할 수 있는 중요한 물질이다. 비오틴이 부족하면 피부, 머리카락, 손톱이 손상되고 우울증, 졸음, 감염, 신경질환이 생기며 콜레스테롤도 올라간다. 프레보텔라 박테리아는 B1으로 불리는 티아민을 생산하는데 부족 시 근육경련, 건망증, 쉽게 짜증이 나고 집중력이 저하된다. 루미노코쿠스는 피를 생산할 때 필요한 헤모글로빈을 만든다. 유익한 장박테리아는 건강에 있어 매우 중요한 역할을 한다는 것을 알 수 있다.

이처럼 장속의 환경은 매우 중요하므로 과도한 항생제 사용과 육식위주의 식습관으로 소화되지 않는 음식물이 쌓이지 않도록 하여 유해균의 활동을 막고 유익균의 도움을 받을 수 있도록 해야겠다.

독소제거의 원리는 소장이나 대장을 풀어서 숙변과 유해균을 제거하는 것 외에도 쾌간요법으로 담도문을 넓혀 간석과 담석을 제거해준다. 그러면 췌장액 분비를 촉진시켜줄 뿐만 아니라 간문맥을 열어 간 기능을 개선시킨다. 손으로 담석과 간석을 제거해서 담즙 분비와 췌장액 분비를 촉진시키며 해독장기인 신장 기능을 개선시킬 수 있다. 신장기능 회복은 해독요법에 매우 중요하다. 신장은 체내의 노폐물이 나가는 굴뚝의 역할이다. 굴뚝이 막혀있으면 독소가 제거되지 못해 체내에 머무르게 되므로 아무리 좋은 해독요법도 큰 효과를 발휘할 수 없게 된다. 또한 쾌뇌장 힐링마사지는 복부 속에 있는 유해가스를 모두 물리적으로 제거하므로 빠르고 확실하게 해독할 수 있는 놀라운 힐링요법이라고 할 수 있다.

지금까지 복부가 풀리면 혈액순환이 근본적으로 촉진되고, 체내에 산소가 충분히 공급되면 단전호흡과 복식호흡이 저절로 이루어지게 되며, 복부와 오장육부에 쌓인 독소가 배출됨으로써 해독이 된다는 사실을 설명했는데 혈액순환촉진, 산소공급촉진, 독소 등 3가지 요소는 인체의 면역력과 자연치유력의 핵심이라고 할 수 있다.

암 자연치유 비법 쾌암요법

　현대의술이 발전되고 있다고 하지만 최근 몇 년 사이에 국내외적으로 암환자가 급증하고 있고 연간 약 1,000만 명이 암으로 사망하고 있다는 WHO의 통계를 볼 때 암은 현재 인간의 생명을 위협하는 가장 무서운 질병임에 틀림없다. 국내 암 의료관련 단체에서 암은 이제 조기에 발견하면 생명에는 지장이 없고 5년 생존율이나 10년 생존율을 발표하고 있지만 그러한 발표가 무섭게 우리 주변에는 암환자들이 생명을 잃어가고 있음을 쉽게 볼 수 있다. 현대의학은 애플의 창업자 스티브 잡스의 췌장암을 치료하지 못했고, 국내의 유명한 연예인, 종교인들이 매년 암으로 사망했다는 보도를 듣게 되면 이러한 공식적인 발표의 통계를 믿을 수 있는지 의구심이 들기도 한다. 또한 통계에 의한다고 하더라도 위암이나 간암, 폐암의 치료율은 아직 50%미만이며 말기암의 경우 생존율이 2%미만에도 못 미친다고 보는 것이 정설이다.

　현대의학의 암치료법인 수술요법, 방사선요법, 항암요법이 큰 성과를 내지 못하게 되자 각국에서는 대체의학 자연치유요법의 중요성을 인식하게 되었다. 또한 국가적인 차원에서 새로운 암 치료에 대한 연구도 활발히 진행되고 있으나 아직까지 획기적인 암치료에 대한 대체요법이나 자연치유요법은 발견되지 않았다. 하지만 인체의 면역력과 자연치유력을 이용해 말기암이 치료가 되었다는 사례가 각종 매스컴이나 출판물을 통해서 발표되는 경우가 있다. 암은 현대의학에서 불치병·난치병으로 분류되어 있지만 치료법이 전혀 없는 것은 아니라고 단언할 수 있다. 의학적인 치료법은 없으나 치유법은 분명히 존재하는 것이다.

　현재까지 믿을 만한 암 자연치유요법은 중국의 곽림여사의 항암기공, 멕시

코의 막슨거슨요법, 일본의 니시요법 등이 대체적으로 알려져 있다. 특히 중국 곽림여사의 항암기공요법은 말기암환자 치료율이 87%로 지금까지 연구결과 가장 높은 치료율을 보이고 있고, 막슨거슨요법과 니시요법은 50%정도 효과가 있는 것으로 알려져 있다. 국내에서도 중국의 항암기공을 전문적으로 지도하는 곳의 통계를 볼 때 말기암환자 중 현대의학의 방사선이나 항암치료를 받지 않은 경우 치료율은 70%이상에 이르고 현대의학의 치료를 받았던 3,4기 진행성의 암의 경우 50%의 치료율로 오히려 낮게 나타났다.

매우 안타까운 사항은 암 대체요법이나 자연치유에도 시기가 있는데 복수가 차있거나 거동을 못할 정도로 망가져 시기를 놓친 경우에는 도움을 줄 수 없다는 것이다. 또한 국내에는 검증된 대체요법이나 자연치유요법을 전문적으로 다루는 시설들이 없다. 그렇기 때문에 각종 매스컴이나 인터넷 홍보물에 의존했다가 효과를 못보고 악화되거나 치료시기를 놓친 경우가 있다. 암환자들은 우선 암에 대한 정확한 정보를 알아야하고 암은 의사가 치료하는 것이 아니라 결국 자신의 면역력과 자연치유력을 높이는 것이 핵심이라는 사실을 알고 귀중한 생명을 스스로 지키도록 해야 한다.

암 대체의학이나 자연치유요법은 크게 4가지 요소에 의해 암 자연치유의 핵심으로 분류되고 있다. 암 자연치유 4가지 핵심은 체온(T), 산소(O), 독소제거(T), 마음(M)이다. 필자는 약자를 따서 TOTM항암 자연요법으로 명칭을 붙이고 약칭으로 쾌암요법으로 부르고 있다. 여기에서 소개하는 쾌암요법과 항암기공요법을 병행하면 어떤 말기암환자라도 쾌유될 수 있다고 확신한다.

쾌암요법의 핵심 4가지 원리와 자연치유법

● 체온요법 (쾌열요법)

체온요법이란 인간의 체온은 36.5°C일 때 정상체온인데 혈액순환 장애로 체온이 35°C이하로 떨어지면 몸에서 암세포가 발생할 수 있는 환경이 만들어 지고, 체온이 42°C로 상승하면 암세포는 소멸되지만 정상세포는 47°C에도 견딜 수 있다는 원리에 기초를 둔 치료법이다. 체온 1°C 올라가면 면역력이 5배 올라가고 체온 1°C 내려가면 면역력의 30%가 떨어진다고 한다. 체온은 암 자연치유에서 매우 중요한 요소이다. 그러나 체온을 올리는 것도 중요하지만 일반적인 의료기기를 가지고 체온을 올리는 데는 한계가 있을 수 있다. 필자를 찾아 온 환자 중 쾌암요법으로 유방암의 암세포가 줄어들고 건강상태가 획기적으로 좋아진 사례가 있었다. 그런데 더 높은 치료효과를 얻기 위해 온열기 전문 암 치료 개인병원에 다니다가 오히려 큰 화상을 입어 암세포가 뼈까지 전이되는 돌이킬 수 없는 상태에 이른 경우도 있었다. 의료기기를 이용한 온열요법은 효과가 어느 정도 있을 수 있으나 부작용이 따를 수 있고 근본적인 암 자연치유요법으로는 맞지 않는다.

체온을 올려 자연치유의 효율을 높이는데 중요한 관건은 혈액순환을 촉진시키는 것이다. 혈액순환 장애로 몸이 차가운데 갑자기 뜨거운 온열기를 환부에 대면 세포가 화상을 입을 뿐만 아니라 전체적인 체온도 오르지 않는다. 외부의 열기로 체온을 올리는 것은 인체 생리학상 매우 어렵다. 인체는 체온의 항상성을 지키기 위해 체온이 36. 5°C 이상이 되면 땀으로 배출하게 된다. 따라서 근본적으로 내부 체온을 올리는 것이 필요한데 가장 확실한 방법은 혈류의 흐름을 촉진시키는 것이다. 쾌뇌장 힐링마사지는 오장육부, 전신경락, 뇌신경까지 이완시켜주기 때문에 막힌 동맥과 정맥 그리고 말초신경까지 혈액순환을 촉진시킬 수 있다. 손발이 차거나 아랫배가 찬 사람들은 쾌뇌장 힐링마사지를 몇 회만 받아도 치기운 부위가 따뜻해진다. 보통 힐링 전과 힐링 후를 비교해보면 대부분 3°C의 체온을 올릴 수 있다.

본 책자에 소개된 축기법만 제대로 배워 수행한다면 체온을 3~5°C를 올리는 것은 그렇게 어렵지 않다. 하단전에 축기를 모으면 아랫배가 뜨거워지고 뜨거워진 열기는 중추신경을 이완시키고 혈액순환을 촉진시켜 암세포를 스스로 소멸하여 건강한 몸을 되찾게 한다.

또한 체온을 올릴 수 있는 가장 효과적인 방법은 유산소 운동이라고 할 수 있다. 산소요법에서 소개하는 항암기공은 가장 좋은 유산소 운동으로 체온을 올리는데 매우 효과적이다. 또한 암에서 살아난 사람들의 체험사례를 보면 산 속에 들어가 열심히 운동한 결과 말기암이 자연치유 되었다는 사례를 접하게 되는데 운동으로 체온을 올렸기 때문이라고 할 수 있다.

● 산소요법 (쾌식요법)

산소요법은 말기암환자의 자연치유를 위한 결정적인 요법이다. 아무리 좋은 대체요법, 자연요법도 암세포에 산소가 충분히 공급되지 않으면 암 자연치유에 크게 도움이 되지 않는다. 암의 원인은 산소부족 때문이라는 연구는 이미 1930년도 독일 생의학자 바로부르크에 의해 증명되었고 이 연구결과 노벨 생의학상까지 수상한 바 있다. 세포는 산소와 영양분만 제대로 공급해주면 암세포로 변할 이유가 없지만 암세포로 변했다 하더라도 산소와 영양분을 공급해주면 정상세포로 환원된다는 것이 설득력을 얻고 있다. 최근에 암은 생명을 앗아가는 치명적인 질환이 아니라 생존을 위한 마지막 전략이라고 주장하는 대체의학자들의 연구결과가 있는데 필자 역시 전적으로 공감한다.

혈액순환 장애로 세포가 필요한 산소를 공급받지 못하게 되면 암세포는 죽지 않으려고 유전자구조를 바꿔 산소가 없는 곳에서 생존하게 된다. 따라서 암세포는 무산소세포로 산소가 없는 곳에서 성장하고 자체 생존을 위해서 필사적으로 많은 혈관을 만든다는 것이 현대의학에서도 밝혀지고 있다. 최근 산소가 부족할 때 발생하는 젖산은 암세포 증식을 촉진시키고 악액질을 만들어 생명을 앗아가는 주범이라는 연구결과가 있다. 세포의 산소부족은 암세포를 만들고 악액질을 만들어 결국 죽음으로 몰고 가는 가장 결정적인 요인이 된다.

인체는 섭취한 지방과 단백질, 탄수화물을 아주 미세하게 분해하여 에너지로 사용하는데 섭취한 영양분을 1차로 포도당으로 바꾸고 포도당을 다시 ATP라는 생체효소로 전환하여 에너지로 활용한다. 산소는 포도당이 ATP로 전환할 때 반드시 필요한데 산소가 부족하면 포도당은 ATP로 전환하지 못하고 포도당에서 바로 에너지로 전환된다. 그러면 에너지 대사율이 10~20% 떨어지게 되고 불완전 에너지 대사를 함으로써 많은 젖산과 활성산소를 발생시켜 암을 유발하게 된다. 뇌세포는 산소포화도가 75%이하인 경우에는 예외 없이 암이 발생하고, 산소부족 상태로 4분이 지나면 뇌사상태가 된다.

말기암환자의 치료율이 87%에 이르는 곽림여사의 항암기공은 체내 산소공급을 촉진시켜주는 가장 효과적이고 과학적인 방법이라는 사실이 증명되었다. 필자는 항암기공을 널리 알리기 위해 MBN 황금알 프로그램에 출연해서 소개한 적이 있다. 항암기공은 체내에 부족한 산소를 인위적인 호흡을 통해 공급해주는 방법으로 무려 10~20배의 산소를 더 많이 공급받을 수 있다고 한다. 특히 뇌종양(교모세포종), 폐암 등 현대의학의 난치병일수록 항암기공의 효과는 더 높게 나타난다. 뇌와 폐는 산소가 가장 많이 요구되는 곳이기 때문이다.

산소요법으로 암을 성공적으로 퇴치하고 자연치유 하려면 먼저 왜 체내에 산소가 부족해지는지 그 원인을 알고 근본적으로 해결해주는 것이 필요하다. 체내 산소부족의 근본적인 원인은 호흡법에 있다. 암환자들의 호흡을 보면 대부분 호흡이 얕은 폐호흡을 한다. 폐호흡이 된 가장 근본적인 요인은 복부의 복압이 높기 때문이다. 복부에 복압이 높아지면 횡격막의 움직임이 어렵게 되는데, 이렇게 되면 체내의 산소가 부족해지면서 암세포가 자연적으로 발생하는 체질로 변한다. 따라서 산소부족을 해소하기 위해서도 복부를 확실히 풀어서 복압을 낮춰주는 쾌뇌장 힐링마사지가 결정적으로 중요한 역할을 한다.

복압이 내려가고 복부의 지방이 제거되면 복부의 횡격막이 움직이게 되는

데 들숨에 횡격막이 밑으로 내려오면 내려온 만큼 외부의 산소가 폐로 들어오게 된다. 횡격막이 밑으로 내려가면 폐압이 떨어져 바깥의 압력보다 폐압이 낮으므로 산소가 몸속에 들어오게 된다. 이러한 원리 때문에 단전호흡은 건강에 도움을 주고 암 치료에도 아주 중요하다는 것을 알 수 있다.

단전호흡은 복부를 움직여 횡격막을 움직여주는 수련법으로 보통 호흡의 3~5배의 산소가 체내에 들어오는 것으로 알려져 있다. 필자 역시 경험한 바 있는데, 병원에서 포기하고 죽음을 기다리고 있는 뇌종양 환자를 쾌뇌장 힐링마사지로 복부를 이완시켜주고 단전호흡을 지도하였더니 3개월 만에 자연치유 된 사례가 있었다. 단전호흡이란 원래 자연호흡이라고 할 수 있다. 어린이들의 복부상태를 살펴보면 자연스럽게 들숨에 배가 불룩 나오고 날숨에 배가 들어가는 것을 알 수 있다. 나이가 들수록 각종 스트레스와 환경독소, 오염된 음식물 등으로 흉부나 복부에 있는 호흡근육과 신경이 굳어지고 자연적으로 산소가 부족한 흉식호흡으로 바뀌는 것이다. 따라서 단전호흡은 인위적인 단전호흡을 통해서 체내에 산소공급을 충분히 해주려는 호흡 수련법이다. 하지만 호흡근육과 신경이 굳어 있고 복부가 막혀 있는 경우 인위적인 단전호흡은 득보다 실이 많고 심한 부작용이 있을 수 있다. 쾌뇌장 힐링마사지로 복부를 충분히 풀어주고 복압을 떨어뜨려주면 별도의 단전호흡을 하지 않더라도 자연적인 단전호흡이 이루어지게 된다.

그뿐만 아니라 마사지를 할 때 기공사의 손에서 나오는 외기는 젖산이나 악액물질로 막혀 있는 암세포나 조직을 이완시켜준다. 인위적으로 산소를 공급해주는 역할을 하게 되므로 암세포가 줄어드는 효과도 있다. 기공사의 손에서 나오는 적외선은 세포증식이나 DNA 및 단백질합성 그리고 세포호흡을 촉진하는 작용을 하고 생체에서는 마이크로파나 빛이 방출되는 것이 확인되었다. 외기가 암에 미치는 실험을 한 결과, 기공사의 손에서 나오는 기에너지가 암세포를 파괴하는데 효과가 있다는 것이 과학적으로 밝혀져 기의학은 새로운 21세기 차세대의학으로 발돋움하고 있다.

최근에는 산소가 많이 농축된 산소 캔이나 산소공급기 등이 개발되어 보급되고 있으나 암 치료에 큰 도움이 되지 않는다. 암세포에 산소를 공급해주기 위해서는 외부적인 문제보다 내부적인 문제가 더 크기 때문이다. 외부에서 산소를 아무리 많이 공급해줘도 신체의 경락이 막혀있고 혈액이 통하지 않는다면 아무런 소용이 없다. 따라서 쾌뇌장 힐링마사지로 복부를 풀어주고 복압을 낮춰 혈액순환을 촉진시켜야 한다. 또한 국부적으로 막힌 곳은 기공사의 도움을 받아 조직을 부드럽게 해서 산소가 스며들 수 있는 조건을 갖추어야 효과를 발휘할 수 있다.

암환자가 체내에 산소공급을 촉진시키려면 단순히 산소가 많은 곳에 기거하는 것만으로는 부족하다. 가장 우선적으로 조치해야 할 치유법은 환자의 군은 복부를 풀어주는 것이다. 복부를 풀어 자연호흡이 이루어지도록 한 후 항암기공이나 각종 산소요법을 병행하면 큰 도움이 될 것으로 본다. 특히 항암기공은 유산소운동과 병행할 수 있는 운동법으로 체온을 높이는데도 도움이 되므로 말기암환자들은 반드시 배워 하루에 2시간 이상 꾸준히 100일 정도만 운동한다면 어떤 암이든지 자연치유 될 수 있다고 확신한다.

● 독소요법 (쾌간요법)

도시의 산업화로 각종 오염물질과 암을 일으키는 중금속들이 대기 속에 가득 차 있고, 중국의 황사 영향으로 이제 마스크를 쓰고 외출해야 할 정도로 오염된 환경 속에 우리는 노출되어 있다. 이러한 환경오염 속에서 자란 식재료들을 먹고 있는 우리들 역시 환경호르몬으로부터 안전할 수 없다. 이러한 독소들이 체내에 축적되면 피가 걸쭉해져서 각종 모세혈관이 막히게 될 뿐만 아니라 세포가 독소에 의해 질식되어 암세포로 변질된다. 따라서 주요 장기들의 기능은 저하되고 암을 일으키게 된다.

독소란 좁은 의미로 중금속 환경호르몬 활성산소를 의미하지만 우리 몸의 시스템을 교란시키는 식품첨가물, 보존제 합성감미료, 각종 항생제, 대기오염, 스트레스 역시 독소라고 할 수 있다. 미국의 암예방협회(ACS) 새뮤얼 엡스틴 박사는 암의 발병요인 중 생활용품과 환경오염에 의한 유해물질이 치지하는 비율이 75%라고 하였는데 이처럼 독소는 암을 일으키는 주요 요인이다.

독소의 유입경로는 과식과 야식, 밀가루음식, 튀김류, 가공식품류, 육식, 유제품 등의 유입과 각종 스트레스로 인한 정신적인 요소가 매우 크다. 또한 과로, 운동부족 등도 독소를 만드는 요인이다.

이러한 독소들은 대부분 지용성이라 배출되지 못하고 뼈나 복부에 쌓이게 되는데 간에 쌓이면 간경화와 지방간이 되고, 흉부에 쌓이면 담이나 천식이 된다. 그리고 혈관에 쌓이면 동맥경화, 당뇨, 혈관파열, 고혈압이 되고, 자궁에 쌓이면 자궁종양, 자궁암이 되며, 장에 쌓이면 변비, 과민성대장증후군 등 수많은 질병을 일으키게 된다. 또한 체내에 독소가 쌓여 혈액순환이 안 되고 산소가 부족하게 되면 활성산소가 많아지는데 활성산소는 DNA에 상처를 입혀 염증과 암을 일으키는 직접적인 원인이 되기도 한다.

이렇듯 주변 환경과 음식물 그리고 각종 스트레스로 우리 몸은 대부분 독성에 중독되어 있다. 따라서 현대의학뿐만 아니라 한의학, 대체의학에서도 해독요법은 난치성질환을 치료하고 예방하는 핵심 자연치유요법으로 부상하고 있다.

질병의 원인을 확실하게 치료하기 위해서는 해독요법이 매우 중요하다. 이러한 해독요법을 위해 해독주스, 관장요법, 식이요법, 육식 안 먹기 등 다양한 방법을 동원하고 있으나 몸을 완벽히 해독하는 것은 현실적으로 매우 어렵다. 특히 해독장기인 간과 독소배출장기인 신장의 기능개선 없이 아무리 좋은 해독요법도 큰 효과가 없다. 우리 몸의 해독장기인 간은 환경독소, 음식독소, 스트레스독소 등 웬만한 독소를 분해할 수 있는 능력을 갖고 있으나 현대인들은 노출된 각종 독소의 과부화와 스트레스 증가로 간 기능이 대부분 저하되어 있다. 그러므로 간과 신장 기능을 개선시켜주는 것이 해독요법의 핵심이고, 암 등 각종 난치성질환을 자연치유하는 비결이라고 할 수 있다.

암 자연치유법으로 유명한 멕시코의 막슨거슨 요법은 말기암환자 가운데 50%이상의 치료율을 자랑하고 있어 유럽 등 많은 암환자들이 막슨거슨 병원을 찾는다고 한다. 막슨거슨 암 자연치유의 핵심은 주스해독요법과 관장해독요법이다. 막슨거슨요법은 체내의 독소를 체외로 배출시켜 인체의 면역력과 자연치유력을 높인 후 암을 치료하는 것으로서 해독요법의 진수라고 할 수 있다. 막슨거슨의 해독요법 중 특이한 요법은 커피관장요법이다. 일반적으로 관장을 통해 대장의 숙변과 독소를 제거하지만 막슨거슨요법에서는 관장에 커피를 넣어 해독하는데 그렇게 하는 주요 목적은 담즙분비를 촉진하는데 있다고 한다.

담즙이 막혀 있으면 간 기능이 저하되고 인체의 해독능력이 저하될 뿐만 아니라 담즙분비가 적어 지방분해를 하기가 어려워진다. 또한 소장이나 대장에 유해균을 살균하지 못함으로써 복부에 가스가 차게 된다. 따라서 커피관장을 통해서 커피진액이 대장 소장을 지나 담관까지 스며들게 해서 담관을 넓혀주고 자극을 줌으로써 담즙분비를 촉진시켜준다.

암환자들은 대부분 담석과 간석이 보통 2,000~3,000개 정도씩 들어있는 경우가 많다. 담석과 간석이 쌓이면 담즙관이 막히게 되고 간은 정상적으로 해독작용을 할 수 없게 된다. 따라서 담즙이 막히면 체내에 독소가 쌓여 암세포로 변질될 수 있다.

최근 권위있는 연구기관의 암 치료 연구에 의하면 암세포를 제거하는 핵심적인 물질은 췌장액에서 나오는 트립신이 중요한 역할을 하는 것으로 보고된다. 그런데 육식위주의 식생활로 인해 암세포를 죽이고 몸을 보호해야 하는 트립신효소가 암세포를 공격하지 못하고 동물성 단백질을 분해하는데 사용된다. 때문에 절대적으로 트립신효소가 부족해지면서 암세포가 증식된다고 하는 연구 결과가 있다. 이는 매우 타당한 이론이라고 생각한다.

이와 같은 이론으로 볼 때 체내 독소를 제거하고 면역력을 높여 암세포를 제거하려면 담석과 간석이 제거되어야 하고, 간 기능이 좋아져야 하며, 육식위주의 식사를 제한함으로써 트립신이 암세포를 공격하는데 사용되도록 해서 췌장기능을 높이는 것이 암 자연치유의 핵심이라고 할 수 있다.

따라서 암 대체요법 중 일반인들에게 가장 잘 알려져 있고 발전된 것이 해독요법과 암 식이요법이라고 할 수 있다. 암 자연치유에 있어 해독요법이나 식이요법은 매우 중요한 관건인데 현대의학에서는 암치료법인 수술, 방사선, 항암요법 외에는 큰 관심이 없는 것 같다. 심지어 잘 먹어야 되니 육식위주의 식사를 하라고 충고하는 의료진도 있다. 암환자에게 육식위주의 식생활은 불난 집에 부채질하는 것과 같다. 육식위주의 식생활은 위의 위산액을 부족하게 하여 위장에서 소화를 제대로 하지 못하게 한다. 또 동물성 지방을 분해하는 담즙과 동물성 단백질을 분해하는 췌장액이 부족해지면서 소장이나 대장에 남아 있는 음식물이 그대로 부패하여 독소를 생산해낸다. 체내에 독소가 쌓여 암이 발생되는 원인을 제공했는데, 그 원인을 제거하지 않고 오히려 고기를 먹으라고 하는 것은 빨리 죽으라는 것과 마찬가지다. 인간은 사자나 호랑이의 육식성 동물에 비해 위산액이 10분의 1정도밖에 나오지 않는다고 한다. 따라서 육식을 섭취하게 되면 필연적으로 다량의 독소가 만들어지는 것은 피할 수 없다. 또한 고기를 먹어야 힘이 생긴다는 것도 맞지 않다. 고기를 먹지 않는 소나 말, 코끼리는 고기를 먹는 육식동물인 사자나 호랑이보다 순간적인 힘은 부족하지만 지구력이나 체력이 월등히 좋고 힘이 세다. 암 진단을 받은 환자나 암을 근본적으로 예방하려면 70년대 한국의 식생활로 돌아가야 한다. 그때의 식생활로 돌아간다면 지금처럼 암환자가 많지 않을 것이다. 또한 체내에서 독소를 근본적으로 제거해주기 위해서는 독소를 만드는 육식위주의 식습관을 청산해야 하는 것은 물론이고 흰밥, 백설탕, 백소금, 밀가루, 유제품, 각종 탄산음료 등도 먹지 않는 것이 좋다.

쾌간요법은 간과 췌장액을 직접 손으로 만져 분비시켜주는 신비한 요법으로 해독장기인 간기능을 근본적으로 개선할 수 있는 요법이다. 쾌간요법은 뮤지컬스타 최정원의 담석을 손으로 터치하여 제거해준 것이 동기가 되어 발전시켰는데 간암뿐만 아니라 각종 말기암의 자연치유에 결정적인 도움이 되었다. 당시 뮤지컬스타 최정원은 공연 중 담석통증으로 고생하다가 복강경 수술 날짜까지 잡아둔 상태에서 쾌뇌장 힐링요법을 받았는데 3번 정도 힐링을 받은 후 병원에 가서 다시 검사를 해보니 3~5개의 담석이 사라지는 놀라운 효과를 보게 되었다. 병원에서도 믿을 수 없었다고 한다.

쾌간요법으로 담석을 뺄 수 있는 방법은 담석이 있는 담도 부근에 엄지손가락을 가볍게 대고 기를 발사하게 되면 외기에 의해 담도관이 넓어지게 되고 또한 담석의 원료인 콜레스테롤이 분해되어 쉽게 십이지장으로 배출되는 원리다. 담석이 제거되면 꿀꿀하면서 담즙이 배출되는 것을 들을 수 있다.

필자는 간 기능만 회생시키면 아무리 말기암이라고 하더라도 생명에는 문제가 없고 반드시 자연치유 될 수 있다고 확신한다. 필자에게 찾아오는 환자 중 말기간암환자나 색전술을 하고 있는 환자들이 많이 찾아오는데 쾌간요법으로 일주일 정도 간 부위에 기를 발사하게 되면 부었던 간이 대부분 정상화되는 것을 수없이 체험했다. 대부분의 암환자들은 마지막에 간이 망가져 황달이나 간경화복수가 찾아온다. 간 주변에 산소가 부족해서 젖산으로 만들어진 악액질로 인해 간이 크게 부어오르고 복수가 차게 되는데 복수가 심하게 차지 않은 상태라면 일반적인 악액질은 1주일 정도면 자연적으로 없어지게 된다. 최근에도 간암 3기 환자가 색전술 6회의 시술을 받았으나 몸이 더 악화되어 어쩔 수 없이 찾아온 분이 있었는데 간이 심하게 부어 있었고 황달현상이 나타나는 등 위독한 상태였으나 쾌간요법과 항암기공을 열심히 해서 2달 만에 정상화된 사례가 있었다. 어떤 암이든지 간과 췌장이 좋아지면 암세포가 체내에 남아 있을 이유가 없어지게 되므로 암세포가 자연적으로 사라지게 된다.

● 마음요법 (쾌뇌기공)

암 자연치유의 마지막으로 마음요법이 있다. 마음은 암 발생의 가장 직접적이고 근원적인 원인임에도 불구하고 국내에는 마음을 이용해서 암을 치료하는 곳이 매우 부족하다. 암뿐만 아니라 모든 병의 원인은 스트레스라는 사실을 대부분 공감하고 있다. 암환자 역시 암을 일으키는 원인이 여러 가지 있지만 최고의 근원은 마음이다. 스트레스가 암을 일으킨다는 것은 현대 의학적으로 매우 명료하게 설명될 수 있다. 스트레스를 받게 되면 뇌세포는 저항과 생존을 위해서 코르티졸과 노르아드레날린이라는 호르몬을 분비하게 된다. 일시적인 스트레스는 오히려 에너지를 충전시키는 효과가 있을 수 있으나 문제는 지속적인 스트레스다. 지속적인 스트레스는 교감신경을 과도하게 사용함으로써 교감신경과 부교감신경의 자율신경 균형을 무너뜨리고 교감신경 우위의 상태로 생활하게 된다. 교감신경의 지속적인 긴장으로 위장관이나 모세혈관 등 혈관이 굳어지고 소화불량이나 혈액순환의 장애가 오는 것이 가장 큰 문제가 된다. 교감신경이 긴장하면 간, 심장, 췌장이 혹사하게 되고 혈액순환 장애와 혈액을 탁하게 하는 요인이 된다.

스트레스로 지친 현대인들은 교감신경이 지나가는 어깨와 등이 딱딱하게 굳어있고 복부의 림프구가 막혀 있는 경우가 대부분이다. 따라서 암 자연치유를 위해서는 스트레스를 잘 다스리는 것이 무엇보다 중요하다.

암환자들의 마음요법은 자신의 부정적인 정서나 사고의 습관을 바꾸는 것이 핵심이다. 스트레스란 외부적인 요인이 아니라 내부적인 것으로 전적으로 자신이 만든다. 자신의 부정적인 눈으로 세상을 바라보니 항상 불만족스럽고, 비교하고, 스트레스를 받는 것이다. 자신의 부정적인 마음을 바꾸고 무심의 경지에 든다면 암을 비롯한 질병은 일순간에 치유될 수 있다고 확신한다. 말기암환자 중에는 자신의 마음을 비우고 간절히 기도하니 암세포가 사라졌다고 증언하는 사람이 있다. 욕심과 화가 없어지면 자신의 중추신경이 이완되고 전신 기혈순환이 촉진되어 암세포가 없어지는 것이다. 중추신경은 마음과 밀접한 관련이 있다. 아무리 노력해도 마음을 이완시키지 못하고 긴장하는 사람들에게는 중추신경을 이완시켜주면 마음이 편안해지면서 잠이 오게 된다. 스트레스로 인해 중추신경이 긴장되면 외부 환경에 보다 예민해지기 마련이다. 최근 분노조절장애가 사회문제가 되고 있는데 스트레스로 인한 중추신경의 과도한 긴장이 주요 원인이라고 할 수 있다. 신경이 굳어 폭발직전에 있기 때문에 운전 중 사소한 끼어들기에도 분노를 일으키고 칼부림을 일으키는 것이다.

쾌뇌기공은 중추신경을 풀어주는 중추신경이완요법으로 각종 우울증, 정신분열증 환자들에게 큰 도움이 되는 힐링요법이다. 일반적으로 마음을 바꿔주는 방법은 최면요법이나 NLP(신경언어프로그램)요법이 큰 도움이 되지만, 심한 우울증 환자나 정신분열증 환자에게는 최면요법이나 NLP요법을 사용할 수 없다. 때문에 어떻게 하면 마음의 병을 치료할 수 있을까 고민한 결과 마음을 풀어주는 쾌뇌기공을 완성하게 되었다. 몸과 마음은 하나이기 때문에 마음의 병은 중추신경과 밀접한 관련이 있다. 쾌뇌기공으로 중추신경을 이완시켜주면 신기하게도 마음이 편안해지고 우울증, 정신분열증 등 마음의 병들이 사라지면서 자연치유 하게 된다. 심리 상담이나 기타 수련으로 마음의 병을 없애려면 오랜 시일이 소요되고 잘되지 않는 경우가 많다. 하지만 중추신경을 이완시켜 신경세포 속에 갇혀 있던 부정적인 정서를 해소시켜주면 마음이 이완되고 치유가 됨으로써 보다 긍정적이고 스트레스를 덜 받는 체질로 변하게 된다.

암환자들의 중추신경은 심하게 굳어 있는 경우가 대부분이다. 중추신경을 충분히 풀어주면 마음이 풀어지고 긴장이 이완되어 무의식 속으로 쉽게 들어갈 수 있게 된다. 몸이 풀리면 자신의 에고(ego)가 사라지고 무의식의 부정적인 정서가 제거됨으로써 마음이 치유된다. 프로이드 수제자 라이히는 일찍이 이러한 원리를 알고 신체중심 심리치료를 발전시켰다. 마음의 문제를 몸에서 해결하는 신체중심 심리치료는 현대인들에게 꼭 필요한 마음치료법이라고 생각한다.

자신의 무의식 속의 부정적인 정서나 업장을 일반적인 상담이나 마음수련을 통해서 변화시키려면 엄청난 에너지가 소모된다. 특히 시한부 말기암환자들의 마음을 바꾸는 것은 거의 불가능한 영역이라고 할 수 있다. 하지만 쾌뇌기공으로 자신의 중추신경을 풀어주면 쉽게 무의식으로 진입할 수 있으며 무의식 상담을 통해서 마음을 바꾸는 것은 그렇게 어렵지 않다는 것을 실험을 통해서 증명하였다. 마음이 바뀌게 되면 몸의 혁신이 일어나게 되고 암은 자연치유 된다.

자가면역성 질환자를 위한 쾌뇌장 힐링마사지

　　최근 공해와 각종 음식물 독소 등으로 아토피, 루프스, 류마티스 관절염, 쇼그렌 증후군, 다발성 경화증 등 환자들이 급증하고 있다. 자가면역성 질환이란 자신을 보호하고 지켜야 할 면역세포가 자신의 세포를 공격함으로써 발생하는 면역질환으로 현재까지 밝혀진 질환만 해도 약 100여 가지나 된다고 한다. 면역체계가 연골을 공격하면 류마티스 관절염(Reumatoid Arthritis: AR), 세포핵을 공격하면 루푸스(Lupus: 전신 홍반성 낭창), 침샘과 눈물샘을 공격하면 쇼그렌증후군(Sjogren's Syndrome), 신경조직을 공격하면 다발성 경화증(Multiple Sclerosis) 등이 발생한다.

　　아쉽게도 이러한 자가면역성 질환자들이 급증하고 있어도 현대의학에서는 자가면역성 질환의 원인에 대해서 정확히 잘 모르고 있다. 현대의학 치료법으로 많이 사용되고 있는 스테로이드제, 면역억제제 등은 심각한 부작용을 초래하거나 악화되고 있어 자가면역성 질환을 가지고 있는 환자들의 고통은 이만저만이 아니다. 자가면역성 질환은 환자에게 심한 고통을 줄 뿐만 아니라 사망에도 이르게 할 수 있는 무서운 질환이다.

자가면역성 질환의 종류

　자가면역성 질환으로는 류머티즘관절염, 전신성 경피증, 루푸스(전신 홍반성 낭창), 췌장세포 항체에 의한 인슐린 의존성, 소아기 당뇨병, 아토피 피부염, 원형탈모증, 건선, 청포창, 천식, 아프타구내염, 만성 갑상선염(하시모토 갑상선염), 일부의 후천성 재생불량성 빈혈, 적혈구 감소, 백혈구 감소, 혈소판 감소, 일차성 간경변, 궤양성 대장염, 베체씨병, 크론씨병, 실리코시스(규소폐증), 아스베스토시스(석면폐증), IgA 신장질환, 연쇄상구균감염후 사구체신염, 쇼그렌 증후군, 길리안-바레증후군, 피부근염, 다발성근염, 다발성경화증, 자가면역성 용혈성 빈혈, 자가면역성 뇌척수염, 중증근무력증, 그레이브씨 갑상선 항진증, 결절성 다발성 동맥염, 강직성 척추염, 섬유조직염, 측두동맥염 등이 있다.

자가면역질환과 복부와의 관계

　우리는 세균, 바이러스 등 각종 독소 속에서 살고 있다. 신체를 방어하는 면역체계가 작동하지 않으면 단 하루도 살 수 없다. 면역은 그 나라의 군대라고 할 수 있다. 우리 군대가 없다면 적군에게 그대로 정복될 수밖에 없다. 우리 인간의 몸은 어떠한 외부의 병원균이나 독소에도 스스로 지킬 수 있는 면역력과 자연치유력을 갖추고 있다. 인체의 면역체계는 다중체계로 되어 있는데 강력한 면역시스템은 림프관이라고 할 수 있다.

　림프관 속의 백혈구는 24시간 혈액 속으로 바이러스나 세균 독소가 들어가지 않도록 감시하는데 면역시스템은 가슴의 흉선, 목의 편도, 비장, 맹장과 림프관으로 연결되어 몸을 보호하고 있다. 인체에서 면역력이 가장 취약한 부위는 장이다. 특히 소장은 음식물의 영양소가 소장의 장벽을 타고 흡수되므로 면역의 80%가 이곳에 집중되어 있다. 이곳을 지나가는 림프관이 가장 크고 중요한 역할을 한다. 가슴림프관팽대는 소장의 배꼽으로부터 시작해서 가슴 중앙을 통과해서 심장으로 연결되어 있다.

현대인들은 음식 등 독소로 가슴림프관팽대가 막혀있는 경우가 대부분이다. 실제로 아토피나 자가면역성 질환이 있는 사람들의 복부를 만져보면 소장 부위의 가슴림프관팽대가 돌처럼 단단히 잡히는 경우가 대부분이다. 복부가 단단한 분들은 대부분 가슴림프관팽대가 막혀 있으며 아토피 등 자가면역성 질환에 노출되어 있는 경우가 대부분이다. 자가면역성 질환의 원인은 자신을 지키는 림프관 속에 있는 백혈구가 이상을 일으켰다는 것을 의미한다.

피아구분을 하지 못하고 자신의 세포를 공격함으로써 백혈구세포가 이상을 일으켜 자가면역성 질환을 일으키는 것이다. 백혈구가 질병을 일으켰다는 것은 백혈구세포가 충분한 산소나 영양분을 공급받지 못했거나 아니면 어떤 원인에 의해 림프관이 폐쇄되었다는 것을 의미한다. 이러한 근본적인 원인을 알게 되면 자가면역성 질환의 자연치유는 가능하고 완치될 수 있다고 확신한다.

최근 연구결과에 의하면 혈액을 탁하게 하는 근본 원인으로 장누수를 주목하고 있다. 소장의 세포는 상피세포(epithelial cell)라고 불리는 세포인데 외부의 독소나 병균이 혈액 속에 들어오는 것을 막아주는 강력한 방어막을 형성한다. 그런데 음식물의 독소로 인해 상피세포가 약해지면 장누수가 발생해서 음식물로부터 발생하는 각종 독소나 세균들이 혈액 속으로 그대로 들어오기 때문에 혈액이 오염되고 탁하게 된다. 혈액 속의 병원균과 독소를 제거해주는 림프관도 역시 독소로 오염되어 백혈구 기능이 저하되고 독소를 공격할 수 있는 기능이 약해져 피아구분을 하지 못한다. 따라서 자가면역성 질환을 자연치유하기 위해서는 장의 상피세포를 공격해서 장누수를 만드는 원인을 제거하는 것이 매우 중요하다. 장누수의 원인에 의한 자가면역성 질환 발병설 외에 또 다른 중요한 원인이 있다. 지방을 분해하는 담즙의 폐쇄와 단백질을 분해하는 췌장액의 부족으로 소장에서 지방이나 단백질이 충분히 소화가 안 될 경우이다. 이 소화되지 않는 단백질이 가슴림프관팽대를 타고 들어와 백혈구에 반응을 일으키는 것이 알레르기나 자가면역성 질환이다. 이 두 가지 원인을 해결하면 자가면역성 질환의 자연치유는 가능하다고 본다. 2가지의 핵심 요소인 장누수의 원인과 소화되지 않는 단백질의 림프관 유입설에 대해 상세히 알아보도록 하자.

장누수의 원인과 자가면역성 질환 자연치유

소장의 상피세포는 소장을 지나는 영양분을 흡수하는 역할을 하는데 융털이 나있다. 대장의 상피세포는 물을 흡수하는 역할을 한다. 소장의 상피세포는 육각형 모양으로 서로 위쪽 부분에 단단하게 결합되어 있는데 커다란 분자, 미생물, 독소, 알레르기의 원인이 되는 물질을 차단하도록 되어 있다. 소장에서의 음식은 총 5시간이 지나야 소화가 완료되며 5시간 후에는 이동성 위장관 복합운동에 의해 소장을 대청소하기 시작함으로써 소장이 깨끗이 비워지게 되는 것이다. 식사 후 5시간 내에 식사를 하면 소장청소가 되지 않아 오물찌꺼기들이 남게 돼 장누수의 원인이 될 수 있다.

정상적으로 소화가 잘되고 소장이 깨끗이 비워지면 큰 문제가 없으나 생활환경은 그렇지만은 않다. 소장의 상피세포의 점막을 망가뜨리는 주범은 방부제와 화학물질로 혼합된 음식물이다. 이 음식물이 소장 상피세포의 단백질을 훼손하는 주요 원인이 된다. 그 결과 소장의 점막이 파괴되고 분해되지 않는 음식물 독소와 가스 등은 소장을 통해 유입되면서 혈관으로 들어오게 된다. 이때 면역세포는 이러한 독소에 저항하지만 과부하로 인해 장내 염증이 증가하게 된다.

장누수로 상피보호막이 뚫리고 염증이 시작되면 면역체계는 조절능력을 잃게 된다. 그로 인해 장 염증 사이토카인(intestinal inflammatory cytokines)이 급증하여 혈류로 쏟아져 들어간다. 이 장 염증 사이토카인은 뇌, 관절, 혈관, 심장, 그리고 많은 다른 조직의 면역세포들을 자극하여 활성화시킨다. 장의 면역체계가 오랫동안 조절작용을 잃으면 면역반응이 과하게 일어나서 결과적으로 인체는 자신과 외부를 분간하지 못하게 되는데 이 때 자가면역 반응이 일어나게 된다. 따라서 소장의 상피세포를 공격하는 장누수의 원인은 독소를 함유하고 있는 글루텐, 유제품, 지나친 음주, 과다한 설탕 등의 음식물 섭취와 스트레스, 염증, 각종 항생제, 호르몬 감소, 인공조미료, 방부제, 영양결핍 등이 주요 원인이다.

장누수로 인한 자가면역성 질환을 자연치유하기 위해서는 음식물의 선택과 생활습관이 매우 중요하다. 더 이상 소장의 상피세포를 망가뜨리는 음식과 과도한 약물복용을 금지해야 한다. 그래서 독소로 가득한 소장을 깨끗이 하는 것이 매우 중요한데 쾌뇌장 힐링마사지로 소장의 뭉친 곳을 잘 풀어주고 배꼽을 통해서 쌓였던 독소를 체외로 빼내주면 신기하게 상피세포가 기능을 회복하게 되면서 자가면역성 질환이 자연치유 된다.

소장림프관 폐쇄의 원인과 자가면역성 질환

자가면역성 질환의 두 번째 원인은 소장림프관 폐쇄로 인한 면역세포의 기능저하이다. 소장림프관 폐쇄는 동물성지방과 단백질이 주요 원인으로 지목되고 있다. 지방은 소장에서 직접 혈관으로 흡수되면서 소장에 연결되어 있는 가장 큰 림프관인 가슴림프관팽대를 통해 심장으로 보낸다.

소장의 림프관은 아주 굵은 관으로 만들어졌기 때문에 소화된 지방이 모두 모인다. 기름진 식사를 하게 되면 지방 방울이 많이 모여 림프액이 우유처럼 탁해진다. 지방이 흉관에 모이게 되면 모인 지방은 복부에서 횡격막을 지나 곧장 심장으로 향한다. 다른 영양소들은 간을 통과하면서 해독되어 심장을 통과하는데 지방은 예외다. 지방이 혈액을 타고 나중에 간에 들어오면 그때 나쁜 지방이 분해된다. 좋은 지방은 심장과 혈관에 좋은 향유를 바르는 것처럼 유익하지만 나쁜 지방은 흉관을 막히게 하는 주요 물질로 작용되게 된다.

이런 원인으로 발생한 자가면역성 질환을 예방하기 위해서 간담과 췌장기능을 개선시키고 동물성 지방이나 단백질 섭취는 줄이는 것이 자연치유의 지름길이라고 할 수 있다.

우울증, 정신분열증, 뇌질환 쾌뇌기공치유

앞에서 소개한 각종 암 질환과 자가면역성 질환뿐만 아니라 우울증, 정신분열증, 파킨슨, 치매 등의 뇌질환 역시 현대의학의 난치병에 속하는 질병으로써 대체의학과 자연치유의 연구 분야라고 할 수 있다. 특히 정신분열증은 청소년기에서부터 발병하여 온 가족을 가장 힘들게 하는 난치성 질환 중 하나다. 정신분열증의 경우 한번 진단을 받고 신경안정제를 복용하게 되면 생을 다할 때까지 약물에 의존하거나 정신병원에서 지내는 경우가 많으므로 암보다 더 무서운 질환에 속한다. 암은 국민 4명 중 1명이 암으로 사망할 정도로 사회적으로 관심도가 매우 높은 질환이지만 정신분열증의 경우 사회적인 관심도가 매우 낮아 환자가족들 모두를 힘들게 하는 가족병이다. 현대의학으로는 완치라는 개념이 없고 약물조절이 유일한 대안이다.

필자 역시 현대의학으로 치료할 수 없어 안타까워하는 수많은 정신분열증 환자들을 접했다. 대체의학 분야에서도 정신분열증을 연구하거나 치료한 사례가 없었기 때문에 미지의 영역으로 생각하고 있었는데 군에서 정신분열증 진단을 받고 의가사 제대를 한 청년이 찾아와서 힐링을 몇 회 받고 좋아진 사례가 있었다. 큰 기대를 하지 않고 몸이나 좀 풀어줄 생각으로 복부와 등을 중심으로 힐링을 해주었는데 몰라보게 좋아진 것이다. 그 후부터 제대로 연구해봐야겠다는 욕심이 생겼다. 정신분석편람책자를 구입하여 탐독하고 뇌와 정신분열증 관련 연구를 집중했다. 또한 두개골과 골반을 교정하여 뇌척수액 순환을 촉진시켜주는 CST 수기요법을 배우고 수차 뇌해부 실습에 참가해서 두개골과 뇌의 구조를 익히는 등 뇌 관련 연구에 박차를 가했다. 이러한 연구로

학위를 받은 후에 석 · 박사들을 대상으로 뇌 과학의 과목을 개설하여 강의하면서 뇌 과학을 체계적으로 연구하는 계기가 되었다.

뇌 연구에 한창 몰두하고 있을 때 정신병원에서 20여 년 이상 수용되어 있던 50대 초반의 여성을 아들이 모시고 찾아와 힐링을 부탁했다. 그 여성은 젊었을 때 교회집사로 활동한 적이 있었는데 왜 이런 곳에 데려왔냐고 아들과 한바탕 소란을 피워 힐링을 받지 못하고 돌아갔다. 이후 아들이 그 여성을 설득해서 다시 찾아왔는데 처음과 달리 힐링에 협조를 해주어 몇 회 정도 받을 수 있었다. 그 후 숙면을 취하게 되고 안정을 가져오는 등 큰 가능성을 확인하는 계기가 되었다. 그 여성은 아쉽게도 사정상 힐링을 계속 받을 수 없어 중도에 포기했지만 이로 인해 정신분열증은 치유될 수 있다는 확신을 갖게 되었다.

정신분열증 환자들은 대부분 현대의학의 약물에 의존하거나 대체요법에 관심을 갖는 경우에는 빙의를 잘 치료한다는 스님이나 퇴마소 같은데 다니는 경우가 많은데 이런 경우 거액만 날리고 거의 효과가 없으니 주의해야 한다. 정신분열증 증세 중 환시나 환청은 빙의 증세와 비슷해서 빙의와 구별이 어려운 것은 사실이나 일반적인 빙의 환자와는 근본적으로 다르므로 정신분열증 환자를 빙의로 몰아가고 있는 곳은 찾지 않도록 하는 것이 좋다. 필자에게 찾아오는 분들은 대부분 이런 곳들을 거쳐서 오는 분들인데 한결같이 전혀 효과를 보지 못하고 돈만 날려버렸다고 한다.

정신분열증은 지속적인 스트레스나 충격, 약물중독 등으로 뇌세포에 손상이 와서 발생하는 만성적인 질환의 성격을 갖는다. 정신분열증은 파킨슨질환과 유기적인 관계를 갖고 있는데 뇌신경전달물질로써 쾌감호르몬으로 불리는 도파민과 밀접한 관련이 있다. 도파민이 과도하게 분비되면 환시, 환청을 유발하는 정신분열증을 일으키고, 도파민이 적게 분비되면 파킨슨질환을 일으켜 초조감, 소외감, 자아비판, 우울증의 증세를 함께 동반하게 되는 것이다.

정신분열증과 파킨슨질환의 도파민 경로는 다르지만 모두 뇌 신경세포 이상으로 발생한다는 점에서 공통점이 있다. 알츠하이머나 치매도 마찬가지로 뇌신경세포질환이다. 어떤 원인에 의해 뇌신경세포가 변진되게 되면 호르몬

분비를 조절하지 못 하게 됨으로써 우울증, 정신분열증, 파킨슨 등 정신적인 질환과 뇌질환을 일으키게 된다. 현대의학에서는 어떤 원인을 찾지 않고 부족한 호르몬 공급에만 중점을 두는 치료를 하기 때문에 증상치료법이라고 한다. 세포를 치료하지 않고 외부에서 호르몬을 공급하면 기능이 저하된 세포는 스스로 고치려는 생각을 하지 않고 외부호르몬에 더 의존하게 되며 더욱 변질되기 때문에 적절한 시기에 약을 끊지 않으면 평생 약을 복용해야 하는 결과를 초래하게 된다.

하지만 약의 장기복용으로 간 기능과 신장기능이 저하되고 독성이 체내에 축적되게 되면 약물로도 통제가 불가능해지는 시점이 온다. 그러면 약으로 통제가 되지 않으므로 어쩔 수 없이 정신보호 수감실에 들어가 평생 암흑 속에서 살아가야 한다.

이와 같이 정신분열증 증세를 가지고 있는 가족들은 온갖 방법을 다해 치료방법을 찾고 있으나 특별한 치료법이 없어 고통 받고 있다. 필자의 연구에 의하면 뇌세포 이상을 초래하는 원인은 수없이 많이 있다. 대표적인 원인으로는 스트레스, 육식위주의 식생활, 약물과다 복용, 뇌손상을 초래하는 독성물질에 의한 중독이나 충격, 태어날 때 뇌손상 등이 있다. 이러한 원인을 제거하고 뇌세포에 충분한 산소와 영양분을 공급하면 뇌세포는 정상화되고 호르몬 분비 역시 균형을 되찾음으로써 정신분열증이나 파킨슨, 치매 등으로부터 벗어날 수 있다. 정신분열증과 뇌질환을 자연치유하는 가장 결정적인 요인은 체내의 독소를 제거하고 뇌세포에 충분한 산소를 공급해주는 일이다.

따라서 쾌뇌장 힐링마사지는 뇌질환과 정신질환치유에 큰 도움이 되는데 먼저 복부를 충분히 풀어 복압을 떨어뜨려주고 쾌간요법을 통해 간 기능을 회복시켜 준다. 그리고 긴장된 중추신경을 이완요법인 쾌뇌기공으로 뇌문을 열어주고 신경을 이완시켜주면 뇌 속에는 독성물질이 없어지고 산소공급이 촉진되며 뇌세포의 호르몬 분비가 증가함으로써 자연치유 된다. 과거에는 뇌세포가 손상을 받으면 재생이 되지 않는 것으로 알려졌으나 최근 과학에 의하면 뇌 속에도 줄기세포가 있기 때문에 산소와 영양분만 충분히 공급해주면 재생되는 것으로 밝혀지고 있다.

정신분열증 환자나 파킨슨, 치매 등을 자연치유하기 위해서는 최소한 6개월 정도 꾸준히 힐링을 받아야 효과를 볼 수 있다. 힐링을 받게 되면 한두 달 안에 외관상 정상화되는 경우가 대부분인데 갑자기 약을 끊거나 식사조절이나 운동조절을 하지 않으면 다시 재발하는 경우가 있으므로 반드시 꾸준한 치료와 관리를 해나가는 것이 자연치유의 관건이라고 할 수 있다.

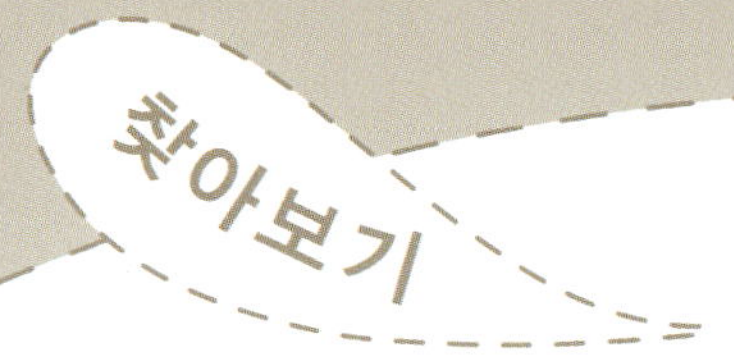